启真馆 出品

Fat China

How Expanding Waistlines are Changing a Nation

富态

腰围改变中国

[英]保罗·弗伦奇 马修·格莱博 著

贾蓓妮 关永强 译

ZHEJIANG UNIVERSITY PRESS
浙江大学出版社

致　谢

　　本书在很多方面都是近十多年来通亚公司在中国所承担各类研究项目——主要是对中国消费市场尤其是食品、饮料、零售和餐饮业的长期观测——所取得成果的延伸。和一两代人以前的发达国家以及同时代的其他发展中国家相比，中国社会很多领域的发展都是和它们相似的，但是中国的发展变化速度更快，因此也就出现了由这些社会变化所带来的一系列具有中国特色的现象，也正是这些现象给中国带来了无尽的魅力。

　　感谢里昂证券新兴市场机构把他们关于中国肥胖率上升课题的客户介绍给我们认识，如果没有他们的支持就不会有本书的写作。在本书最初的设计和此后的写作过程中，里昂证券新兴市场机构和他们的客户都为我们提供了非常有用的研究方法和思考上的帮助，本书正是由这些点滴工作积累而成的。

　　我们还必须感谢向我们提供各种有用资讯的诸位朋友，他们是通亚公司的 Hen Hong，葛艺豪（Arthur Kroeber）和他在北京龙洲经讯（Dragonomics）的《中国经济季刊》研究团队，香港大学的威理夫（Richard Wellford）教授和他的 CSR-Asia 研究项目（www.csr-asia.com），上海渣打银行的 Stephen Green，罗文（Rowan Simons）和他在北京的 CMM-I 传媒咨询有限公司，单位网（Danwei.org）的金玉米（Jeremy Goldkorn），里昂证券新兴市场机构的熊爱中（Grace Hung）、Andy Rothman、David Murphy 和 Paul Mckenzie。我们还要感谢那些帮助我们廓清思路的朋友，包括英国皇家国际事务研究所中国讨论组研究员 Kerry Brown，上海英国商会，伦理公司研究会的 Toby Webb 和 John Russell，伦敦信源研究（Trusted Sources）公司的 Jonathan Fenby，感谢伦敦 Xtreme Information 公司的 Georgia Malden、Paul Kemp-Robertson 和 Mathew Carlton，他们的出版物 Insight China 对本书中的很多观点都颇有启发。感谢 Tim Clissold、John Van Fleet、Alison Hardie 博士和 Duncan Hewitt 阅读了本书的初稿。

我们还要感谢 Tej Sood、Janka Romero 和 Anthem 出版社的工作人员接纳本书以及从开始到出版全心全意为本书所做的一切工作。

序

在中国经济崛起的过程中，中国的环境污染和社会问题一直为国内外各界人士所评论、研究和关注。评论者大致可分为两派：一派认为随着中国经济社会的发展繁荣，最终将有能力去解决所有这些麻烦的问题；另一派则较为悲观，认为中国的好日子已经快到头了。正如一位专家所指出的，中国将成为历史上第一个在尚未达到富裕阶段就因人口问题而步入老龄化，同时又深受环境退化所带来毒害的国家。

而对于日益迫近的中国医疗保健体系的危机，人们的关注还比较少。2003 年 SARS 爆发时期，当大量的外出务工人员被送回乡下时，我们可以看到，中国大量地区的医疗保健系统都存在着严重的缺失。自此以后，政府开始更多的投资于医院、预防保健以及药物研究领域。2009 年，作为四万亿经济刺激计划的一部分，中国中央政府增加了数十亿元的城乡医疗保健体系开支预算。

但是，在这本关于当代中国肥胖问题的论据丰富、论证严谨的著作中，弗伦奇和格莱博这两位作者告诉我们，真正的"杀手"才刚刚到来。美国、欧洲和其他发达国家极高并且还在不断增加的肥胖发生率，在相当程度上归因于 20 世纪所形成的一些生活方式、饮食习惯和教育体系。而对于这样一个还处在工业化过程中，且对大饥荒所带来的各种疾病仍记忆犹新的国家（在 20 世纪 60 年代的自然灾害中，中国大约损失了超过 3 000 万的人口）来说，讨论肥胖如何像在西方一样，在中国迅速地成为一大困扰问题，似乎是有些奇怪的。为此，本书的两位作者搜集了大量的证据，更重要的是，他们还解释了这种现象产生的原因，以及如果不采取措施，事态将会发展到何种程度。

食物和饮料是人类最基本的需求。仅仅在一代人的时间里，中国人的饮食习惯就发生了翻天覆地的变化。食物购买的方式、肉类消费的增加、快餐消费比例的大幅提高、城市化和久坐不运动的工作习惯，以及高压力下的生活方式等，均导致中国遇到了同西方一样的问题。而中国的独生子女家庭模式又使这些问题变得更加严重，因为孩子的父母、祖父母和大家庭的亲戚们都乐于满足这些"小皇帝"或"小公主"们的每一个愿望和要求。中国传统的以米饭为主食、佐以丰富蔬菜的饮食模式逐渐被"肉类加马铃薯"的饮食模式所取代，还有一天到晚都不断的零食。人们生活在体育休闲设施并不充足的城市里，而卡路里的摄入量却在猛增，再加上近十年来急剧增加的啤酒消费量和极高的吸烟人口比例，这一切共同导致了中国和西方发达国家同样糟糕情况的出现。

弗伦奇和格莱博花费了数年时间来考察当代中国的消费模式与生活方式的变化趋势，他们从最基本的层面对人们的生活进行了非常全面的描述。城市化进程、新兴的消费文化、以办公室为中心的现代工作方式，使得人们的可支配收入不断增加而时间却越来越不够用，而肥胖问题也随之而生。

我们可以通过心脏病、糖尿病和肝炎发病率的增加来估计肥胖引发的疾病情况。尤其是糖尿病已经成为了一项非常严重的问题，它能够诱发其他潜在的疾病。本书作者所提出的一个核心问题就是，一个已经很紧张的社会系统怎样才能应对那些不断增加的把自己吃成胖子、吃出疾病来的中国年轻人。

当代的中国是一个令人迷惑的国家，不仅从国外的角度来看是这样，甚至对于生活在其中的人们来说也是如此。没有任何一个政府能够像中国共产党一样，如此迅速地带领这样庞大的人口走出贫困。书中介绍了中国人从传统饮食结构向大量消费鸡肉、牛肉和海鲜的转变，这些食品不仅异于原来的饮食习惯，而且很多都是进口的，也越来越多地购自新型大超市，而不是过去最常见的那些嘈杂的菜市场。作者指出，在这一转变过程中，国外的快餐企业是最热情参与其中的，肯德基和麦当劳在中国遍地开花，带来了它们在世界各地最赚钱的产品。而这些又与源自于西方的崇尚纤瘦的风尚相伴而行，于是外科整容手术的数量剧增。在一个极端的故事中，一位来自西南贫困地区的女孩几乎要强迫她的父亲去捐献一个肾脏，来资助她完成整容手术。一些地下美容诊所做的整容手术还经常会失败，导致他们的顾客长期遭受痛苦的折磨，并接受补救性的手术来修复失败的整形——如果还可以修复的话。

同其他人一样，中国人民有权力过上理想中的好日子。中国近代历史中充满了灾难、贫困（直到现在，中国仍有超过2 000万的人口生活在贫困线以下，遭受着营养不良的折磨）和冲突。已有的调查资料表明，中国人当然希望享受繁荣富足的生活。旧时代皇权统治模式下的土地分配制度已为现代农业模式所代替，这一模式曾使西方世界的食物产量实现了革命式的增长。在未来的几十年中，将会有数以亿计的人口继续迁移到城市中。到本世纪中叶，中国人有望能够达到和欧洲与北美人一样的生活和饮食水平，而这给环境和经济带来的影响将是深远的。

然而，中国也会看到西方国家一些令人不快的地方：美国几乎有一半的人口是肥胖人士，并且医疗保健方面的财政支出大部分都被用来处理人们生活方式和饮食选择所带来的问题和影响。纠正改善这一状况已经迫在眉睫。对于我们理解当代中国这一尚不为人们所重视但又十分重要的问题，本书无疑是一项重要的贡献，本书用了大量篇幅来讨论中国将会变成一个什么样的国家，未来将会面临哪些挑战。本书还揭示了中国神秘而又极为重要的新兴中产阶级的生活方式，这些中产阶级人口大多集中在中国东部，居住在像深圳这样非常现代化的城市里，而深圳正是作者用来说明中国城市快速而无规划发展所造成混乱的一个案例（有意味的是，中央经济计划依然是存在的）；在未来几年到几十年中，这些正在成长的中产阶级将掌握中国未来的命运。本书认为，要做到这一点，中产阶级人士应立即开始关注"怎样吃，吃什么"的问题，并对广告商和跨国公司们的宣传持更多怀疑。战斗才刚刚开始，而从两位作者在本书中的详尽分析和有力数据来看，我们现在已不能说自己还没有得到充分的警告了。

凯瑞·布朗（Kerry Brown）

英国皇家国际事务研究所亚洲项目资深研究员

于英国查塔姆宫

目录

引 言　　　/ 1

　　渐粗的腰围正在怎样改变着一个国家　　　/ 1

　　中国变胖了　　　/ 3

　　警钟响起　　　/ 9

　　在更广泛层面上的意义　　　/ 13

第一章　发福的中国　　　/ 14

　　问题程度的界定　　　/ 14

　　中国的体重　　　/ 16

　　从饥馑到饕餮　　　/ 23

　　肥胖问题与儿童　　　/ 26

　　中国的肥胖流行病　　　/ 29

第二章　中国肥胖人口的社会阶层　　　/ 34

　　界定中国的中产阶级　　　/ 34

　　中国中产阶级的规模有多大?　　　/ 36

中国其他阶层的情况如何？　　　　/ 39

钱愈多，口腹之欲愈盛　　/ 42

第三章　肥胖的城市——肥胖与城市化　　　/ 47

易于肥胖的生活方式　　/ 47

催生肥胖的城市　　/ 49

方便面，方便的城市　　/ 52

加剧肥胖的公寓　　/ 54

公园和私人空间　　/ 57

中国城市郊区的兴起　　/ 59

城市化与肥胖之间存在联系吗？　　/ 62

肥胖城市还是健康城市？　　/ 65

第四章　巨大的炒锅——中国的各种饮食构成　　　/ 67

食品消费的不断扩大　　/ 67

提升食物链　/ 72

猪肉——全国食用的肉类　　/ 74

禽类——中国肉鸡的饲养时间正在缩短　　/ 75

蛋类——消费模式可能随生活方式而变　　/ 76

牛肉——象征富裕的食品　　/ 77

稻米和谷物——和过去不再一样　　/ 78

马铃薯——一种高产的作物　　/ 79

水产——海里各种各样的鱼　　/ 81

水果和蔬菜——更多选择，更多供应　　　/ 81

乳制品——打破障碍　　　/ 82

分类比较　　　/ 84

糖类——中国人对甜食的偏好　　　/ 85

盐——甲状腺肿大减少，而血压则升高了　　　/ 88

油脂——"隐秘的配料"　　　/ 91

酒精饮料——中国人的啤酒肚　　　/ 92

软饮料——嘶嘶作响的泡沫　　　/ 95

隐藏的危险——味精、反式脂肪和相酯化脂肪　　　/ 97

食物中毒：恶性事件　　　/ 102

或许应该转向绿色食品……　　　/ 106

转基因食品——科学怪人的厨房？　　　/ 109

高脂、高糖、高盐的世界　　　/ 110

辨识"魔鬼"　　　/ 111

第五章　催生肥胖的货架——中国的食品零售情况　　　/ 112

新鲜的食物都去哪儿了？　　　/ 112

更为忙碌的生活方式——改变人们的日常状态　　　/ 115

购物——中国的全民运动　　　/ 117

超市扫视　　　/ 121

卖掉农田　　　/ 127

配送问题——改变食物的供应方式　　　/ 129

零售商有可能使中国人的饮食更趋于合理吗？　　　/ 132

第六章　快速发胖——快餐对中国的影响　　　/ 135

　　快餐国度　　　/ 135

　　中国人不仅发明了很多别的东西，还发明了快餐！　　　/ 138

　　"上校"与"小丑"：肯德基与麦当劳在中国的竞争　　　/ 140

　　麦当劳——牛气出击　　　/ 142

　　肯德基——小鸡快跑　　　/ 146

　　咖啡与比萨：服务新消费群体的舶来品　　　/ 149

　　您要的馄饨：本土快餐连锁店的兴起　　　/ 152

　　过剩的快餐选择　　　/ 154

　　中国的超级大餐　　　/ 156

　　肥胖问题在多大程度上与快餐直接相关？　　　/ 158

第七章　销售肥胖——在中国推销肥胖　　　/ 162

　　是谁让中国人相信自己喜欢咖啡？　　　/ 162

　　广告与肥胖　　　/ 166

　　继续广告　　　/ 171

　　你们先卖给了我们肥胖，现在又来推销减肥药　　　/ 172

第八章　小胖皇帝们——中国儿童的肥胖情况　　　/ 174

　　独生子女　　　/ 174

　　"六兜现象"与有钱的青少年　　　/ 179

　　香港提供了一个例子　　　/ 183

一天中最重要的一餐　　　　　／185

校园午餐　　　　　／186

全民健身？　　　　　／187

做孩子真难　　　　　／192

第九章　胖与瘦——中国的体型　　　　　／193

以瘦为美　　　　　／193

胖与瘦的矛盾　　　　　／195

招聘——只要漂亮的　　　　　／197

节食与减肥　　　　　／199

美容：外科医生的高招　　　　　／201

吸出脂肪　　　　　／206

滥用药物——减肥药、泻药与厌食药　　　　　／208

饮食紊乱——仍是一个禁忌话题　　　　　／211

第十章　中国的肥胖诊治
　　　　——肥胖问题对中国医疗保健体系的影响　　　　　／214

医疗保健系统承受的压力　　　　　／214

儒家关于保障的思想　　　　　／216

中国的医疗保健体系　　　　　／217

没有人会告诉你：你发胖了　　　　　／220

总体上不成功——反思的必要　　　　　／221

改革的困境——左右为难　　　　　／222

为肥胖投保　　　　/ 224

主要疾病　　　　/ 230

肥胖的代价——鲜活的例子　　　　/ 237

再来看中国的情况　　　　/ 241

肥胖问题给中国带来的隐性成本有多少？　　　　/ 243

这些费用能够削减吗？　　　　/ 246

北京与大型制药企业　　　　/ 250

营养和营养师　　　　/ 252

失败的代价　　　　/ 253

结　论　富态中国的未来——成功背后的牺牲者？　　　　/ 256

生活方式改变所带来的新威胁　　　　/ 256

索　引　　　　/ 260

译后记　　　　/ 271

引　言

渐粗的腰围正在怎样改变着一个国家

肥胖已经成为了全世界关注的一个问题。尽管在全球的很多地区，食物短缺现象仍然存在，一些地区仍不时陷入周期性气候变化或政治事件所引发的饥荒之中，但肥胖问题还是在全球蔓延开来——这也是世界资源非均衡分布的一个显著表现。肥胖问题的蔓延基本可以归咎于两大因素：在发达国家如欧洲和北美地区，肥胖成为普遍现象主要是由于低收入、缺乏健康饮食意识的社会阶层人群肥胖率的显著增高，原因在于他们不懂得科学的饮食知识、食物选择不合理，以及久坐不动的生活方式等；而在新兴国家尤其是亚洲的一些国家，肥胖作为一个新问题，可以被看作是经济高速增长和社会新兴富裕阶层群体规模扩大所带来的副作用。

过去，关于体重和肥胖问题的争论主要集中于两种可能性的因素：(1) 肥胖是一种疾病[1]，需要用医学手段来进行治疗，并给予患者充分的理解；

---

[1] 近年来关于肥胖是否是一种疾病的争论正在不断深入，2008 年发表的一篇文章就指出，人与人之间 BMI 指数和腰围的差异有 77% 都是基因导致的。参见 Jane Wardle, Susan Carnell, Claire Haworth, Robert Plomin, "Evidence for a strong genetic influence on childhood adiposity despite the force of the obesogenic environment", *American Journal of Clinical Nutrition,* 87(2008): 398–404.

（2）肥胖现象是由生活压力过大导致的个人意志力薄弱所引起的，需要社会、家人或本人的介入，以改变过去久坐不动状态，走出业已习惯的惰性生活方式。但当我们考察中国的情况时发现，肥胖也可能是一个社会发展中的过程性问题。中国过去30年的改革开放使得新兴富裕中产阶级消费者大量增加，而肥胖问题也主要是这个社会群体所面临的问题。在这不断变化的20年中，肥胖现象成为中国社会一连串财富正效应中的一个负效应。

　　超重和肥胖已成为发达国家面临的一个严重问题，然而迄今为止，人们对于肥胖发生原因的看法还远没有达成共识，而来自于那些流行营养学家、日间电视节目主持人、报刊乃至于卫生局长、总统和首相们对于有效降低肥胖率的对策也是人言言殊。一些人认为对于严重超重的年轻人的状况应给予更多的关注；另一些人则像反对顽固吸烟者一样，呼吁如果肥胖人士自己不努力减去多余的体重，就采取更为实质性的干涉手段。有人提出应该对高糖分、高脂肪类的食物征收"脂肪税"，有人则认为体重应当被作为确定机票票价的依据之一，还有人提议应当向超重人士收费以补贴治疗肥胖引致的各种疾病和其他消除肥胖工作的支出。从巴尔的摩到北京，类似的各种各样的观点随处可见。然而也还有一部分人认为，过于激烈的抵制肥胖运动将会刺激人们过分地追求超级模特式的病态的瘦削，这也就是当今发达国家中，在肥胖问题日益严重的同时，我们也能看到越来越多的饮食紊乱尤其是厌食症的现象。

　　历史上的肥胖跟痛风一样，直到晚近以前，都是一种富贵病。[2] 元世祖忽必烈曾经统治了中国绝大部分的疆域，是世界上管辖领土最多的一位帝王，同时也深受痛风和肥胖的困扰。目前，一些资料显示美国有61%的人

xviii

---

[2]　需要说明的是，本书作者并没有将肥胖看作一种传统意义上的"疾病"，而更多是把它当做一种致病的环境或条件，人们通常也不会直接死于肥胖，而是死于由肥胖或超重引起的各种疾病。

口体重超重或者肥胖，这一数字非常引人注目，克林顿政府时期的卫生部长大卫·撒齐尔（David Satcher）博士就指出，肥胖在美国已经发展到了"流行性疾病"的程度；2002 年，他还在公开讲话中将肥胖和吸烟并称为两大可预防的致病甚至死亡原因。[3] 撒齐尔博士的讲话引起了一场大辩论，大型食品企业集团、主要食品生产州的政府代表、播放食品广告的电视台、快餐连锁店、连锁超市以及为数不少的消费者都参与了其中。我们看到，一些肥胖人士已经对大型快餐企业提起了起诉，《大号的我》（*Supersize Me*）等电影和《肥胖国》（*Fat Land*）、《快餐帝国》（*Fast Food Nation*）这类书籍也热销了起来。[4] 在加拿大和澳大利亚，体重超重和肥胖率显著提高的现象也同样严重；在西欧国家中，首先是英国开始注意到了肥胖率上升的问题，和美国一样，低收入人群的肥胖率相对要更高，此后其他国家如德国等也相继对这一问题开始关注起来；甚至连一向苗条的法国人也开始惊讶于本国人民的肥胖程度了。凯歌香槟（Veuve Clicquot）CEO 米雷耶·吉利亚诺（Mireille Guiliano）的畅销书《法国女人吃不胖》，很显然并不能包括所有的法国女人。[5]

中国变胖了

至于中国，最近 15—20 年的经济高速增长，对于很多人尤其是绝大部

---

[3] Satcher: Obesity almost as bad as smoking. CNN.com, 2002-7-16, http://edition.cnn.com/2001/HEALTH/conditiions/12/13/satcher.obesity/index.html.

[4] Greg Critser, *Fat Land: How Americans Became the Fattest People in the World,* New York: Penguin, 2004; Eric Schlosser, *Fast Food Nation: What the All-American Meal is Doing to the World,* New York: Penguin, 2002.

[5] Mireille Guiliano, *French Women Don't Get Fat: The Secret of Eating for Pleasure,* New York: Knopf, 2004.

分生活在沿海发达城市的人而言，意味着他们的财富和可支配收入较过去相比有了很大的提高。但这也带来了社会不平等，城市人口的财富大大超过了乡村人口，就像水平仪的工作原理一样，不平等加剧的地区往往就伴随着肥胖率的迅速升高。

上述转变发生在一个高速变化的过程中，这一时期，中国消费者能够接受的产品和品牌的范围发生了巨大的变化，人们购买商品的渠道也有了很大的拓展，涵盖了从邻近的便利店到位于城市周边的超大型商场等各种场所。消费商品范围的扩大和购买能力的增强也带来了人们生活方式的巨大变化。快餐文化、碳酸饮料、各种各样的糖果，和越来越多的汽车拥有量、更多的白领工作方式（即伏案工作方式）以及挤占了休闲锻炼时间的繁重工作，等等，这些因素一起加粗了中国人的腰围。此外，城市规划的欠缺和超市零售方式的扩大以及其他相关因素或多或少也对肥胖产生了一定的作用。中国的主要城市都非常缺乏公园和公众活动空间，即使建成了公园，踩踏草坪也是不被允许的；学校沉重的学业压力也挤占了体育活动在学生全部课程中的比重。中国城市拥有组织高度完善的零售部门，但那种嘈杂的菜市场正在逐渐消失，相对于生鲜食品而言，那些加工好的高脂、高糖食品的数量正在不断扩大，也更容易从市场中买到。

上述这些导致肥胖的因素没有一样是从中国产生的，从垃圾食品的增加到公众空间的私人化，所有这些我们在其他国家都早就见到过。但是，这些因素又大都附带了鲜明的中国特色，而且中国的文化和社会对于肥胖和超重的传统观点也和别的国家有所差异，在中国也还的确有一些引起少年儿童肥胖的特殊原因，尤其是始自 20 世纪 70 年代末的独生子女政策。

本书的目的在于考察所有这些导致肥胖的因素，试图解释为什么当代的中国人如此迅速地发胖，进而判断当前中国肥胖问题的程度，致使肥胖迅速蔓延的原因，以及这个"健康定时炸弹"对于未来中国的社会财富和医疗保健服务供给可能产生怎样的影响，而人们又该采取什么措施来应对它。[6] 自邓小平推行改革开放政策以来，中国在过去 30 年中无论是整体还是局部地区都发生了翻天覆地的变化。仅仅在 20 多年以前，即使是在中国最富裕的城市，人们仍在努力填饱肚子，而现在他们却在拼命减肥——"慧俪轻体"（Weight Watchers）公司已经进入中国并开始招募会员了。

中国肥胖率统计数据带给人们初步的观感是比较糟糕的。几年前，一家新的高档零售商业中心——来福士广场（Raffles City）在上海开业，旁边就是建有上海大剧院、城市规划展览馆和上海博物馆等的人民广场。这　　xx种购物中心几乎在全世界各大城市都可以看到，总是会有零售商场、世界著名的自主品牌或连锁品牌专营店，旁边还有一个多媒体影院，当然，也有一个美食中心。尽管来福士广场的美食中心算得上是中国最新式的美食广场之一，你可以在这里买到各种热狗、土耳其烤肉、超级汉堡包、昂贵的名牌冰淇淋以及巧克力曲奇饼，但这里几乎不卖中式餐饮。每到午餐时间，这里总是挤满了上海的白领们——抓紧时间狼吞虎咽一番，然后立即赶回办公室。

尽管当前的中国仍是一个各种限制相对较多的国家，但近年来个体独立性和自我选择能力的增强，再加上城市中大量的创业机会融合在一起，已经大大提升了人们的自由程度；再加上中国赶超发达国家的愿望的激励，人们希望能够赢得尊重，拥有别人所拥有的一切。在政治限制依然较多的中国，人们首选的办法就是花钱消费，购买商品——可口可乐、万宝路香烟、百威啤酒和麦当劳食品，等等。所有这些商品都是西化的、新式的、令人向往的，通常还比国产的同类产品更贵一些，因此，在以炫富为荣的奢侈消费文化中，它们正可以显示出消费者的层次和社会地位来。随着中

---

[6]　必须澄清的是，作者的讨论只限于由各种经济原因导致的肥胖问题，而不考虑其他可能诱发超重或肥胖的因素，例如由于身体状况异常导致的食量过大或食物成瘾（病理性原因而不是意志薄弱形成的），或疾病导致的内分泌不调，或激素紊乱（如甲状腺功能减退或垂体机能减退）因素导致的肥胖，或基因遗传易感性肥胖等。

国市场的放开，人们可以选择的商品范围不断扩大，从普拉达的手包到宝马 SUV 再到苏格兰威士忌，在中国都可以买到；而对于众多的普通市民来讲，麦当劳、德芙巧克力、梦龙冰淇淋、250 毫升装的百事饮料、汉堡王和香辣炸鸡等都是可以支付得起也很容易买到的商品。

中国人的生活方式开始变得有利于商品的卖家。人们拥有了更多可随意支配的收入，可以任意花在自己、家人、子女或者朋友身上。收入的增加、工作年限的延长以及独生子女政策等因素叠加在一起，导致很多在中国孩子那里都出现了"六兜现象"，他们往往都拥有较为富裕并且也热衷于溺爱他们的父母、祖父母和叔叔阿姨们。同时，对于新一代年轻人而言，事业和教育变得更为重要，他们往往会推迟结婚的时间，在迈入婚姻之前，常常会多花些时间去度假，还要预先买房、买车。他们有了更多的约会，在外用餐和去夜店泡吧的次数大大增加，他们抽烟、喝酒或者把时间消磨在时下新兴的健身运动中。许多人还会暂时或无限期推迟生育下一代的计划，"双收入、无子女"的丁克家庭模式开始出现。李杰（音），33 岁，北京的一位销售经理，就是典型的"丁克"一族："目前我们没有足够的时间，我们必须把时间和精力投入到更有价值的事上去。"个人成就的重要性被放大，而传统的孝顺义务被人们置于脑后，国家和政府的影响力在个人的生活和消费中也正在迅速减退。对于商场、饭店和那些把自己的品牌与积极进取的生活方式联系一起的商家们来说，上述因素实在是大利好。

但是，这其中也有不利的一面。随着中国沿海地区经济的高速发展，许多西方世界的社会特征也出现在中国，包括一些使人们忽略饮食、忘记体重或肥胖问题的因素。中国城市的职场精英们感到有钱而没时间，随着工作与事业压力的日渐增大，他们最希望得到的东西都能够被立即备妥，满足感必须马上实现。于是，引领快餐文化的快餐连锁店、新式便利店与小卖部（邻近的小夫妻店）们在中国正在产生的中产阶级的身上发现了极为可观的利润。这些中产人士总是急急忙忙要赶到某地，他们不再走路或骑自行车，而是选择购买摩托车、汽车或乘坐出租车。人们一天中坐着的时间越来越多，到了下班去饭馆吃饭或回家时，他们已经筋疲力尽，除了放上一张盗版 DVD、开上一听青岛啤酒并点上一份垃圾食品之外，再也没有任何精力做其他事儿了。近年来突然出现的比萨外卖自行车，就已经成为了中国城市大街小巷一道常见的风景。

随着私家车和超市的迅速发展以及休闲时间的缩短，中国的中产阶级养成了在超市购物的习惯。政府也鼓励超市去开设店面，并关闭了一些生鲜菜市场。在当下的中国，尽管许多食品仍是日常从小店或菜市场购买，但绝大部分食品的采购都是去超市了。外国连锁超市如法国的家乐福、美国的沃尔玛和英国的乐购，连同本土的超市如联华、物美、华联等一起，构成了中国迅速繁荣的超市和大型超市体系，超市的店面通常都非常大，有的甚至还是 24 小时开放的。以发达国家的标准来看，它们的水平可能还比较低，但是它们正在不断地发展着。家乐福在这些超市中尤其成功，其多数店面的一层通常都有麦当劳、哈根达斯和赛百味的连锁店。在新式超市中，有着成排的冷柜、长长的碳酸饮料货品区和产品种类空前丰富的货架。这些超市成为推介新产品的主要渠道，每个人逛超市的时候都会被推荐去尝试新出的苏打汽水、饼干或是某种甜点。

因此，一些以前没有的食品、来自世界各地各种烹饪方法做出来的菜肴和食物、不断增加的可支配收入以及更多购买食品的渠道等因素合在一起，改变了中国人的饮食模式。再加上食品短缺现象的消失、农业歉收现象的减少、更为完善的物流和配送体系，以及更加开放的食物生产部门，中国人的饮食同 1979 年以前相比已经发生了巨大的变化。

然而，我们也应当注意到毛泽东时代（1949—1979）是中国近现代历 xxii 史上一个颇为特殊的时代：进口食品的数量被削减至比新中国建立前还要低的水平，食品生产被集中于大型国有企业以实现标准化，人们的选择范围也很狭窄，销售渠道极大减少（并且所有商店都是国有的），在不同时期对一些商品还采用定量配给制度，食品价格也被严格管制，私人食品生产企业基本上都被取缔了。土地集体所有制和指令性计划经济导致了经济的低效率，从而严重降低了水果、蔬菜和其他食品的产出，有时还会出现食物短缺和周期性的饥荒。餐馆也是一样，社会主义集体食堂和国营餐厅纷纷取代了私营饭店。

中国的情况并非一直如此，尽管一般认为 1949 年以前的中国农村贫困落后，食物选择非常有限，农民在民国政府（1911—1949）的统治下饱受剥削，但近年来越来越多的研究表明，实际的情况要比这复杂得多。民国时期的中国农村生活尽管远远称不上是所谓田园诗式的生活，但在中国主要的沿海城市和内陆许多地区，工业化生产方式已经极大地丰富了食物的种类与供给能力——稻米、糖和小麦已经实现了工业化生产，而煤油炉、暖瓶、制冰机等新发明的广泛传播，又彻底改变了食物的储存方式。食品卫生是民国政府"新生活运动"的主要目标之一，私营餐饮店铺在全国各地纷纷开业（1949 年以后又都被关闭了），这正是典型中式菜肴如番茄炒鸡蛋等崭露头角的时代。

历史学者冯客（Frank Dikötter）指出，"早在二战初期的时候，中国街头的流动小贩就已经广泛地售卖面包、冰淇淋和酸奶了，大多数城市都有了西餐馆，单上海就有几百家之多，广东（广州）有超过 30 家，而天津则有十多家西餐馆为社会名流和政治人物服务，在重庆，外国食品同样随处可见"[7]。新中国建立以后，随着计划经济体制的建立和巩固，食品的多样性和选择自由逐渐消失了，取而代之的是大批量生产的、品种单一的基本食品，这种情况一直到 20 世纪 80 年代才出现了根本性的改变。

---

[7] Frank Dikötter, *The Age of Openness: China before Mao,* Hong Kong: Hong Kong University Press, 2008, p.92.

警钟响起

中国的消费将改变世界。分析家们有一条古老的格言说：中国卖什么，什么就便宜；中国买什么，什么就贵。近几十年，这一点在从钢铁到大豆的许多商品上都应验了。然而，要把产品卖给中国消费者从来都不是一件 xxiii 容易的事，这种困难也并不新鲜，早在 1937 年，美国商人、作家和广告商卡尔·克劳（Carl Crow）就曾写道：他的一位客户跟他说"我认为只要价格足够便宜，中国人什么都愿意买"，绝大部分人都这样认为，甚至包括居住在中国理应更了解中国的外国人。[8] 但事实绝非如此简单，从两次世界大战期间和中国改革开放后的最近几十年中，许多企业都深刻体会到了这一点。

中国社会在许多方面都在发生着变化，这也影响了中国人的体质。例如，成衣销售商现在之所以不得不订购更多大码的服装是因为中国人的体型变化了，尤其是中国城市居民的身材变得更大了，那么，他们究竟增大了多少呢？

- 近 20 年来，中国城市男性儿童的身高平均长高了 6 厘米（2.4 英寸），女性儿童平均长高了 4.8 厘米（1.9 英寸）。
- 中国儿童的平均体重较 30 年前增加了 3 公斤（6.6 磅）。
- 30 年内城市居民鞋子的平均尺寸增大了两个尺码。
- 中国城市中 C、D、E 罩杯的文胸销售量不断增加，其客户群甚至包括了 20 岁以下的女性；而 A、B 罩杯文胸的销量一直在减少，说明中国女性胸围和骨骼尺寸正在增加。
- 根据北京服装学院的研究，目前中国城市女性的平均胸围已达

---

[8] Carl Crow, *Four Hundred Million Customers*, New York: Harper & Bros, 1937, p.1.

83.53 厘米（32.9 英寸），较 1992 年增加了 1 厘米。

- 1985 年，中国城市男性平均腰围是 63.5 厘米（25 英寸），现在已接近 76.2 厘米（30 英寸）；对于 40—50 岁的男性群体而言，平均腰围尺寸已达到 82.6 厘米（32.5 英寸），与 1987 年的平均水平相比增加了 7.9 厘米（3.1 英寸）；30—40 岁男性的平均腰围增加了 5 厘米（1.9 英寸），20—30 岁男性的平均腰围增加了 0.1 厘米（0.03 英寸）。

- 领口的尺寸也在增加——在衬衫制造企业 PPG 为上海办公室职员们准备的产品目录中，大领口的衬衫逐渐占据了主要地位。

考虑到近些年来中国人体型的变化，有一点很值得我们注意，那就是中国人体形变化的这一趋势并不是 1949 年革命所造成的，而是被其打断了。随着学术界对于 20 世纪上半叶晚清和民国时期经济社会状况的重新认识，关于 1949 年以前中国是一个穷困的、经济停滞的落后国家的观点已经遭遇了多方面的挑战。斯蒂文·摩根（Steven L. Morgan）的研究就是其中之一，他把身高作为反映民国时期人们净营养状况的衡量指标，其数据表明，从 19 世纪 90 年代到 20 世纪 30 年代，大部分中国人的身高都有所增加，但是 20 世纪 20 年代（数据测量于 20 世纪 40 年代）出生和 20 世纪 70 年代末（数据测量于 20 世纪 90 年代）出生的人口相比，其身高却几乎没有实质上的差异。[9] 这表明，在二战时期和整个毛泽东时代，中国人身高的变化几乎是停滞的。自 1979 年，邓小平实行改革开放政策以后，尤其是近十年来，人们的体重似乎又开始加速增加了。

xxiv

---

[9]　Stephen L. Morgan, Biological indicators of change in the standard of living in China during the twentieth century, in "The Biological Standard of the Living in Comparative Perspective: Contributions to the Conference held in Munich, January 18 – 22, 1997, XII the Congress of the International Economic History Association", Stuttgart: Franz Steiner Verlag, 1998.

　　显然，现在中国人的富裕程度、饮食和总体健康状况比过去的任何时候都要更好。然而，尽管不断增加的财富使中国受益良多，在城市里生活的近两代人几乎已经不知道什么是短缺、战争或饥荒了，但财富也带来了一些负面效应，那就是中国人体重超重和肥胖率水平的不断提高。不断扩大的城市居民规模意味着，随着中国中产阶级的发展，肥胖现象将更加严重、涉及的范围也将更大，这一趋势将给中国脆弱的、缺乏足够资金支撑的医疗保健体系带来新的沉重的压力。

　　因此，对于中国来说，了解到应对肥胖问题需要耗费巨大的资金成本这一点至关重要。肥胖现象已经严重到需要对国家医疗卫生部门敲响警钟的程度了，并且超重人口的百分比也已达到了前所未有的高度。少年儿童的情况尤其令人担忧，他们的腰围和健康状况已经显示出与肥胖相关的一系列代谢综合征，其中最严重的就是糖尿病（即中医所讲的消渴症，因为糖尿病使人感到口渴、易饿、易疲倦，并引发尿频），其在年轻人群中的发病率增长尤为迅猛。而对于很多在校少年儿童来说，体育活动往往只是他们观看和讨论的对象，而不是自己去参与其中（2008 年的北京奥运会实际上加速了这一趋势），做饭是饭店里厨师的事情，走路也尽可能地越少越好。然而同时，中国社会又不断地沉浸于对美丽外貌的追求之中，经常出现在电视选美大赛、出租车身整容广告和时尚杂志中的中国美人形象，与中国人日渐增长的腰围形成了鲜明的对比。

　　但问题最严重的地方，还是在于肥胖将对中国医疗保健体系产生的影响。2003 年的 SARS 危机已经充分暴露了中国医疗保健系统的脆弱程度。随着生活方式引发的疾病成为主要的健康杀手，肥胖诱发的疾病和损害将不断增加医疗保健系统的压力。中国的人口正在步入老龄化，以及长寿人口数量的增加，意味着为老年人提供老年性疾病的长期护理也将给医疗保健系统造成额外的负担，而不断恶化的环境污染也会引发更多的相关疾病。肥胖和超重是诱发混合性呼吸系统疾病、Ⅱ型糖尿病、高血压、心脏病和中风等众多疾病的重要因素。假设一位体重超重的人士，他可能是中国 3.5 亿烟民中的一员，可能经常超负荷工作、承受巨大压力并缺乏体育锻炼，而且长时间处在高环境污染状态下，又吃着糟糕的饮食，那么他的健康状况会是个噩梦。他的整个身体系统如同腰围一样，可能已经被拉到了极限。

包括 SARS 和随时可能爆发的其他流行疾病在内，中国的医疗保健系统已经经历了好几次严峻的挑战，而癌症（通常也与肥胖有关）的急剧增加，和至少 70 万需要医治的艾滋病感染者又给这个系统带来了新的压力，由环境污染引发的疾病也在迅速增多，而人们寿命的增加，意味着国家医疗保健系统需要应对更多（也更严重）的病种，并提供更长期的服务。在 1995 年，中国人口年龄在 50 岁以上的只有 17%，但到 2025 年这一比例将达到 35%，2050 年将达到 42%。并且，人口寿命的增加也已经使北京和上海成为继日本之后亚洲"最老"的两个城市。当然，人口寿命增加总是好事，但其不可避免地将会给医疗保健系统带来更多的负担。生活质量是衡量经济发展与财富增长、社会繁荣所带来益处的最真实的指标，然而，对许多中国人来说，这些"益处"最终将使他们常年陷于病痛和各种不适之中，并提前死去——因富有而导致的死亡。

肥胖和不健康生活方式所引发疾病的增加最终将会制约经济的发展与财富增长。当前基于低水平、基本覆盖标准建立的医疗保健系统已经不堪重荷，超过基本医保覆盖范围的医疗服务是需要自行承担的，而 3/4 的中国农村人口根本无力支付基本医保范围之外的任何服务，中国的报纸经常报道各地人民无法负担医药费的事件，医院、专家和医生收受红包的现象非常普遍。所有这些因素加在一起，迫使中国人必须增加储蓄以未雨绸缪，在一定程度上，将中国人平均高达收入 30% 的储蓄率理解为某种形式的"自我纳税"似乎更为贴切，而不健康生活方式所引发的疾病将会加剧这一医保问题的严重性。

在更广泛层面上的意义

就研究中国肥胖问题在更广泛层面上的意义而言，我们有以下几个有意思的观点：

（1）肥胖这个定时炸弹正在危害着中国相当一部分人群的健康状况，Ⅱ型糖尿病和其他与肥胖或超重相关的疾病发病率的不断提高，都将给中国社会体系的两个阿喀琉斯之踵——医疗保健系统和养老保障系统带来进一步的压力。

（2）试图预测中国未来的经济学家们主要采用的方法可以分为硬标准和软标准两类。两者之间的主要区别在于，当软标准比较模糊的时候，可以用硬标准来进行衡量。如果是预测主要的经济数据（如 GDP、通胀率、贸易量等），他们会采用软标准：如果商品价格和通货膨胀推高了"中国价格"，从而导致出口减少会怎么样？或者如果美国和欧洲遭遇严重衰退、减少了对中国商品的订单该怎么办？而从预测的角度来讲，肥胖问题是一个硬标准。科学家和医疗保健专家都认为肥胖人士罹患糖尿病的几率是普通人的 40 倍。基于目前的肥胖率来看，未来几年中国人糖尿病发病率将会大幅提高，这必将给国家的医疗保健体系增加极大的负担。这种情况既不是假设，也不是某种模型推演的可能结果，而是中国医疗保健工作的执行者们不得不面对的严峻现实。

（3）从政治经济的视野来看，肥胖问题反映了中国社会经济的变化——更多的财富、更自主的选择、更强大的购买力、更多样的商品和服务购买渠道，等等——是怎样给中国人带来了一系列正面和负面效应，从而将会对中国的社会稳定产生长期的影响，而维护社会稳定正是中国共产党作为执政党所作出的承诺。

但首先，还是让我们来了解一下中国的肥胖问题究竟严重到何种程度。

第一章

·
·
·

发福的中国

问题程度的界定

要衡量中国肥胖问题可能达到的程度，我们必须先确定中国人的腰围增加了多少。对此，我们需要作几点技术上的说明。第一，本书中将"（体重）超重"和"肥胖"进行了区分，从字面意思来看，肥胖是指身体中含有大量多余脂肪的情况，由于人体不能够储存蛋白质或碳水化合物，因此超出的部分便转化为脂肪被人体存储，1 磅脂肪大约相当于 3 500 卡路里多余的热量；超重也不是什么新概念，对中国而言和世界其他地区都一样——根据世界卫生组织（WHO）的划分，世界上约有 25% 的人口，即约 12 亿人体重超重，其中有 3 亿人属于临床意义上的肥胖。更值得警惕的是，WHO 估计全世界 5 岁以下的超重儿童数量约有 2 200 万。

第二，肥胖不同于超重。如果一个人的体重超过理想体重的 20%（女性是 25%）以上，就可以认为他（她）是肥胖人士；而当多余的体重开始影响到重要的身体机能（如呼吸情况）时，就可以认为这是病理性肥胖了。我们知道，中国远不是唯一的肥胖率增高国家，实际上，从许多方面来看，中国肥胖率的增长还要明显滞后于美国和西欧。从全世界来看，约有 5%——

10% 的儿童肥胖，而青少年肥胖的比例在 13%—23% 之间。然而，儿童肥胖是肥胖现象长期发展趋势的一个标志——有调查显示，有 80% 左右的肥胖青少年可能成长为肥胖的成年人。

第三，对超重和肥胖的界定最常用的是体质指数（BMI)。BMI 指数有一定的局限性，下文将会有所讨论，但目前还是国际上通行的做法，只是不同情况下会稍有调整。BMI 指数的计算公式是由比利时统计学家阿道夫·凯特勒（Adolphe Quetelet, 1796—1874）发明的，因此以前也被称为"凯特勒指数"。就其重要意义而言，BMI（Body Mass Index）不仅是体质指数，而且也常常被看做是人们体质状况的一个指示器（Body Mass Indicator）。

我们需要了解的 BMI 所存在的主要问题包括，首先，该指数主要是为 25—65 岁之间的人设计的；其次，它也没有考虑到肌肉质量和不同体型（如"苹果型身材"和"梨型身材"）的人的差异；再次，其最具争议的一点可能是，它一直以来都被默认为可以对所有人群进行测量，然而近年来，一些时装业的人士已经开始呼吁应当为男性、女性和不同年龄段的人群分别制订不同的 BMI 计算方法。

2

表 1　体质指数（BMI）数学公式

计算 BMI 指数非常简单，只需要两个参数：身高和体重

公制单位计算公式：体重（kg）/ 身高（m）^{2}

BMI 指数的计算方法如公式所示，体重公斤数除以身高米数的平方。由于身高通常是以厘米表示的，计算时要将身高的厘米数除以 100，以换算为米。

例如：体重 = 68kg，身高 = 165cm（1.65m）

那么 BMI = 68 / (1.65)^2 = 24.98

英制单位计算公式：体重（lb，磅）/ 身高（in，英寸）$^2 \times 703$

　　BMI 指数的计算方法是体重磅数除以身高英寸数的平方，再乘以一个参数 703。

　　例如：体重＝150 磅，身高＝5 英尺 5 英寸（65 英寸）

　　　　那么 BMI ＝ $[150 \div (65)^2] \times 703 = 24.96$

　　美国卫生和公共服务部将体重状况对照表列举如下，虽然不同情况下可能存在一定误差。

BMI	体重状况
小于 18.5	过轻
18.5—24.9	正常
25—29.9	超重
30 及以上	肥胖

　　除 BMI 以外，还有其他几种可供选择的计算体重的方法，偶尔也被用来测量肥胖程度。腰臀比能够显示出一个人体内的脂肪是否已经过多，通常情况下，男性的腰臀比不应超过 0.9，而女性不应超过 0.8；腰臀比越高，意味着罹患中风、糖尿病和心脏病的风险也越大。皮褶厚度测试法和生物电阻抗分析法（BIA）也可以计算出体重中属于脂肪部分的数量，而且相对更为精确。不过到目前为止，BMI 仍然是目前全球最为通行的体重测试方法。

中国的体重

　　在 1979 年邓小平推行改革开放之初，中国还没有关于体重的统计数据。经常去广州的夏洛特·伊克尔斯（Charlotte Ikels）指出，在 1980 年的街头几乎看不到超重的人，但这种情况很快就发生了变化，到 20 世纪 80 年代末，肥胖已经成为了中国大城市人口健康的一个问题。[1]

20 世纪 80 年代到 90 年代早期，有关方面对国民饮食和营养状况进行了一系列地区性综合调研，中国人体重严重超重的问题由此开始显现出来。但是，这些调研报告的研究目的基本都集中在当时中国营养不良发生率的成功降低，而没有一份是专门针对超重和肥胖现象的。

作为这些研究的副产品，一些关于体重情况的研究成果被陆续发表出来。几张编制于 1982 年的图表说明，中国的超重人口达到了总人口的约 7%（相比较而言，1980 年美国成年肥胖人口百分比已经占到了 26%）。10 年以后，1992 年的一份调查说明有 15% 的中国人口体重超重，大约有 3 000 万人口属于临床意义上的肥胖。换言之，10 年之内中国超重人口的百分比翻了一倍。到再晚些的 1996 年调查时，中国的肥胖人口比重已经迅速增加到了 23%。在明确了总趋势以后，我们再对这一情况做进一步的考察。随着肥胖人口比重的不断增加，中国人可以根据体重情况被截然分为城市人口和农村人口这两类，这一点和我们可以根据收入情况、生活水准、物质福利、生活方式及获得服务（如健康服务）的状况来对城乡人口进行区分是一样的。简言之，与定居在乡村的人口相比，城市人口变得更加富裕、生活水平得到了极大提高，其副作用之一就是城市人口的体重不断增加。典型城市居民的体重数据与典型乡村居民的体重数据开始出现明显的分化。

要看到中国官方对肥胖问题的重视和研究，我们还要等到 2002 年的 6 月，作为第四次中国居民营养与健康状况调查的一个组成部分，中国医学科学院首次公布了中国成年人肥胖指数。该指数主要是基于 20 世纪 90 年代所搜集的各类数据计算得出的，其主要成果已经由周北凡教授发表在了

[1]　Charlotte Ikels, *The Return of the God of Wealth*，Palo Alto: Stanford University Press, 1996.

《大众医学》杂志上，主要采用的是世界卫生组织的标准方法——BMI 指数，即表 1 中给出的（体重／身高²）的公式。

　　自此以后，有关 BMI 指数在多大程度上适用于亚洲人的争论一直不绝于耳，毕竟 BMI 指数主要由西方学者基于大量欧洲人的体重资料推导得出的。在西方国家，BMI 指数在 25—29.9 之间意味着超重，而超过 30 的话则被划归为临床意义上的肥胖，说明体内的脂肪含量已经超出了正常的比例。此外还有一种病理性肥胖，是指一个人的体重超重 100 磅以上的情况。然而，来自美国的研究表明，亚洲人的正常 BMI 指数上限应有所降低，为 23 或 24，BMI 指数达到 25 或以上就应被定义为肥胖。亚洲的学者们大多同意美国人的观点，中国则根据 2001 年的计算结果修正了 BMI 指数的界限。此后，许多学者开始使用 BMI 指数，有些人认为，对于亚洲人而言，应该以 BMI 20 作为体重超重界限，另一些人则认为应当更低一些，这些都不可避免地会导致一些对中国肥胖状况的高估。

　　《北京晨报》称如果按照 WHO 编制的新亚洲人体质指数，中国将有 50% 的人口被划归为超重群体；他们还估计，即使是取其较宽松的标准，中国也将有 40% 的人口超重，并且这些超重人口中又将有 1/8 被划归于肥胖行列。[2] 新加坡卫生部对本岛人口进行的调查，也发现如果按照修正后的亚洲 BMI 指数来计算，新加坡有 60% 的人口应被算作超重。这些发现与计算结果导致了中国和其他以华人为主的国家或地区（如新加坡、中国台湾地区）关于肥胖问题讨论的转向，所有人都认为，这些调查结果表明 BMI 指数存在着误判，也揭示了按照欧洲标准计算的 BMI 指数所隐藏着的问题。

　　尽管如此，根据这些 BMI 标准，当一个人的 BMI 指数大于或等于 24 时，就会被视为超重；BMI 大于或等于 28 则属于肥胖。进一步讲，当男

---

[2] "China Revises Body Weight Index Which Shows 50 per cent Overweight", *Asian Economic News*, 2001-7-9.

性的腰围达到或超过 85 厘米、女性达到或超过 80 厘米时，就属于腹部肥胖。腰围数据是腹部肥胖的一个重要判断标准，因为其能够反映人体腹部发胖（临床上称为"向心型肥胖"，或俗语讲的"大肚子"）的情况，而腹部肥胖与各种代谢紊乱现象的发生有着重要关系。

BMI 指数也能够反映一个国家的医疗保健体系未来所能承受的压力限度——根据中国医学科学院的研究，BMI 指数每增加 2，冠心病和中风的风险分别会增加 15.4% 和 6.1%。如果一个人的 BMI 指数达到 24，那么他同时罹患高血压、糖尿病（WHO 将其列为慢性非传染性疾病）和高血脂症的可能性将超过 90%。最为关键的是，腹部肥胖意味着脂肪填进了腹腔内器官的间隙。对于男性而言，如果内脏的脂肪面积（即腹膜腔内的脂肪数量）达到 100 平方厘米，那么他的腹部肥胖情况便达到了"红色警戒线"水平。在高度向心型肥胖状态下，患者面临着多种进行性疾病的威胁，如高血压（成年人血压超过 140/90 毫米汞柱的情况）和糖尿病。[3] 实际上，腹部肥胖状况严重的人患糖尿病（也可能由遗传导致）的风险超出常人三倍，患高血压、中风和心脏病的风险也要高出两倍。自 2001 年以来，大部分中国研究都将 BMI 指数达到 25 作为肥胖的认定标准。

又过了 18 个月以后，中国居民营养与健康状况调查的结果才完整公布，这也是中国首次对中国居民的饮食、营养及疾病情况的全国性综合调查，时任卫生部副部长的王陇德在北京新闻发布会上通报了令人不安的调查结果。[4] 调查发现，22.8% 的中国成年人体重超重，7.1% 的人属于临床意义上的肥胖（样本总数 6 亿人）。在距离 1982 年首次调查结果公布的 20 年后，中国临床意义上的肥胖人口恰恰跟 1982 年超重人口的数量相同。据王陇德副部长介绍，在这 20 年间，全国 13 亿人口中超重人口的数量估计已

5

---

[3]　mmHG，毫米汞柱。
[4]　*Shenzhen Daily,* 2004-10-13.

升至 2 亿人。这项研究超越了周北凡教授较早前的调查，相对于体重问题，周教授的调查更多关注的是营养摄入和营养不良的发生率情况。不过，就中国日益严重的肥胖问题，王陇德副部长给出了明确的结论，"与 1992 年全国营养调查资料相比，成人超重率上升 39%，肥胖率上升 97%"。

根据上述资料，如果我们回头再看 20 世纪 80 年代的调查结果，会发现对比是十分明显的。据 2005 年新华社官方报道，有 7 000 万至 9 000 万的中国人属于临床意义上的肥胖；而根据 WHO 的估计，2000 年全球肥胖人口增加到了 3 亿、超重人口为 12 亿；那么由于中国人口基数很大，中国肥胖人口已经接近了世界肥胖总人口的 1/3。尽管新华社报道的数据看起来可能有些偏高、也尚未被科学的方法所证实，但目前还没有学者和研究对此予以坚决否定。而国家食物与营养咨询委员会（SFNCC）副主任潘蓓蕾估计，2006 年有 6 000 万中国人属于肥胖人群；而在中山医科大学从事中国肥胖率问题研究的陈超刚博士则预言，到 2015 年，将会有 2 亿中国人严重超重。

6　　　　王陇德副部长还坦言中国的肥胖问题仍在不断恶化，并公开发出了警告，这种公开的评论表明，政府已经意识到了城市肥胖人口比例不断提高、并且将给国家医疗保健系统带来长期影响的问题。不断增高的肥胖率数据警示中央政府，慢性非传染疾病的发病率可能会大幅提高。不良生活方式引致的疾病笼罩了中国的城市，并且情况已经变得很糟了。2002 年调查从开始到结果发布花费了将近两年的时间，因为此次调查的规模大于之前历次关于国民饮食状况的调查，来自全国各城市、乡镇和农村的 27 万人口接受了调查。当调查结果公布时，肥胖人口的数量比调查开始时已经又增加了很多。

在中国，肥胖对人们健康的负面影响已经开始显现出来。据中国卫生部统计，有 2.6 亿人口体重超重或肥胖；成人高血压发病率为 18.8%，与 1991 年相比，患病率上升了 31%，患病人数增加约 7 000 多万人；有 1.6 亿人口

（或成年总人口的 18.6%）遭受着高血压（食盐摄入量过高可以导致高血压，而高盐菜肴在传统中餐中十分普遍）和高血脂症的折磨；有 1.6 亿人还承受着动脉硬化的痛苦；超过 2 000 万的中国人已经被诊断患有糖尿病，占成年总人口的 2.6%，而另外还有 2 000 万人口的血糖水平也不正常。最令健康专家们担心的是糖尿病，与 1996 年的数据相比，中国主要大城市中 20 岁以上成年人糖尿病的发病率由 4.6% 提高到了 6.4%，而中小型城市中这一数字也由 3.4% 提高到了 3.9%。

到 2005 年前后时，情况似乎正在不断地恶化。卫生部与中国最权威的数据采集及发布机构——国家统计局联合开展了一次调查，结果显示中国各大城市总人口中有 30% 超重，而 1992 年时这个数字只有 21%；有 12.3% 的人口肥胖，较 1992 年 6.2% 的数据增加了约一倍。中华预防医学会（CPMA）发布的一则新闻，也指出中国城市的体重超重人口已经突破了 1 亿大关。这再一次证明了中国城市经济正在不断增长，而经济繁荣引发的腰围变粗也在不断加剧。

回头再看 20 世纪 90 年代的数据，尽管当时肥胖问题已经开始显现，但那时仅出现在中国最大、最先进的城市中，尤其是上海和北京。但是，随着全国各地财富的增长和生活方式的转变，人民体重方面的问题也开始在其他一些二、三线城市中出现。2007 年，四川省疾病预防控制中心发布的"四川省居民营养与健康现状报告"（卫生部、科技部和国家统计局共同领导的"第四次中国居民营养与健康状况调查"报告的一部分）指出，四川省的 8 700 万人口中，有 1 000 万人（尤其是在日益繁华的成都市）正在遭受高血压症的折磨，主要原因是人们对食盐的摄入量增加而水果与蔬菜的摄入量减少。报告中提到，四川居民的平均食盐摄入量增加到了每天 10 克，比营养学家和饮食专家建议的摄入量多了 4 克。报告还提到，糖尿病问题日益严重，四川省约有 250 万人被诊断患上了糖尿病。四川省疾病预防控制中心领导邓颖对此有一段简洁的描述："家庭收入越高，糖尿病患病率越高。"[5] 中国其他一些二、三线城市也都发布了类似的研究报告，如湖北省会武汉的一项研究发现，在 10—12 岁的少年中，有 8.9% 可归入肥胖行列。

当然，肥胖与近年来中国社会出现的大量各种各样的问题有着密切关系。上海疾病预防控制中心（SDPCC）2007 年的一份报告提到了一个令人震惊的发现，上海市区女性癌症患者的数量在 20 年间几乎翻了一倍，并且新增患者大部分是年轻女性，而不良饮食习惯、肥胖以及缺乏体育锻炼都是导致这一现象出现的原因。该报告中的数据表明，上海市所有癌症患者中女性的比例占到了 56%。而上海的癌症确诊率已经与欧盟的水平基本相当了。

上海交通大学 2007 年开展的一项调查还发现，除了精力不集中、睡眠呼吸暂停综合征（积聚的脂肪压迫上呼吸道，造成气管变窄、影响呼吸，进而影响睡眠）、便秘、骨关节炎（最主要的可避免诱因就是肥胖）、椎间盘突出、背部不适和肌肉拉伤等问题，中国城市居民还面临着低生育率问题，有超过 10% 的城市居民夫妇需要借助相关药物的帮助才能够怀孕。上海平均有 7%—10% 的夫妇存在不孕不育或晚育现象，主要原因是不孕症或精子减少症，这些也与肥胖有关。

女性的状况似乎更为糟糕，上海疾控中心在 2007 年报告中除了提到关于女性癌症患者的情况外，还发现在 13 000 名接受调查的妇女中，有 27% 的人存在饮食不规律的情况，23% 体重超重，29% 从不进行任何体育锻炼。因此，在上海癌症患者中女性比例超过 50% 的调研结果发布之前，乳腺癌、宫颈癌、卵巢癌等疾病的日益频发就已经足以使人们震惊了。该报告认为，不良生活方式，尤其是愈来愈多久坐不动的生活方式显然是致病的元凶之一。情况很不容乐观，体重超重和肥胖已经成为中国新式快节奏

8

---

[5] "Overindulging in Sichuan cuisine may harm your health", *China Daily*, 2007-11-3.

城市生活方式的一部分；2006 年，超过 1.6 亿的中国人口被诊断患有高血压，较前 5 年数据又增加了 7 000 万以上。

体重超重和肥胖还影响了整体的工作效率，联合国国际劳工组织出版的一部评论性专著《工作餐》（*Food at Work*）中提到：超重和肥胖的员工在工作中的失职现象双倍于正常员工，主要原因是前者总处于各种与体重相关的不适或疾病中，包括糖尿病、睡眠不足或呼吸窘迫症（中国许多城市的噪音和空气污染又加剧了上述不适）等。中国的城市居民正在变得越来越富有，食物摄入量也越来越多，然而同时，他们却越来越容易生病，工作失职的情况也越来越频繁。

从饥馑到饕餮

随着经济的火热发展，中国的增长速度超越了所有其他发展中国家。由康奈尔大学的大卫·佩雷蒂埃（David Pelletier）和纽约州立大学奥尔巴尼分校的蒂莫西·盖奇（Timothy Gage）发起和主持的国际食物政策研究所（IFPRI）的 2020 年展望项目，考察了近 30 年中发展中国家肥胖现象的增加情况，以及饮食相关疾病所导致的死亡率的变化情况。研究发现，1957年以来发展中国家所有地区都出现了肥胖现象明显增加的情况。然而，尽管 1957 年以来发展中国家的肥胖发生率提高了 8.4%，但中国的肥胖增加程度还要更高。事实上，根据 IFPRI 的研究，20 世纪 80 年代，中国的肥胖发生率无论在乡村还是城市都迅速提高，"世界食物供给与需求在中国的影响下发生了巨大的变化"。

从这种意义上来讲，中国城市居民的体重和中国的经济年增长率以及城市化速度等领域一样，正在以不可思议的速度迅速地膨胀。渣打银行在上海的中国首席经济学家斯蒂芬·格林（Stephen Green）曾经对这种膨胀的速度进行过计算，他的结论是，2007 年，美国的 1 年相当于"中国年"的 1/4 或中国的 2.8 个月；英国的 1 年则相当于中国的 3.1 个月；"换言之，1 个美国人或英国人在中国待上 3 个月所经历的变化相当于他（她）在家中呆上 1 年能够经历的变化，这里的生活节奏要快上 4 倍"。格林首先按照不变价格计算了人均国内生产总值，得出了大约 60 个国家 1980—2007 年的平均增长率，使用不变价格则意味着这些数据能够反映出真实的变化（剔除了通胀或汇率波动的影响）。随后他将这些平均年增长率数据与中国相比，以计算他所谓的"中国年"。[6] 他承认这种计算方法基本上有点儿开玩笑的性质，但它的确能够反映出一些情况，即在不断提高中国人民生活水平的同时，高增长率也带来了的一些问题，包括肥胖率增高、不良生活方式引发的疾病增多等，都在不断地加剧。从生活中我们也可以获得类似的体验：中国人现在有足够的钱可以购买私家车了，但当他们真的买了大量汽车时，却发现车祸发生的数字也在飞速上扬。

　　中国医学科学院的调查是北京政府采用的官方数字，在此以外还有一些调研也对肥胖现象的规模给出了进一步的阐释。美国杜兰大学（Tulane University）的一项研究认为，到 2000 年时，有不足 1/3 的中国成年城市人口超重，最近 10 年来，中国人的血脂水平和高血压诊断率急剧升高，甚至还包括了少年儿童在内。同时，中央政府资助成立的上海儿童保健所（SCHI）开展了一项独立研究，发现上海市 3—6 岁的少年儿童中有 8% 属于临床肥胖。

　　中国医学科学院 2002 年的调查和其他相关研究都清楚地表明了一点：随着中国（或至少是中国的主要城市）变得更加富裕，人们也变得更加肥胖。王陇德副部长认为，导致这种情况难以改变的一个原因是中国消费者在饮食、营养及健康方面的知识还比较贫乏。人们越来越乐于享受美食，

[6]　Stephen Green, "China Years: How Many are you Living？", *Standard Chartered*, 2007-9-19.

并且有能力负担食物消费而不再需要精打细算了；无论是在家还是在外，人们进食的频率都有所增加，人们吃得也越来越多（这是处在经济飞速发展阶段国家的典型特征，从工业革命时代的英国到当代的中国都是如此），但却未必是越来越好。中国在两代人的时间里成功完成了由食物短缺、定量配给到充分供应的转变，至少对于城市居民来说，从饥馑到饕餮只经历了很短的一段时间。

由于供应渠道和收入的增加，中国城市居民消费了巨量的肉、油和脂肪，但并没有摄入足够的谷类，而随着中国人饮食习惯的变化，对钙、铁、维生素 A 以及其他基本营养元素的摄入也变得不足了。据 WHO 统计，中国约有 21% 的城市儿童（和 34% 的农村儿童）缺铁，存在着患贫血症的风险。WHO 还指出，无论是城市居民还是农村居民，许多人都有缺钙现象，他们平均每天的钙摄入量仅有 391 毫克，只相当于 WHO 建议摄入量的 41%。矿物质和维生素缺乏的现象在中国农村也有出现，原因是多样的，主要还是与农村长期贫困与物质供应不丰富有关；但在日益富裕的城市中，包括北京和越来越多的内陆城市，食物的供应和购买都不是问题，出现这种现象的原因多半在于人们挑食或是对某种食物的摄入量不够。

中央政府或多或少已经得到了一些关于未来可能面对的医疗保健体系危机的警示，但他们认为就总体趋势来说还是好的。一部分人由于饮食过量而变得肥胖，陷自己的健康于危险之中，但总体而言，普通城市居民的生活水平在提高——仅用两代人的时间完成了从遭受饥荒到可以大快朵颐的转变，这是一项巨大的成就。对于个人而言，能吃饱显然比挨饿要好得多。总体看来，营养不良、营养缺乏现象的发生，以及与之相关的疾病或新生儿出生缺陷等问题确实减少了；人们对蛋白质的摄入量较过去增加了，尤其是肉、蛋、禽以及乳制品的消费量更是明显提高。至少对于中国的城市来讲，问题不在于供应，而在于选择——对中国而言这还是一个新问题，许多城市居民尚未能意识到它，当然也就没能有所准备。

肥胖问题与儿童

中国医学科学院 2002 年的调查报告再次提出了一个尤其令人担心的问题，就是中国临床肥胖儿童数量的不断增长，这一问题也已被中央政府层面所知晓。20 世纪 90 年代中后期，当北京成立中国第一个儿童减肥中心（kiddie fat farms）时，新闻媒体开始对超重儿童这一社会问题进行了大量的报道；与此同时，社会上对于纵容"小皇帝"们吃大量快餐或给孩子零花钱的批评也越来越多，有人认为这些溺爱孩子的家长们实际上是在用他们的爱戕害孩子们。

20 世纪 90 年代中期居住在北京并在一部当时的热播电视剧《洋妞在北京》中担任主演的美国人杜瑞秋（Rachel DeWoskin），对中国的肥胖问题也提出了她自己的看法。在她的回忆录《洋妞在北京》（*Foreign Babies in Beijing*，也就是她所出演的那部电视剧的名字）中，杜瑞秋描述了 20 世纪 90 年代中期中国的"肥胖潮"（fat boom）："在中国，说某人'胖'或是'胖起来'并非是不礼貌的说法，'胖'是个可爱的词语，意味着丰满和富裕；但说别人'太胖了'就很不礼貌了……在肥胖潮刚刚出现的时候，人们希望自己能一下子胖起来，以显示自家的兴旺，但随后却希望越瘦越好。随着中国的日渐繁盛，广告和杂志开始推出以极瘦为美的模特，减肥药和减肥中心也开始在这个国家流行起来。"[7]

杜瑞秋正巧发现了中国社会中的一个矛盾之处：人们认为发胖是好的，发胖代表生活富裕，然而在中国的时尚杂志、选美比赛、模特表演以及广告等迅速发展的媒体形式中，瘦却越来越成了好身材的标准。因而关于什么是好身材的界定标准是高度冲突的，有时人们难免也会对此产生困惑。

11

---

[7] Rachel DeWoskin, *Foreign Babes in Beijing—Behind the Scenes of a New China,* New York: W.W. Norton & Company, 2005.

　　对于超重儿童的担忧，要求父母们对这一问题给予更多关注并负担起更多的责任，同时也引发了社会对更多经过专业培训的营养师和营养学家的需求。来自健康专家们的这些呼吁已经提出了十多年，电视节目对儿童严重超重问题进行了探讨，新闻报纸列举了肥胖对儿童健康造成的各种危害，政府也在不断呼吁家长们不要过分溺爱孩子。然而，相关人才还很短缺，中国疾病预防控制中心营养与食品安全所副所长翟凤英研究员称，中国在 2002 年仅有 2 000 名有资质的营养师，而根据每 300 人拥有一位营养师的国际标准，中国至少需要 400 万这方面的专业人才。

　　越来越多的调查也在证明着儿童肥胖化的趋势。2004 年，中国教育部指出中国城市 7—22 岁的儿童与青少年中，有近 16% 被认为属于临床肥胖。中山大学附属第二医院临床营养科主任、从事肥胖问题研究多年的陈超刚医生认为，2005 年有 10% 的中国儿童临床肥胖，并且这一群体还以每年 8% 的速度增加，这一可观的增速再次证明了"中国年"的效应。有调查显示，小学男生临床肥胖的比例达到 14.8%，体重超重比例约 13.2%；小学女生的情况略好一些，临床肥胖率 9%、超重率 11%。在北京、上海这样的大城市中，平均每五个孩子中就有一个肥胖儿童。华北地区的情况最为糟糕，儿童肥胖的比例达到了 13.2%，而华东肥胖儿童的比例为 12.2%，华南则为 10%。作为比较，据美国卫生政策学术期刊《健康事务》（*Health Affairs*）上发表的一篇文章估计，美国在学儿童中有 15% 的人肥胖，有 30% 的人被认为超重。

　　自 20 世纪 90 年代末以来，我们看到了儿童肥胖可能导致的各种症状和问题：上课容易疲倦和注意力不集中，日益增加的自闭症发病率，第二性征发育不正常（如女孩初潮和青春期提前）、动脉硬化、肝硬化、糖尿病、高血压等慢性病和易引致心血管疾病的脂肪肝、高血脂等的发病率提高，此外，还有越来越多的抑郁症，以及一些欺负或嘲笑超重儿童的情况。

　　最令人担忧的恐怕还是儿童期肥胖通常不是一个暂时性的现象，超重儿童日后多半都会变成超重的成年人（据美国疾病预防与控制中心的调查，

12

平均有 2/3 的超重儿童在成年后也将体重超重），真正麻烦的是那些典型的慢性健康问题逐渐显现出来的时候。许多研究表明，那些童年时代便开始肥胖的人在日后的生活中会面临多种复杂的健康问题。

最近一些国际上和中国国内的调查再次证实了上述结论。马萨诸塞州塔夫斯大学（Tufts University）营养学院近期在中国开展的一项研究发现，上海市新生儿体重经常能达到 4 公斤或以上，而中国新生儿标准体重水平在 2.5—4 公斤之间。该项研究还发现，上海市 7—17 岁年龄段的少年儿童中约有 16% 的人超重，另有 12.5% 的人肥胖；在 18 岁及以上年龄段的人群中，超重和肥胖人数的比例相应为 29% 和 4%。这意味着上海市肥胖儿童的比例已接近国家平均水平的 3 倍，而农村地区的平均水平仅为 3%，儿童们发胖年龄的不断下降，或者说越来越多的儿童在更小的年龄便开始发胖，意味着这一问题正在不断加剧而远未能得到解决。

或多或少是由于体重的超重，上海目前约有 30% 的居民正在承受着高血压的折磨，而全国高血压发病率平均约为 18%。上海市人口肥胖率不断增加的原因是比较显而易见的，2004 年上海市统计局和上海市妇女儿童工作委员会联合开展的一项研究也证明了，上海的孩子在电脑前消磨了大量时间，吃掉了大量的垃圾食品而不进行体育运动，因而无法有效地消耗掉多余的热量是肥胖的主要原因。根据这一调查，有 50% 的上海市初、高中学生每天在操场上或做运动的时间不超过 1 小时，至少有 60% 的孩子经常吃垃圾食品。

13　　这种现象正在中国绝大部分城市中成为常态，2006 年，北京市约 60% 的学校校长承认每天户外体育锻炼时间 1 小时的书面规定并没有被严格执行。[8] 这也意味着，虽然中国在校青少年的身高、体重、胸围数据在不断增加，但身体素质的指标如肺活量、心率、体能和力量等实际却在下降，其临床表现之一就是参加调查的中学生中有一半人的血压都超过了正常值。

---

[8] "Obesity weighs down Shanghai's children", *China Daily*, 2004-11-9.

显然，这些都已经在城市居民健康状况统计中显示了出来——新生儿个头变大，儿童临床肥胖的比例增加，人口高血压发病率接近全国平均水平的两倍。根据上海复旦大学附属儿童医院最近开展的一项调查，14岁以下的中国儿童患糖尿病的数量急剧增加，在过去25年间几乎增加到了原来的三倍，一个突出表现便是"青春晚期糖尿病"（MODY）的发病率显著增高。其中大部分人患的是Ⅱ型糖尿病，这种病的主要诱因是肥胖和缺乏锻炼，也意味着患者可以不用像Ⅰ型糖尿病患者一样使用胰岛素。Ⅰ型糖尿病相对较少见，又称为"幼年型糖尿病"，通常是由于人体免疫系统出现问题从而破坏了胰腺内的胰岛素生成细胞而导致的发病。青春晚期糖尿病更多地会导致Ⅱ型糖尿病，一般是随着年龄增加的自然发育进程而出现的胰岛素生成细胞逐渐减少。当然，两种类型的糖尿病都可能导致心脏病、肾功能损害以及失明一类的并发症。Ⅱ型糖尿病在年轻人中的发病率越来越高，发病年龄也越来越轻，也就意味着其引发的并发症，如心脏病、中风、肾功能衰退等在年轻人中的发病率会随之提高。简单地说，那些曾经只在中年以后才出现的慢性病现在也会发生在10岁左右的儿童身上。

中国的肥胖流行病[9]

到2008年中国奥运年时，全国成年人口中肥胖与超重的比例已超过

---

[9] 需要说明的是，这里使用了"流行病"（epidemic）一词来形容中国和全世界肥胖情况的不断增加，这个词语似乎已经被媒体用得有点儿耸人听闻了，因此作者在这里需要对此做一些限定和说明。尽管"流行病"一词原本是用来指传染性疾病，但它可以用来表述如肥胖、枪炮导致的大量死亡、抽烟或帮会文化等突然迅速蔓延的现象，尽管它常常被专门用来特指传染性疾病（肥胖显然不是一种传染病），但是牛津英语辞典中给"epidemic"一词的非专业性释义还是"在特定时间、特定群体中迅速蔓延的某种疾病"。

1/5，根据美国卫生政策学术期刊《健康事务》的观点，其造成的成本已经达到了经济总量的 4%—8%。[10]

　　这一切是怎样发生的呢？很明显，肥胖现象是社会不断发展和繁荣过程中的产物。其原因是多方面的：饮食结构的改变，报酬的增加，可支配收入增多，生活方式的转变以及经济环境的变化，等等，这些都是中国社会总体、持续的发展进程中的一部分。从这个意义上来讲，财富增加与经济增长对未来中国人体重的影响也可以通过香港有关肥胖问题的研究看出一些端倪，因为香港的饮食、生活方式和久坐不动的白领工作模式正是上海、北京等中国内陆城市将要迅速赶上的。

　　香港特区卫生署 2005 年发布的一项报告（相关研究工作开展于 2003 年）指出，港人腰围增速令人担忧，在香港 680 万人口中有 40% 体重超重（根据 BMI 指数达到 23 及以上为超重、达到 25 及以上为肥胖的标准统计得出），其中单纯超重的人口占 18%，临床肥胖人口占 21%。和内地一样，香港男性和女性肥胖的比例相当平均：被调查的男性肥胖的比例为 22%，女性则为 20%。香港特区的儿童肥胖也在持续增加，香港特区卫生署学生健康服务中心特别提到了小学生肥胖现象的增长趋势——由 1997/1998 年的 16.4% 增加到了 2003/2004 年的 18.7%，差不多五个孩子中就有一个肥胖。香港特区卫生署中央健康教育组（CHEU）高级医生何美莲对当地媒体说：肥胖在香港已经成为了一个"相当严重的问题"。[11]

　　在中国大陆，另一个令人担忧的问题是对疾病的诊断不足。无论是 I 型糖尿病还是 II 型糖尿病都存在着严重的诊断不足现象。据卫生部的统计，

---

[10]　Barry M. Popkin, "Will China's Nutrition Transition Overwhelm Its Health Care System and Slow Economic Growth？", *Health Affairs,* 27, no.4 (2008)：1064－1076.

[11]　"Health lifestyle to tackle obesity", Center for Health Protection, Department of Health, Hong Kong SAR Government, 2005-9-15.

中国人的高血压知晓率仅为 30.2%（对许多地方来说这个比例还算是高估了）。最可怕的是，在 2004 年重庆举办的一次关于糖尿病预防及治疗的论坛中，一些与会代表称，由于诊断不足，中国潜在的糖尿病患者人数远不止官方统计的 2 000 万，而应当超过 5 000 万，并且还在以平均每年新增 150 万—200 万人的规模扩大。2010 年 3 月，著名的《新英格兰医学杂志》（*The New England Journal of Medicine*）发表了中国国家糖尿病和代谢异常研究组撰写的"中国人群糖尿病患病率"研究报告，对肥胖现象的不断蔓延提出了进一步的警示，中国国内和国际媒体都对此进行了报道。该项研究相关工作开展于 2007—2008 年，研究发现，"……由于中国人民生活方式的迅速转变，对于糖尿病广泛流行的担心开始出现"。报告还指出，糖尿病（既包括已确诊的，也包括未经诊断的）以及前期糖尿病的发病率分别为 9.7%（男性为 10.6%，女性为 8.8%）和 15.5%（男性为 16.1%，女性为 14.9%），或者说，有 9 240 万成年人患有糖尿病（其中男性 5 020 万，女性 4 220 万），有 1.482 亿人属于糖尿病前期（其中男性有 7 610 万，女性有 7 210 万）。报告总结道："这些数字表明，糖尿病已经成为中国公众健康方面的一个主要问题，有必要针对糖尿病的预防与治疗制定相应的策略。"[12]

15

全球的肥胖潮已经波及中国的城市，并和财富流转的路径一样，正在迅速地由一线城市向二、三线城市蔓延。公正地说，相对于其他新的或突发的公共卫生事件，如 SARS 和禽流感的爆发或者吸烟等问题，中国政府对待日益严重的肥胖问题的态度还是相当积极的。北京的官员们意识到了问题的存在，在统计上也比较透明，政府已经开始向世界卫生组织和其他

---

[12] China National Diabetes and Metabolic Study Group, "Prevalence of Diabetes among Men and Women in China,"*The New England Journal of Medicine,* 362, No.12 (2010-3-25): 1090-1101.

表 2　　中国社会繁荣引致的发胖时间表

1982 年	中国社会发展起步 3 年后，一项关于饮食与营养情况的局部调查发现，有 7 % 的人体重超重。
1992 年	一项全国性的营养状况调查发现，全国有 15% 的人口超重，相当于 10 年前的两倍；约有 3 000 万中国人属于临床肥胖。
2002 年	中国医学科学院开展了到当时为止最全面的一次国民饮食状况研究，调查了全国各地的 27 万人。其中约有 22.8% 的中国成年人超重（人数接近 2 亿），7.1% 的人临床肥胖（人数约 6 000 万）。在 10 年之间，超重人口的比例增加了 39%，肥胖比例增加了 97%。
2005 年	新华社报道，有 7 000 万—9 000 万的中国人临床肥胖，占全世界肥胖总人口数的 1/3。每年有 600 万—1 000 万的中国人成为肥胖人士。
2008 年	中国当时最大规模的关于肥胖与糖尿病问题的调查发现，糖尿病与前期糖尿病的发病率分别接近 10% 和 16%。相应的，中国有 9 240 万成年人患有糖尿病，有 1.482 亿人属于糖尿病前期。
2015 年	有预测表明，5 年之内中国病理性肥胖的人数将达到 2 亿之多。中国超重人口比例仍将滞后于美国，美国每 3 个人中就有 2 人属于超重或肥胖，但中国照此趋势发展下去，将在约 10—20 年后达到美国的水平。

国际机构寻求帮助，试图找到解决问题的方法。然而，与 SARS、禽流感甚至是一些周期性流行性疾病如脑炎、2008 年爆发的主要感染儿童的手足口病，以及近年来围绕牛奶与婴儿配方食品方面出现的严重食品安全问题等突发性公共卫生事件相比，中国城市的肥胖危机有着本质上的不同。肥胖无法简单地通过注射疫苗的方法来治疗或预防，无法像处理污染或是损坏的产品一样直接"召回"，也不能通过引入检测设备、新式检验程序或立法来迅速加以改正。相反，与肥胖问题作斗争，需要长期的教育指导和提高警惕，最终还需要来自政府和社会各界力量的介入，以改进人们的生活方式、饮食结构和消费习惯。对中国的医疗机构和卫生当局来说，这是一个真正意义上的挑战。

　　肥胖逐渐成为了中国城市居民日常话题的一部分，在各种减肥产品

（真的或假的）广告的狂轰滥炸下，人们越来越担心自己的体重，他们参加减肥计划，对与肥胖相关的各种疾病进行检查诊断，求助于肥胖医学（医学的一个分支，专门从事肥胖预防与治疗方面的研究）的专业服务。而肥胖医学目前也正迅速成为中国医疗机构的一门新兴学科，其涵盖的内容从中国学校毕业的卫生保健人员，到 2008 年入驻中国的慧俪轻体，再到众多服务于新兴富人阶级、满足其迅速减轻体重要求的私人整形外科医师。

　　以下的章节将从更多细节方面考察中国肥胖程度不断加剧的原因——谁遭受肥胖之苦最多？饮食结构的变化起到了怎样的作用？食品零售业者和他们的营销手段又是如何对肥胖问题推波助澜的？既然受肥胖问题影响最严重的是中国城市里富裕的新兴中产阶级，那么我们下面就先来了解一下这一肥胖人群的规模和肥胖现象蔓延的范围情况吧。

17

第二章

中国肥胖人口的社会阶层

界定中国的中产阶级

20 世纪 90 年代以来关于体重与肥胖情况的各类统计数据表明，超重和肥胖在中国是一个城市性问题，肥胖人群主要是在城市中迅速蔓延，而且对中国新兴富裕阶层的影响尤甚，这一群体居住在中国日益膨胀的城市里，在过去的十多年中逐渐成长并形成了中国的城市中产阶级。

新兴中产阶级在中国社会中扮演了很多重要的角色，他们是商品的消费者、就业机会的创造者、企业家，在特定的时候甚至还可能会充当推动政治变革的主力军；当然，他们很多都就职于政府和党的职能部门，或者法律、医疗和传媒行业。总之，他们是一个有社会影响力、各方联系广泛并受过良好教育的社会群体。

因此，在我们讨论生活方式及饮食结构变化等导致中国人肥胖的原因之前，应当先明确这一点，即肥胖还尤其是一个中产阶级问题——中产阶级人群正在日益发胖，他们最先接受新的生活方式，其饮食习惯改变得也最为彻底，而这些正是中国肥胖率增加的重要原因。在西方发达国家，肥胖越来越被看做是贫民阶层而非中产阶层的问题，因此，中国现象成了西方国家关于肥胖问题主要观点的反例。那么，我们应该如何界定来中国的中产阶层呢？他们的规模有多大？他们富裕到了何种程度？如果我们希望能预测肥胖对未来中国社会健康的影响情况，最为重要的一点或许就是要了解中产阶级群体扩张的速度究竟有多快了。

　　界定中产阶级本质上还是划分收入层次的问题，我们当然不能把其他地区的标准直接套用过来。北美和西欧地区的中产阶级很早就富裕了起来，也已经形成了他们特有的文化历史，这又进一步改变了人们的消费行为方式，因此，经济能力并不是界定中产阶级的唯一标准。然而，经济标准又的确是唯一能够判定不同国家中产阶级间差异而无需动用十分复杂的社会学度量标准体系的最好方法。

　　那么，就消费群体而言，从经济层面界定中产阶级的最好标准就是看他们挣多少钱。根据美国人口普查局（US Census Bureau）的数据，2003年美国家庭年收入的中间值为 45 016 美元；按受教育程度来划分，拥有专业学位者的家庭年收入中间值为 100 000 美元，而上完九年级后便不再读书者的家庭收入中间值则为 18 787 美元。相比较而言，即使是中国中产阶级中最高收入的群体即所谓的"金领人士"，其年收入水平也仅为 15 000美元起，仍然低于美国受教育程度最低、收入最少的家庭收入水平。

　　简言之，中国的中产阶级指那些在 2003 年时家庭年收入水平在 4 万—12 万元人民币（5 000—15 000 美元）之间的群体；而高收入阶层则是指年收入超过 12 万元人民币（15 000 美元）的群体。

　　在我们从这些鲜明的统计对比中得出结论之前，还需要作三点附加说明。首先是购买力（你需要从收入中拿出来购买商品的钱）问题，由于收入水平低，中国许多商品尤其是食品的价格也很低，中国中产阶级群体的规模比西方国家小，其收入水平也要低得多，但中国多数基本商品是考虑到构成中国社会主体部分的低消费群体的消费能力而定价的，所以相对于中国人年收入的平均值而言，中产阶级的消费能力应当还是比较强的。但

18

是，我们也不能就此认为中国消费者拥有比西方更强的购买力，因为这就等于预先假设中国的产品和服务与发达国家是同质的，中国消费者可以以更低的价格买到和西方一样的产品与服务。事实上，中国许多产品和服务的质量或水平与发达国家相比仍然偏低，因而中国消费者所支付的价格反映的是这些商品在所有市场上的价值，而不仅是在中国市场的价值。

其次，很重要的一点是不要忘记中国的中产阶级仍会将很大一部分现金存进银行，并支付比较低的所得税（当然从政府方面得到的社会保障也很少）。中国的消费者实际上是向自己交税以保障医疗或教育等方面的基本生活需求，只是他们将"税"存进自己的银行账户而不是国库。而如果他们向政府缴纳更多的税，同时也享受更完善的社会保障体系（包括医疗保健、失业救济、退休金以及公立教育），那么他们可能会将税后收入的更多份额用来消费。因此，储蓄的必要性抑制了中国中产阶级以及其他阶层的潜在消费，并且在可预见的未来还会一直继续下去。

再次是增长。如前所述，2003 年美国家庭平均年收入为 45 016 美元，到 2005 年降低到了 44 389 美元；而与此同时，中国家庭（不仅是中产阶级）的平均收入则由 2003 年的 14 040 元人民币（2 057 美元）增加到 2005 年的 18 364 元人民币（2 690 美元），增长了 30.8%，那么中产阶级收入的增幅也应当不低于此。与其说中国的中产阶级消费者正在追上美国，倒不如说他们只是在自己所处的经济环境中变得更富裕了。与美国的中产阶级相比，他们正在经历着更迅速的社会与经济变化；他们生活在一个不断努力挖掘自身潜力以求高速发展的国家，因而对于未来的展望也要更加乐观。

中国中产阶级的规模有多大？

在对中国消费市场的评价中，市场规模是一个极为重要的因素，一些中国问题观察家们坚持认为，中国拥有一个巨大（并且仍在迅速膨胀）的中产阶级群体，他们很可能会使中国在将来超过美国、欧洲和日本而成为世界经济的发动机，然而这种观点是具有误导性的。

2006 年，通亚咨询公司与《中国经济季刊》合作开展的一项研究提出了一种现实可行的方法，来估计中国城市里中产阶层及更高收入群体的规模，以及他们的收入与消费水平（总额及户均额）的真实情况。[1]

根据该研究的结论，2005 年只有 7.4% 的中国家庭可以被划入中产阶级范畴（家庭年收入在 4 万—12 万元人民币，或 5 000—15 000 美元之间）；到 2010 年，这一比例将增至 11.3%。该项研究还指出，2005 年中国年收入高于这一水平的家庭仅占总数的 0.8%，到 2010 年将增至 1.4%。上述人群占中国总消费者市场份额约为 11%—12%，这还远远低于发达国家中产阶级的消费者市场规模。

然而，中国中产阶级在消费上的意义要更大于他们在人口比例上的意义，通亚公司和《中国经济季刊》合作的这项研究还指出：到 2015 年，中国中产阶层及更高收入群体的消费规模预计将占到中国消费总额的约 44%；在 2005—2015 年期间，中国家庭消费总额预计将增加 73%，而中等收入家庭的消费将增加 194%，更高收入群体消费将增加 406%。同样在这段时间内，中国中产阶级及更高收入群体的规模预计将增加约 168%，而中国全部家庭总数则增加约 29%。

2005 年中国处于这一消费水平的家庭数量估计在 3 700 万，预计到 2010 年将增加到约 7 000 万，到 2015 年将增至 1.02 亿左右。但是，这些家庭并不是那种消费趋势一致的同质的中产阶级，他们分布在中国的不同区域，处于不同的发展水平，在文化与经济上都有所差异。例如，广东、

20

---

[1]　"Consuming China: pretty fictions, hard facts", *China Economic Quarterly,* Q4, 2006-12, Dragonomics Ltd.

上海和北京三地的中等收入家庭，分别拥有各不相同的收入水平、家庭储蓄能力和社会风气，零售商和连锁店所销售产品的品牌和类型也有所差异，不同地区会形成自己特有的社会风气，甚至在接受外来的流行消费文化影响上也各有差异（举例来说，广东受香港地区的影响十分显著，上海则更多受日本的影响，福建主要是受台湾地区文化的影响，而"韩流"则对大连一带的影响显著）。

区位对于我们界定中产阶级或更高收入群体也是一个相当重要的因素，从各种不同的研究来看，很明显大部分高消费群体都生活在中国中部和东部的主要中心城市或周边，如北京、天津、上海以及河北、山东、江苏、浙江、福建和广东等省。

促进中国城市中产阶级群体规模不断扩大的另一个因素是服务部门的显著增多，雇用了大量的白领雇员。中国有近1/3的劳动力就职于各种各样的服务行业，其比例由1990年的19%上升到了2000年的28%。在2000—2008年间，服务行业或第三产业从业人员的增长速度相当于中国全部就业增长率的109%，相比较之下工业和建筑业从业人员仅为91%，而农业从业人口则减少了5 400万，总就业人口差不多也增长了这么多。制造业职位减少所带来的负面影响因中国处于就业年龄段人口数量的减少而得以减轻，最有可能去工厂工作的15—34岁年龄段人口规模由2000年的4.51亿降至2008年的3.74亿，在8年间降低了17%。这一年龄段人口占2000年中国总人口的比例是36%，而2008年则降为28%，并且人口统计学家们预计其还将进一步减少。

综上所述，我们可以清楚地看出，中国能够拥有并继续保持旺盛购买能力的消费者主要集中在中国小部分地区的少部分人中；另外一点需要强调的是，这一收入群体在社会与文化影响上是居于主导地位的，他们通常居于政府或重要公司的要职，同时也是大部分媒体和多数创意产业的目标客户群。

21

表 3 中国肥胖人口在哪儿工作：
中国服务业的发展（1980—2008）

年份	就业人员所占百分比（%）		
	农 业	工 业	服务业
1980	68.7	18.2	13.1
1990	60.1	21.4	18.5
2000	50.0	22.5	27.5
2008	39.6	27.2	33.2

资料来源：通亚公司根据全国统计数据计算所得。

然而，这并不是说中国农村地区就没有中等或更高收入的家庭了，主要是它们并不那么常见，而且也很难把它们当做一个消费群体来看待。不过，目前在中国的很多地区，农村消费市场的增长速度正在超过城市，农村地区新中产家庭出现的速度也大大高于以前了，中国的市场在不断地进行着迅速的自我改造。

同时，一些关于城市居民收入的新证据显示，官方的数据通常容易将较低收入水平的私人部门工资排除在平均工资计算之外，因此城市居民平均工资实际上可能比之前所认为的要更低一些，也就是说中等收入群体的规模可能比之前估计的要小一些。但这只是众多观点中的一个，同样也还有许多资料，引证其他一些数据说明中国中产家庭的实际数量要比之前估计的更多。

因此我们可以清楚地看到，基于以上这些还很不完善的数据，就认为中国的中产阶级是未来世界经济救世主的过分乐观的观点实际上是非常轻率的。

中国其他阶层的情况如何？

中国其他阶层群体的人们正在迅速转变成为城市人口。根据政府的官

方数据，在 1999—2008 年间，中国农业人口占总人口的比重由 65% 下降
到了 60%。不仅有许多农业工人到城镇或城市里寻找工作，还有许多农村变
成了新的城镇或原有城市的延伸部分。很明显，在中国务农的人口越来越少
了，而这种巨大的人口转变是由于不同地区之间明显的收入差距所造成的。

22

表 4　一个更加富裕的中国：
不同部门平均工资的增长（1997—2008）

部门	增长率（%）
银行、保险及其他金融行业	415.8
全国平均水平	*346.6*
批发、零售及连锁商业	344.3
文化、体育及休闲业	342.2
科学研究	341.9
矿业及采石业	328.1
政府及社会工作	309.9
公共设施（水、气、电力供应）	309.6
运输、仓储、邮政及电信	303.5
教育行业	302.7
租赁及商业服务	296.9
健康、社会保险及福利事业	290.0
制造业	279.2
酒店及餐饮业	267.9
服务业	260.0
IT、计算机及软件业	259.3
农业、林业及渔业	237.1
建筑业	236.8
房地产	229.2
水利行业	226.5

资料来源：通亚公司根据全国统计数据计算所得。

　　问题是农村地区收入水平的增长速度要远慢于城市地区，进城打工的农民工通常也只能进入低成本的出口加工行业（现在这些行业的岗位大都还由于全球经济低迷而被削减了），或是从事收入非常低的建筑工作。

　　1997—2008 年间，农业部门的平均工资增长了 237%，而同时期全国平均工资则增长了 346.6%，这在很大程度上是由新兴的大型零售业和配送贸易与服务推动的。建筑行业的工资增长率比农业还要低（1997—2008 年增长了 236.8%），但 2008 年建筑工人的平均工资为 21 043 元人民币（3 082 美元），相比之下要高于农业部门的 12 740 元人民币（1 866 美元）。

　　这也加剧了人们对于城乡两部门收入差距的不断扩大及其引起的社会、政治及环境问题的关注。随着消费越来越集中于主要的城市地区，消费品物流服务也将在这些地区飞速发展，而在消费热点以外地区的发展则将趋于缓慢。

　　解决日益扩大的收入水平与经济发展差距问题，成为当前中国领导者的政策重点，如果在这方面不能收到实效，就有可能会面临严重的政治挑战。

　　通过对农业发展大量投入资金，可以在一定程度上减小富裕的东部城市地区与其他地区之间的经济差距。目前已经出台的政策办法包括向农村家庭购买家用电器和机动车提供补贴、推进农村地区日用品零售网和农产品配送网络建设、增加在农村的医疗保障投入（使农村消费者可以减少用于支付医疗费用的必要储蓄）以及土地使用方面的改革。

　　土地使用权改革改变了农业土地承包的经营模式。以前，政府将土地承包给农民，农村人口可以从事种植业以获得收入来养活自己；但如果农民想要离开农村、在城市里找工作并生活，之前的制度并不允许农民将土地转租出去，但仍有许多农民在实际上将自己不能耕种的土地转租出去以获得收入。新的农村土地承包法将这一行为合法化了，这使得那些仍然从事农业生产的人们能够在同一地区租下更多的土地，为更高效率的大规模

23

农业生产提供整片的土地，而高效率的大规模农业生产往往要依靠当地农民的协作来实现，这种协作目前已经显得日益重要和高效，他们有时甚至可以就产品供应问题直接与大超市进行谈判。

这些制度允许越来越多的农民既可以就地开展农业经营，也可以迁移到别的地方，脱离与土地的关系，寻找报酬更高的工作，从而将进一步加速中国的城市化进程。同时，农业生产的高效率与规模经营也将有助于增加食物供应，并降低食品价格。

钱愈多，口腹之欲愈盛

2000—2007 年，中国平均工资水平增长了110%，城市居民平均工资增长的幅度更高；同时期的食品平均零售价格则增长了115%，但食品价格仍然相当低廉，对于收入水平比农村人口高出一大截的城市居民而言尤其如此。因此，2007/2008 年食品价格的急剧上涨对于农业经营者而言是一个利好因素，因为他们所生产的食物能够卖上更好的价格了，这也有助于推进当前中国政府倡导的和谐社会建设，毕竟现在食品消费在家庭消费支出中已经不再占据主要部分了。

对于中国城市居民来说，食品价格的相对低廉意味着他们在购买食品时可以不用精打细算了。实际上，中国许多城里人每周可以有好几晚外出用餐，甚至选择比较贵的餐馆。在中国经济腾飞之前，人们只是偶尔才外出用餐，而且也只去便宜的饭馆。但随着收入的大幅增长，而食品价格才刚刚有所提高，人们也就有能力去消费更昂贵的食物，逐渐强大的食品购买力使得外出就餐的习惯在中国城市和其他地区传播开来。

宴会变成了很平常的事物，并且越来越奢靡浪费。肉类和各种海鲜的消费越来越多，几年前这类食品对于大部分中国人来说还是消费不起的，而现在已经完全可以负担了。人们也正在充分释放着这种新的购买力，苏格兰三文鱼、澳大利亚龙虾和斯里兰卡软壳蟹等虽然仍比较昂贵，但在中国也都可以买到，其消费群体的规模也正在日益扩大。

　　同样，超市中品牌昂贵、包装精美的食品（包括越来越多诱人的进口食品）也已经非常常见，而购买这些食品现在也已不再是什么了不起的开支了。2006年，当牛奶每升涨价一元时，销售量并未受到影响；同年，星巴克在经历了五年来第一次涨价后，销量也基本没有变化。

　　虽然中国的消费者花钱通常很谨慎，但他们也很乐意对自认为质量较好的产品付更高的价格。那么，中国的消费者如何判断产品质量呢？通常他们将产品质量简单地等同于外包装质量，如果一种产品是基于高标准（即使其成分并不昂贵）制造的，采用高质量的包装及良好的品牌形象，其价值就会显得比实际情况要更贵一些。你的产品价格可以远高于生产成本，而只要低于在华丽包装后所展现出的价值，消费者就会相信他们以很好的价格买到值得的商品。再辅以炫目的广告、名人的吹捧、商店货架上醒目的位置、店内样品展示以及其他推广手段，你就可以说服消费者前来购 25
买——至少购买一次。

　　忠实度在中国市场规则中很重要，人们经常会高估品牌忠实度的作用，但对于中国消费者来说的确存在这样一种现象：如果他们信任一个品牌，他们会一直使用下去。一旦你拥有了一个被高度信任的品牌，你便可以利用品牌的延伸效应来说服更多的核心客户逐步进行更高的消费。只要你的忠实消费者群体能赚到更高的收入，可以负担得起更高级的产品，而你又已经为他们准备了更高级的产品，你就可以进一步提升消费者的品牌忠实度，就像销售理论所说明的那样，而这似乎也的确是一个有用的理论。近期的情况表明，中国消费者已经形成了对昂贵食品的嗜好，从而带来了相应的潜在需求，而这也正是食品生产者们正在忙于去抓住的。

　　方便面就是一个很好的例子。尽管方便面是普通劳动阶层民众的一种便宜的食品，约有 245 家公司在这个市场中竞争，绝大部分方便面的价格在每包 3—6 元人民币，它也可以通过使用更高档的包装、名人津津有味吃面的广告、更多样的小料包和恰当的促销手段，变成一种昂贵的商品。这也是方便面生产商之所以能够从这样一种便宜的商品中持续赚取利润并不断进行激烈竞争的原因所在。方便面能够满足消费者需求的另一个关键在于它的方便，正是这种对方便的不断追求驱动着新生产者的出现，或者促使生产部门向高端市场进军，而中国以前是没有高端方便面产品的。

再看看中国超市货架上和冷柜中挤得满满当当的各式罐装调料与一听听的即食食品，它们都是在近年来才在中国大量出现并日益精美的。以速冻水饺为例，五年之前，人们普遍认为速冻水饺的口味与质量都非常差，销量也不高，大部分消费者宁愿吃新鲜的水饺；然而，随着速冻水饺质量的不断提升，以及人们越来越追求方便，还有冰箱的日益普及，速冻水饺的销售量已经显著增加——平均每年增长 15%。

这些产品满足了消费者对方便的追求。对于购物者而言，他们还期望商品能够在质量和种类方面有所提升，从而提高他们的生活品质，并且也愿意为此额外支付一些金钱。这刺激了商家对边际利润的追求，面包、果酱、早餐麦片、比萨、乳制品等一些以前中国商店里根本没有的食品现在已十分常见，这些产品由于更容易买到、价格相对便宜、食用也十分方便，再加上有力的广告推广，已逐渐进入到了中国人的餐桌，也为食品销售商和制造商赚取了更多的利润。

消费者购买力提高所带来的益处还不仅限于此，如前所述，中国的消费者花钱很节约，但同时对商品质量又非常挑剔。人们对含禁用添加剂（如促生长激素和类固醇）的伪劣食品、有杀虫剂残留的水果和蔬菜、危险并易被污染的包装、从受污染河流中捕捞的锌和铅超标的鱼类，以及其他一些报纸头条所报道的食品污染事件充满了恐惧，因而对食物的关注也在不断增加，许多中国城市消费者对于这些事件的关注程度甚至超过发达国家。食品污染、生产过程污染和大规模中毒事件被中国的媒体广泛报道，引起了公众的关注和恐慌，同时也严重破坏了许多大公司的信誉。据亚洲开发银行（ADB）估计，每年约有 3 亿中国人直接受到某种形式的食品污染事件影响，而每年国家要花掉约 50 亿美元来处理这类问题，亚洲开发银行也担心这种情况将加剧中国大规模暴发疾病的风险。[2]

这些事件催生了消费者权益保护组织的出现，要求以立法的形式强制推进食品生产流程与包装方面的改进，同时引导人们增加对有机食品的消费。当前绿色食品的品种（品牌）已有很多，其有效性认证也是多种多样，而这也正是影响消费者对食品购买的关键因素。然而，在这里明显缺乏政府部门的协调联动，中国至少有 9 个彼此独立的国家级机构掌管食品安全与卫生规范事务，如果把省级和再下一级的管理部门算进来，机构数量就更多了；这些规章和制度彼此重叠，难免相互矛盾，有时甚至会产生混乱。消费者权益的保护也引发了大量诉讼事件，而这些诉讼在规范食品生产厂商行为方面也许取得了一定成效，但在促进政府法律与规章制度的统一方面依然收效甚微。

中国的消费者群体中有越来越多的人开始把他们增加的财富用来消费健康产品，这一趋势在社会地位正在不断上升的城市女性或所谓的"白领丽人"中尤其明显。她们把赚来的钱用来消费在各种各样的自我提升的手段上，包括健身、水疗（SPA）、放松疗法（relaxation therapies）、减肥药以及整容手术等。中国城市中的一个奇怪的现象就是在居民正迅速变胖的同时，2001—2007 年间中国健身业的会员数量却增加了 10 倍以上。白领丽人广泛接触各类媒体，热衷于购买并阅读大量的时尚女性杂志，而这些杂志除了介绍时尚和化妆技巧（还有不可或缺的名人八卦）之外，还十分

27

[2]　Dawn Gilpin and Priscilla Murphy, *Crisis Management in a Complex World,* Oxford: Oxford University Press, 2008, p.105.

关注怎样才能生活得更健康，很多文章会介绍健康饮食、水疗、倡导"乐活一族"（LOHAS）的生活方式等。

这样的媒体宣传自然会对消费产生影响，越来越多的中国女性开始改变她们的饮食习惯。例如，素食主义者明显增多，中国主要城市中越来越多的素菜馆就是一个例证。这些媒体还十分关注农产品使用杀虫剂的问题，从而为有机食品创造出大量需求，这些需求大都来自女性，因为女性通常比她们的丈夫或男朋友掌管更多的家务。商家销售食品，而这些媒体则销售食品安全。

中国女性消费习惯的变化还体现在商家们摆放在货架上的商品上，在不健康的食品之外，或多或少地也会放上一些正在被倡导为健康的食品，从而实现某种有限的平衡，中国的商店有健康食品出售，只是不太容易找到。

中国的新兴中产阶级已经出现并还在不断扩大，他们更加富裕、更有自信、更热衷于消费，同时也是最容易发胖的群体。中国的中产阶级完全是城市人口，因此我们必须在城市中寻找中国变胖的可能原因。

肥胖的城市——肥胖与城市化

易于肥胖的生活方式

城市化似乎是中国肥胖率不断升高的一个重要原因。久坐不动的生活方式和糟糕的饮食习惯使得中国的城市迅速成了"发胖集中地"，而同时，城市也是中国新兴中产阶层人士的聚集地，他们的消费水平之高也是前所未有的。

中国过去 20 年中的城市化速度是全世界任何其他地区都未曾经历过的，而这一进程至今仍尚未结束。在今后的 12 年中，至少还要有 3.2 亿的人口将从中国的农村地区流向城市。这种巨大规模的国内人口迁移自然会导致城市占地面积、基本规划以及基础设施建设的迅速扩张，同时也会直接引致城市中高层公寓楼和道路的不断增多，但公园、绿地和公共交通设施的数量却很难跟得上。城市变得越来越大，不断将密集的人口向郊区扩张，而公园总是观赏性大于实用性的，越来越多的公众空间却在被私有化而不再对普通百姓开放。

和其他任何地方的人一样，中国农民迁移到城市最根本的目的是为了脱离贫困、挣到更多的钱。无论是找到一份好工作，还是仅仅去工厂或建筑工地做工，这样的目的总是或多或少能够实现的。他们的经历也都验证了同一事实，即一旦人们进入城市生活，他们就会开始摄入更多的蛋白质。几乎就在刚刚过上城市生活的同时，这些移民们的饮食习惯就发生了变化：蛋白质摄入量增加，饮食结构也开始"升级"为更多地食用猪肉和其他肉类，而减少小麦和谷类的消费量，同时他们也会发现自己几乎立刻被高热量、高脂肪的食物团团包围了。这种全民性的高热量食物摄入现象，既与中国在 20 世纪的最后 25 年中实现了从贫困到富裕的转变有关，同时也是大规模城市化和国内人口由乡村到城市流动的结果。1976 年，中国有 9.486 亿人口，平均每人每日摄入 2 051 卡路里的热量。到 2000 年时，中国官方人口数字为 12.82 亿，平均每人每日摄入卡路里数量升至 3 029。在这 25 年中，中国人食物热量摄入水平由 19.45 亿千卡 / 日增加到了 38.84 亿千卡 / 日，人口总量增加了 35%，而热量摄入总水平则增加了 48%。与财富增长和城市化的速度一样，热量摄入水平的增长也要快于人口增加的速度。

　　不难理解，中国的中央和各大城市的地方政府已经面临着大规模城市移民所带来的巨大压力，这些移民在提供劳动力和服务从而推动经济增长的同时，也给城市造成了令人难以想象的压力，体现在住房、就业，包括道路、供水、供电及资源供应等城市基础设施，乃至学校、医院和社会福利等社会基础设施的方方面面上。值得注意的是，关于中国的讨论（特别是那些拥趸们）往往关注于过去 20 年中各种摩天大楼、机场和高速公路数量的惊人增加，而对中国的医疗保健、社会福利和教育体系建设相对落后的情况则有所忽视。就中国的发展而言，后者所讲述的故事远不如前者那么吸引人，因而对于经济增长的关注相对于对经济增长过程中不均衡现象的评判占据了压倒性的优势，这既体现了 20 年来一党政府的权威，也反映了国际媒体和评论家们观察中国问题所采取的视角。然而这种不均衡的增长最终会成为一种破坏性的力量，尽管人们过去对此很少论及，但现在已经日益成为政府重视和评论家们关注的问题。污染，环境退化，大片农村地区的人口流失（仅留下年纪很大的老人和极年幼的儿童），耕地面积以令人吃惊的速度减少，以及城市里不断加剧的肥胖现象与相关疾病的发生，这些现象正是这个不均衡发展时代一些负面效应的体现。

催生肥胖的城市

　　无论以何种标准来衡量，中国的城市都算不上是最健康的居住地。根据中国环保部环境规划院一项被广泛报道、但未正式出版的研究的结论，中国每年有超过 40 万的人因空气污染造成的相关疾病而过早地死亡，其中 30 万人是死于室外污染导致的疾病，11.1 万人死于室内污染所导致的疾病。对于那些生活在北京和临汾这类经常出现在政府公布的空气质量最差、环境污染严重地区名单中的居民而言，这种情况尤为严重。虽然政府关闭了许多城市里的工厂，还是会有一些新的污染物出现，目前车辆尾气已经占到了中国城市空气污染源的 79%。

表 5　2008 年中国城市人均食品消费排行　　　　　31

	总人口数 （百万）	总食品消费 （10亿元人民币）	人均食品消费 （元人民币／人）
前十位食品消费最高城市			
广州（广东）	10.18	91.27	8 963.97
厦门（福建）	1.69	13.46	7 964.67
南京（江苏）	6.23	48.40	7 768.27
北京（直辖市）	15.62	117.85	7 544.62
深圳（广东）	8.77	65.46	7 465.81
上海（直辖市）	18.88	135.78	7 190.01

	总人口数 （百万）	总食品消费 （10亿元人民币）	人均食品消费 （元人民币/人）
武汉（湖北）	8.37	59.47	7 105.21
沈阳（辽宁）	7.17	48.06	6 703.06
大连（辽宁）	5.84	38.36	6 568.85
杭州（浙江）	6.79	42.58	6 270.68
次十位食品消费最高城市			
济南（山东）	6.11	37.42	6 124.09
宁波（浙江）	5.71	34.01	5 956.25
长沙（湖南）	6.54	38.51	5 888.44
海口（海南）	1.55	8.82	5 690.45
天津（直辖市）	10.78	59.61	5 529.70
青岛（山东）	7.66	40.41	5 275.61
南昌（江西）	4.96	27.40	5 525.13
福州（福建）	6.37	35.16	5 520.06
昆明（云南）	5.23	26.92	5 147.33
郑州（河南）	7.14	36.50	5 112.22
所有城市总数 / 平均数	261.36	1 375.07	5 261.19
全国总数 / 平均数	1 355.64	3 683.41	5 717.10

资料来源：通亚公司根据国家统计局数据计算。

中国目前的肥胖率水平在总人口的 5% 以下，相对于世界卫生组织的标准还比较低。但中国城市人口的肥胖率水平可能已经达到了 20%，尤其是沿海地区从香港及附近的东部沿海地区到上海，再经北方内陆地区和北京，一直到中国东北地区，这一线的城市是中国的肥胖中心区。很明显，肥胖的城市和消瘦的农村之间巨大的差异可以直接归因于经济因素。中国9亿农村地区居民中的绝大部分都是农民，目前还在依靠平均每年100美元左右的收入过活，这一收入水平当然很难让人发胖。同样，财富水平和投资增长较慢的内陆城市，其人口临床肥胖和一般发胖的概率也不像沿海城市那样高；但一旦这些地方获得了更多投资，或变得更富裕，种种迹象表明这里的人也将变得肥胖起来。

32

沿海城市是绝大部分白领人士、拥有私人汽车的新富阶层和日益庞大的中产阶级，以及在办公室工作的城市人口居住的地区。这些城市是引领潮流和外国文化与产业首先登陆的地方，如麦当劳、肯德基、可口可乐和其他产品或产业，等等。在这些城市里，有越来越多的人能够经常消费上述产品而不再认为这是种经济负担，而在他们的消费中，食品占据了相当大的比重。同时，这些城市的时间也是最宝贵的，人们在工作、金钱与成功等方面的竞争最为激烈，因而在催生了大量的酒类消费、闪电约会、夜店生活和整形手术的同时，也成了快餐文化、零食和便捷生活方式的温床，在一些地方，吸烟还是"时髦"的代表，生活在这些城市里的人们仍把吸烟当做时尚的行为。这些城市扩张的速度非常快，单是上海一个城市就有约1 900万居民和大约300万的流动人口——没有人知道确切数字是多少。这些城市的人与人之间越来越冷漠和隔膜，很难找到真正的社交生活。刚刚进入城市的新移民们通常生活在不断扩大中的市郊，他们会发现自己十分孤独，与原来的社交圈子里的家庭或社群失去了联系，也许越来越疏远。他们之间也将由于贫富差距而日益隔阂，一些人将拥有私人空间，而另一些人则不能；一些人找到了工作，而另一些人则失业。无论从哪方面来衡量，在中国的城市里生活都要面临越来越大的压力：交通堵塞（北京路面上的汽车以每年10%的幅度增长，而道路本身仅以每年2%的速度增加）、人际关系（上海每三对夫妻中就有一对离婚，仅2007年1—9月，上海市就有20 225对夫妻协议离婚，较上年同时期增加了30%）；更长的上下班路程、生活的成本，等等。所有这些都对人们的胃口、钱包、人际关系、心情和压力程度带来了不好的影响。

然而，我们知道中国最富有的城市也是中国的城市规划和发展规划最多的地区，显然，这些并没有给中国人的心脏健康和腰围情况带来多少好处。

北京或许是中国最肥胖的城市。[1] 北京市卫生局 2004 年开展的一项调查发现，首都约有 60% 的成年人体重超重，而北京儿童中的肥胖现象也越来越普遍。北京市卫生局副局长梁万年认为，部分原因在于北京人摄入的大米越来越少，而高脂肪和高胆固醇的食物越来越多，西式快餐的增加显然无助于改善这种情况。梁万年主张对这一情况予以积极干预，他表示"上述结果说明采取相关干预措施，指导居民合理膳食已成为当务之急"。卫生局的统计数据支撑了梁万年的观点，其反映的肥胖情况应当引起警觉，北京肥胖患病率最高的是 11 岁男孩和 9 岁女孩，这些有可能在未来会引发各类相关疾病。[2]

然而，北京位列肥胖城市首位并不意味着中国其他城市就可以高枕无忧了，因为中国不断持续的城市化进程还远未结束……

方便面，方便的城市

不仅城市化的步伐在加快，外界的变化也在不断加快。根据作者自己的估计，在之后的 10 年或是更长一点的时间里，中国城市和农村人口的数

---

[1] 不过东北地区几个城市的肥胖情况应该也不低于北京，只是这些地区的统计资料还远不如北京的全面。

[2] "60% Adult Beijingers Are Overweight", *China Daily,* 2004-10-12.

量将趋于相等。这意味着中国过去 5 000 年中一直以大量农村和乡镇人口为主的人口结构将发生根本性的转变，从而成为中国文化、社会、政治与经济的一个里程碑。这一转变在文化方面的意义很容易被低估，中国人从漫长的家族谱系获得自身的认同感，而中国人有限的姓氏数量（约 200 个）正是家族谱系得以完好保存的证明。这种家族关系原来一直依托于以世代居住的村庄为中心的中国农村地区，而城市化的过程（实际上正在加速推进）正在逐渐地侵蚀着人们对这种农本身份的文化与心理方面的认同感。这种正在发生或即将产生的影响并不总是那么明确的，但这种社会现象在历史上曾经有一个很好的例证，那就是深圳。

自 20 世纪 70 年代末期开始起步以来，深圳由毗临香港的一个小渔村发展成为了人口达到 200 万（如果算上由打工者们所构成的流动人口，这一数字将达到 900 万）的大城市。这个城市的飞速发展源于中央政府的政策，它的人口大都来自全国各地，因此深圳成为广东省唯一一个大部分人都讲普通话的城市，而不像省内其他城市那样以粤语为主。对于大部分移居到深圳的人来说，即使是当地的亚热带气候对他们来说也是未曾经历的。

深圳的发展速度以及由全国各地大量移民的迅速集中而形成的人口结构意味着，深圳很大程度上是一个挤满了外来人口的新兴都市。以往常见的社会网络和社会群体还没有形成，生活在这里的孤独的人们有种强烈的意识，去做一切可以快速致富的事。其结果是深圳是一个充满短期性和个人自我保护意识的地方。这个城市很快沦为高度无序和混乱的地区。

这个城市创造的巨额财富吸引了成千上万的人来到这里，其中大多数是生活和工作在条件恶劣的深港边界地区的外来打工者。吸毒、卖淫、走私以及犯罪团伙盛行起来，20 世纪 80 年代末和 90 年代初期的深圳就像是当年美国的狂野西部（Wild West）一样，充斥着大量的混乱和犯罪现象。近年来深圳已经有了很大的改善，而且因为许多社会问题是伴随着经济快

34

速增长和外来移民而出现的，所以也就随着其他经济热点地区的兴起而被分散了。但深圳模式是传统中国社会转变为新式社会结构的一种典型模式，这种模式并不基于家庭关系和社会网络，而是基于职业关系。这种颠覆性的变化营造出了这样一种氛围，使得传统的道德观和生活方式更容易被一套新的道德标准和生活欲求所替代，至今，深圳还留有秩序混乱的坏声誉。

因此，中国各地快速的城市化过程也在形成这样一种氛围，促使社会结构和个人生活方式正在发生着根本性的变化。

对于中国农村、中国的农村人口以及日益郊区化的中国城市中产阶级而言，不断深入的城市化进程正在对人们的生活产生着深远的影响，消费者的生活方式也在适应这种新的环境。如同农村居民移居到城市中一样，中国的城市居民也由城市中心移居至新开发的郊区和卫星城，他们同样都经历了生活方式的根本性转变。城市的持续发展意味着即使是建成很久的老城市也在迅速发生变化，以至于本地人对某些他们不常去的地方已经认不出了，甚至由于大量操着听不懂的方言的外来人口聚集，他们对自己所居住的地方也不再熟悉了。

加剧肥胖的公寓

毫无疑问，中国在增加住房总体存量方面取得了巨大的进步。最近，全国公寓（apartment）的平均面积为 40 平方米，而北京和上海的公寓平均面积已经达到了 80 平方米。对于任何从昏暗的、不得不与邻居合用卫生间和厨房等设施的老式住宅搬出来的人来说，这简直是宫殿般的感觉。中国政府实行的住房私有化改革，无疑是一项巨大的成就，带来了人类历史上最大的一次单项财富转移。中国的城市居民如鱼得水般抢购住宅和房屋所有权。当然，这些公寓住宅的面积按照欧洲或北美人的标准来看普遍偏小，

35

绝大部分公寓只有两间卧室，意味着对于由两个大人和一个孩子构成的标准家庭来说，家中就没有空余的房间了。你可以放宽独生子女政策，但是你要把其他的孩子安置在哪里呢？

一些室内设计师认为，这种中国城市公寓住宅设计的典型模式进一步促进了方便食品和外出用餐生活方式的流行。许多公寓的面积太小，因而无法实现真正意义上的"生活在厨房"（live-in kitchen）的理念，即使是在城市周边为新兴富人建造的别墅，其厨房面积通常也还是小得可怜。大型家居用品超市宜家（IEKA）在中国的北京、上海、成都、大连和广州开设有五家分店（计划到 2010 年时增至十家分店），他们发现，中国消费者总是在寻找能够最大化利用和节省空间的方案，而不去购买大量的厨房用具或在家中设计开放式区域。而且，开放式厨房对于中国人普遍采用的炒锅做菜的方式而言并不实用，较小的空间更有利于控制油烟——富有的家庭则通常有两个厨房，一个是中式的（狭小，但使用率高），一个是西式的（开放式，但很少使用），因而开放式厨房很难成为中国大众的标准。

一项关于中国几个城市白领女性的调查似乎也证实了这一点，上海只有不到 5% 的女性下班后回家做饭，这一数字接近于北京和广州相应调查结果的一半，还有 10% 的被调查者坦言她们从来不做饭。

ISOPUBLIC 调查公司为宜家所作的一项调研发现，加拿大有 64% 的家庭、美国有超过 50% 的家庭在自己家里吃饭，而中国却只有 20% 的家庭在自家狭小的厨房里吃饭，另一个促使人们在外面吃饭的因素是在外面吃饭很方便，并且用餐空间不那么狭小。[3] 尽管宜家的产品对于中国人来说还比较昂贵，但其顾客群正是中国遭受肥胖率升高和相关疾病折磨的主要核心群体。据宜家中国营销负责人吴麦德（Ulf Smedberg）所说，宜家的

---

[3] "Complete Kitchen Living" (2005), Survey for IKEA Services AB, by ISOPUBLIC, Market and Opinion Research.

大部分顾客在"20 到 35 岁之间……或者已组成家庭并有了孩子，或者是两人都有收入、受过良好的教育并且暂时没有孩子的夫妻……通常受过良好的教育，收入较高，比普通中国人更喜欢旅行"[4]。

中国的城市大多选择建设高层住宅的方式来创造额外的生活空间。然而，尽管高层公寓建筑本身并不是问题，但是由于开发商总是想方设法地最大化利用每寸土地来建设住宅，这些建筑极少能够配套一定的绿地或公共空间，能有一小块观赏草坪已经是这些高层公寓的业主们所能期待的最好情况了（尽管楼盘的销售手册上经常以大片的绿地为宣传点）。随着居民拥有汽车的数量越来越多，对停车场地的需求也总是在增加，建筑公寓剩下来的土地基本都被用于了停车场。老一些主要由政府负责建造的居住区，通常都有供人锻炼的场所，并配有健身器材，供老年人使用。然而，我们发现到这些器材中的很多已经被移走，以腾出空地来建设更多的停车场，有时候老年人的心血管健康状况倒比年轻人更好，因为他们并不是面临肥胖问题的主要群体。很少能见到 40 岁以下的成年人或是儿童使用这些健身器材或者参加太极拳晨练，这些传统的活动是为老年人设立的，对年轻人并没有吸引力。

高强度的工作、对事业的投入和上下班路上花去的大量时间占据了父母们生活的大部分，他们回到家时基本已经累散架了，当然也就没有精力去锻炼身体了，但是这并不能解释为什么儿童、年轻人和老年人也不多进行户外锻炼。他们固然是居住在高层公寓里，但这里毕竟不是破败的贫民窟或郊区，也不是北美或欧洲地区市中心犯罪率畸高、电梯破败的暴力街区，中国的城市不是"幼儿与老人勿进"的地方，问题是他们该去哪儿呢？公园？公众广场？这个问题看起来似乎不太容易回答。

---

[4]　Paula M. Miller, "IKEA with Chinese Characteristics", *China Business Review*, 2004.7 – 2004.8.

公园和私人空间

绿化在最近一段时间已经成为中国城市建设的主要目标。北京至少还远不是世界绿化最好的城市，拥挤的上海当然就更不是了。上海市政府近年来一直致力于在全市各区建设新的绿地。然而，这些公园很多都是不能走进去的，还有很多则紧临主要交通干道或高速公路，在这样的公园里散步显然比在市中心的街道还要不利于你的肺部健康。

在许多城市的公园中，你可以沿着水泥道路穿过公园，也可以绕着公园的边缘散步，但践踏草坪的行为和一个吹着口哨的男人可能很快就让你游园的兴致荡然无存。爱护草坪是中国公园的一个最普遍的规定，鲜有例外。这意味着公园只是一条装饰得很漂亮的小径，而不是可以让儿童嬉戏的场所。有些公园设有健身器材，但很少有公园能够拥有发达国家那样的运动场，这是国家对青年人爱好的疏忽。总的看来，秋千、木马、沙坑和攀爬架在中国的公园里一概没有，甚至连长凳也很少、隔得还很远，四处巡逻的保安人员倒十分常见，所有公园门口矗立着的"禁止事项"标牌常常让我们忘记了允许的事项。

偶尔也有些公园会建有少量的篮球场地，但足球场和其他运动设施极为少见。许多公园关门很早，人们放学或下班后基本不可能再去休闲活动了。值得注意的是，中国的公园从来不会扩大，反倒经常被缩小，因为地产开发商通常会把城市中更有价值的土地用来建造更多的高层公寓，而把公园挤到边缘去。

中国城市空间的私有化程度已十分令人吃惊了。由于开发商和业主尽可能地扩大所控制领域的范围，购物广场和附近的私人住宅建筑周边的区域已经被强制私有化了。在中国的城市中，许多被私人占有的公共领域故意不设置长椅等便利设施，并且这些区域通常都在闭路电视的摄像头、或是一群无处不在的拥有准法律权力、到处游荡的保安人员的监控之下，没

37

有人知道这些"保安人员"真正的职权范围，他们自己更是如此。

关于私人占有公共空间的问题，中国大陆目前还没有这方面的研究，但这已成为了临近的香港公众所关注的一个重要问题。由于中国城市的许多购物中心和物业实际上是由香港的公司拥有或经营的，或是模仿香港管理制度的内地公司经营的，来自香港的观点还是有一些启发性的。2007 年末，香港大学的研究人员对香港 43 个被私人占据的公众区域开展了一项研究（大部分是零售卖场建筑），发现人们通常已经无法再使用这些公众区域，研究报告中称"公众区域被高度商业化了……时代广场（香港铜锣湾地区一个主要的购物广场）就像是一个户外大卖场，不断刺激着人们去消费购物"。

这项研究还发现，这些区域有 40% 都不是 24 小时开放的，有 65% 安装了闭路电视摄像头，58% 的地区没有绿化，有 19% 本应是开放式的公众区域已部分地被户外餐馆和咖啡馆所摆放的桌椅（你可以坐下来，当然你必须先消费一些东西）所占据。而这些公共区域中只有 35% 的地方提供了各式各样的公众坐椅（包括那些基座已经损坏的勉强能坐的椅子），只有 14% 的地方安装了真正可以坐的长凳。

很明显，香港的开发商同内地不断增加的开发商一样，对于将空间用于建造娱乐和锻炼场地的想法丝毫不感兴趣。该论文的作者杜永德博士被一位香港开发商直截了当地告知，"开放式区域不能设立坐椅，因为如果人们都聚集在这里，将会破坏建筑物的形象"[5]。《南华早报》也引用一个类似的商场经理的话来评论开发商对于那些不受欢迎的闯入者们的看法，"……（出现）令人不快的行为，如某个人可能会脱下他的鞋子来搓脚"。2009 年，香港特区政府在强迫开发商开放公众区域方面取得了稍许的成

38

---

[5]　Ken Too Wing-tak, "A study of private/public space in Hong Kong", University of Hong Kong, 2007.

就，这些开发商曾经向政府承诺开放一些区域供公众使用，但开发商们显然很不高兴，开辟公众活动空间的斗争还在继续。

总之，许多商场、住宅和其他房屋周边的空地已经日益变得私有化了，并被用来作为附属建筑物的扩展区间，而不鼓励甚至干脆禁止公众使用这些区域。上海市中心的新天地广场获得了一些人的赞誉，在它的网站是这样宣传的："上海新天地，这个城市的起居室，是繁冗生活之余惬意的放松之处，也是观望世界与本土，张望昨天和明天的窗口"[6] 然而，这里禁止骑自行车，任何人骑着车在这里闲逛的话将可能会被没收自行车；保安人员来回巡逻，如果没有在这里消费的话，你是无法在这里找到一个可以"放松与休闲"的座位的。许多中国官员都将新天地广场看做是城市中心发展的一个典范，类似于伦敦的考文特花园或是美国的南街码头，但从来不去想一想这本应该是一个可以随便散步而无须花钱的地方。虽然中国有很多城市公园，但这些区域都被政府和开发商当做展示的景观。这些区域内的行为与活动处在严格的控制和监管下，公园里的草坪是不能踩踏的，"城市起居室"也是不能坐下的，住宅建筑周围没有公众绿化空间，购物中心和其他建筑总是试图占据或改造周边区域的公共用地……所有这些都是中国城市公共空间大规模私有化的例证，都将导致人们休闲、运动和放松的空间整体显著减少。

中国城市郊区的兴起

大城市附近郊区的发展速度已经远远超过了大部分人的预期，有证据证明，现在郊区的商品销售额数据也非常庞大。至少从增长率方面来

---

[6]　www.xintiandi.com.

看，郊区新建店面的发展要好于市中心的门店。北京、上海、天津、成都和其他一些城市的政府都在（在不同程度上）吸引知名销售商的进驻——麦当劳、肯德基、星巴克、百货商店、超市以及一些中端和中高端品牌。郊区消费者数量的增加与零售业基础设施建设的增长推动着商品零售业向新的地区扩张，随着城市中心区日益趋于饱和，零售商也随之拓展到新的地区，以住在远离市中心地区的白领工作者为目标客户群。这些地方是新的市场，拥有新的客户基础，而不像市中心那样充斥着太多的重复竞争。

39

表6　2010年中国主要发展中城市郊区的人口情况

	人口	占全市／区总人口比重（%）
上海		
莘庄	720 000	5.3
五角场	1 100 000	8.8
金桥	375 000	2.7
青浦	456 300	3.3
松江	604 560	4.4
北京		
望京	330 000	2.2
成都		
温江	326 700	3.1
宁波		
舟山	969 800	17.5
苏州		
苏州新区	260 000	4.3

资料来源：通亚公司搜集的政府数据。

中国新发展起来的城市郊区有很多值得注意的问题。有人认为这些郊区就是由一些自成体系、彼此独立的社区构成的，有些的确如此，但大部分却不是这样。郊区通常可以分三类：（1）小型工厂区，（2）集体宿舍的集中地或（3）从市中心高房价地区搬出来的白领聚居地，其中第（3）类是商品零售商们最喜欢的地方，也代表了越来越多城市郊区的未来走向。

当前正在形成中的城市郊区带有着美国式的"咖啡店＋购物商场"（Starbucks and Saks）风格，这种方式出现得很早，其特点是没有篱笆墙的城市的延伸，但其发展速度之快要超出所有人的预期，这主要是因为市中心高昂的房租和人口的饱和，而在这里则可以享受更高的收入和更合理的租金。迁往郊区的白领周末也就不再会去市中心了，于是超市、咖啡馆和服装店等商家开始主动找上门来。了解城市郊区建设发展的速度，对于我们理解乐购、肯德基这样的品牌的扩张规模是十分重要的，对比中国城市郊区文化的发展速度，你才会明白这些品牌计划新建那么多的店面是很合理的，而如表6所示，那些郊区的规模基本都不算小。

但是，在城市郊区这样的商店可并不便宜，譬如像上海莘庄这样的新郊区居住者，他们没有时间，或是不再喜欢周末到市中心去了，但他们的确很有钱。在莘庄这样的郊区新建成的一些商场都是比较高级的，入驻的商店也大都是全价或品牌连锁店，却很少有独立的商店或餐馆，而这种模式在全国各地都是如此。

当然，政府是很高兴看到这些的。首先，这对政府实现刺激消费的政策目标大有帮助；其次，这也可以鼓励人们移居至郊区和卫星城，从而帮助实现政府的城市化目标。然而，问题在于尽管郊区住宅的供应充足，但由政府出资建设的社会基础设施如学校、医院和诊所等却十分缺乏。政府希望在郊区提供的部分设施如24小时便利店、超市和购物中心等，已经得到了零售商和各大连锁店的响应，但仅仅满足购物需求是不够的，这些郊

40

区最终还需要其他社会基础设施——医院、诊所以及更多的学校和便利的公共交通工具。这意味着郊区的消费者能够享受夜间外卖服务，可以在周末买上一盆植物放在花园，但如果他们需要送孩子去学校或是需要去看医生，他们的选择就非常有限了。

卫星城的建设，以及市中心居住的许多人被迫搬离（必须承认市中心往往人满为患、条件很差）意味着人们花在上下班路上的时间增加了。这种距离对于步行或骑自行车来说实在是太远了，于是地铁和汽车成了主要的交通方式。尽管交通容量有所扩大，但对于一部分人来说，他们上下班花在路上的时间还是变得更长了，有时单程就需要 2 小时甚至更长时间，这意味着人们每天上下班需要有 4 小时坐在小汽车、公交或火车上，再加上八九个小时甚至更长的工作时间，直到回家后瘫倒进你的沙发里。而个体经营、自由职业或者业务外包等自由工作模式在中国的发展还是很有限的。同时，移居到郊区会打破原有的社区模式和商店、饭店和茶馆等消费网络，传统的晚间到附近散步或串门的生活习惯也很难保留，人们越来越多地在电视或电脑前消磨晚上的时间。于是，随着生活方式的变化、业余时间的减少和距离锻炼设施的遥远，人们锻炼的次数也就直线下降了。

城市化与肥胖之间存在联系吗？

答案几乎可以肯定是——是的。

与农村相比，城市的生活方式是久坐的时间更长、更多依赖汽车交通，这意味着人们有更多的时间可以用于工作、休息或娱乐，也可以自由地将更多的收入用于相互的宴请。世界其他地区关于肥胖现象的研究都经常提到城市化与肥胖之间的联系问题，而中国人很明显正在变得越来越城市化，中国的城市人口也很明显地越来越适应久坐不动的生活方式，目前唯一还不明确的是，中国这种高速、大规模城市化在未来将会产生怎样的影响。

　　考虑到中国政府的政策目标正在转变为着力提高农民收入，加速城市化进程，发展内需市场，扩大有组织的商业零售和消费者服务体系，促使中国工业从廉价出口加工生产方式向高端、高技术制造业转变，前述通亚公司和《中国经济季刊》对中国城市中产阶级潜在规模的预测很可能是比较保守的。

　　如本书第一章所述，我们已经注意到了中国尤其是大城市中不断加剧的肥胖状况，同样也有很明显的迹象表明肥胖率升高的现象开始向所谓的二线、三线城市蔓延。不单单是城市化本身，还有中国城市中人们收入的提高，以及社会迅速变迁对传统社会结构与规范的侵蚀都是导致肥胖率升高的原因。而如果人们能够及早意识到这些问题的话，那么它们自身本来是不成其为问题的。

　　从近期的一些估计来看，中国城市化和中产阶级消费群体增长的规模很可能比早先的预测还要更快一些。较早前的一些估计如 2006 年通亚公司与《中国经济季刊》的联合研究等，认为 2005 年中国中产以上消费阶层的家庭数在 3 700 万—5 100 万户（也就是 1.1 亿—1.5 亿人）之间，约占城市人口的 19.5%—26.7%。而根据通亚公司近期对这项估计所作的修订，2007 年中国中产以上阶层的整体规模更可能在 5 800 万—8 000 万家庭（1.75 亿—2.4 亿人）之间，占城市人口比例为 33.3%—46%。 42

　　随着城市化率的不断提高，中国城市消费阶层的规模很可能要增长得更快，我们将看到在未来几年中这一阶层规模的不断扩大。不仅中国政府希望如此，许多其他国家也希望中国消费阶层的规模和购买力都能够实现指数式的增长，从而在未来几年中把世界经济从 2008 年以来的衰退中拉出来。2009 年，各种报章媒体都以醒目的标题寄希望于中国的中产阶级消费

表 7　2008 年中国中产以上消费群体规模与状况估计

	估计 1（最高值）	估计 2（较现实的可能）
家庭数（百万）	81	59
人口数（百万）	244	178
占城市人口比重（%）	44.7	33.4
家庭平均支出（美元）	13 108	13 108
总支出（10 亿美元）	1 062	775
总支出相当于美国消费支出的比重（%）	17.2	12.5

资料来源： 通亚公司根据国家统计局数据计算。

者去拯救世界：

- 韩国厂商希望中国的消费者能够保障它们的利润；
- 不断增加的中国消费者正在掀起波澜；
- 中国上海就是打了兴奋剂的纽约；
- 电子商务使中国人放松了荷包；
- 虽然担心房地产泡沫，但中国的消费热潮仍在持续；
- 尽管害怕经济危机，但中国的消费仍在持续增长；
- 危机尚未退去，中国的奢侈品消费却十分强劲。

　　尽管中国当前的消费阶层还不大可能取代美国的消费市场，甚至也还不足以在美国消费市场疲软而引起的萧条中真正提振世界经济，但他们的消费的确在不断扩大。尽管中国政府在 2008 年初出手抑制房地产发展速度、避免过热，试图创造一个更好的经济环境以使更多的人能够购买属于自己的房子；但在随后的 2009 年，中国房地产市场就再次复苏了；整个 2009 年持续强劲的零售商业销售额也表明，中国的消费者并没有像其他国家尤其是发达国家消费者那样自发地紧缩消费。

　　中国消费者的规模和消费力都在不断增长，而大部分其他国家的消费者正在面临收入和购买能力的停滞甚至下降。中国人正在以其他国家的状况为参照来审视自身的状况，他们自我感觉良好，政府也充满自信，这种信心只会促进消费市场保持高速增长，并促使消费者去花更多的钱。经济的这种持续运转又创造了一种氛围，促使更多的人通过寻找新工作来提升自己的收入水平，因为外面总是有新工作等待着他们——尽管对于寻求高级职位的大学生们而言，形势显然要严峻一些。

肥胖城市还是健康城市？

虽然城市是中国滋生肥胖现象的温床，但好消息是城市也有可能去解决肥胖问题。城市总是包罗万象的，它一直是受过良好教育的、创造型和创新型人才的聚集地，也是新思想最早的接受者，拥有着先进思想和人才使得城市一直以来还是新潮流（无论是好的还是坏的）最先出现并得以展示的地方，在这里总能找到问题的答案和解决方案。城市是中产阶级的家园，即使这个群体不直接参与选举，他们也能够熟练地利用媒体、法律体系和政治游说等手段对社会产生影响，尽管政府总是希望能够对这一群体进行有效的约束，但他们总能找到渠道去表达自己对于从环境到食品安全、从国家医疗保健体系到教育制度等各种社会问题的观点甚至不满。当然，他们是否选择去行使这种潜在的力量是另一个很大的议题，不在本书讨论范围之内。

迄今为止，中国的城市化计划总体上促进了肥胖问题的发展，城市化战略，以及力求在短时间内完成这一战略的确是非常不利于人民健康的。不断的社会改变、强制搬迁、夜以继日不间断的建筑施工而又不对噪音或场地污染进行任何限制、空气中大量的灰尘与尘土等，都对人民的健康产生了不利影响。近期有研究发现，北京作为一个进行大规模重建的城市，与全国其他地方相比，其人口死亡的平均年龄偏低。城市化正在谋杀北京

44　人，对北京一处类似硅谷的高科技园区——中关村的一项调查表明，其人口平均预期寿命仅为 53 岁——比十年前还减小了 5 岁。[7]

城市可能是一个危害健康并引发肥胖的地方，但城市也是中产阶级生活、用餐和购物的地方，关于中国肥胖率升高问题的讨论，绝不能够忽视中国饮食结构的变化。如果我们同意"吃什么得什么"的说法，那么今天的中国人将与上一代有着很大的差别。

本章的一个简单结论就是，随着中国不断向城市化及其消费模式转变，肥胖率将会继续不断升高。而连接着城市化与肥胖率不断升高这两者的一个重要的环节就是城市化所带来的人们日常饮食结构的变化。在下面的章节中，我们将探讨一般饮食结构的变化、食品销售与供应给中国消费者带来的影响，以及快餐在中国人饮食中比重的上升。

---

[7]　国家体制改革委员会 2003 年关于北京市人口寿命与死亡率的报告。译者注：该数据实际最初源于 1998 年国家体委研究所李力研的研究报告（详见李力研，《我国知识分子健康触目惊心》，载《科技智囊》，1999-2），这一数字被很多资料转载，在当时引起了社会的广泛关注；但是，在 2004 年由人事部、北京市人事局委托中国人民大学社会与人口学院进行的"中国知识分子健康状况研究"则得出了与李力研报告完全不同的结论。该课题组长、中国人民大学社会与人口学院院长翟振武指出，李力研的报告一方面混淆了死亡人口平均年龄和人口平均预期寿命这两个基本概念，另一方面调查覆盖的范围（7 个中科院的研究所和北京大学）也过窄，而在人民大学课题组对中科院下属的 18 个研究所和北大、清华两校知识分子的研究中，则发现在中关村工作的中年高知平均预期寿命为 70.27 岁，并不是 53 岁，再参考第四次和第五次全国人口普查数据，课题组发现无论从 0 岁预期寿命看，还是从 45 岁预期寿命看，2000 年中国受本科以上教育的人口平均预期寿命都远高于本科以下人口。（详见翟振武、明艳、侯佳伟、顾荣，《中国知识分子：短命还是长寿？——中国知识分子健康研究报告之一》，载《人口研究》，2005-5）

第四章

⋮

巨大的炒锅——中国的各种饮食构成

食品消费的不断扩大

中国的经济在短短 30 年中从几乎零基础发展成为世界第二大经济体（根据世界银行按购买力平价计算），尽管 2007 年底的有关研究认为中国的经济规模可能被高估了约 40%，但无论数据怎样调整，发生在中国当前每一代人身上的变化都是很大的，而如果把时间放宽到两代人的身上，那么这一变化更是巨大的。对于那些没有经历过这样巨大的社会和经济变迁的人们来说，很难想像出中国人的生活是如何从根本上被改变的，以及处在这种巨变中的人们的感受又会如何。不仅仅是中国的经济与以前完全不同了，道路、城市、商店、休闲、科技、邻里、人口、学校……所有的一切都发生了巨变，包括人们的饮食。

那种认为中国人的饮食结构和对食物的看法像这个国家其他事物一样一成不变的想法是十分荒唐的。中国人对食物的认知、购买方式、烹饪、吃法甚至消化的方式都发生了很大的变化，他们能够买得起大量前辈人所无法想像的各种各样的食物，而这里所谓的前辈人仅仅只是上一代人而已。食物早已不再是单调和重复的，而是根据季节的变化进行调整而变得更有趣味、更具异国情调的，食物的构成有着各式各样的可能性，人们可以从新式的超市中买到各种各样的甚至包括一些人们以前从没见到过的食品。

20 世纪 90 年代中期中国曾经很流行各种烹饪书籍，一些已经被很多人遗忘了的食谱又被重新回忆并诠释出来。随着中国蔬菜种类和供应量的增长，包括茄子、大葱以及其他各种蔬菜的一些少见的烹饪方法又在新一代人的手中被重现了。后来，电视烹饪节目也开始流行起来，教授普通的中国人学做那些失传了上百年的宫廷菜肴。宴会回到人们的生活中，电视台也开发了"超级厨师"一类的节目，美食家们开始出现在各类杂志上。中国人可以在餐厅、家中、街上、办公桌上或者汽车里吃饭，也可以从快餐店叫外卖，一边打着手机一边吃。一些并非传统中国日常饮食的食品也正在变得越来越流行，乳制品就是最明显的例子。

促使饮食习惯发生变化的主要原因是中国进口贸易壁垒的取消，2001年，在经过长达15年的谈判之后，中国终于加入了世界贸易组织（WTO）。此外，20 世纪 80 年代末和 90 年代初的价格自由化与配给制的取消，有组织的零售网络的出现，农业的丰收和更多肉、鱼类产品的供应，人们收入与购买力的迅速提高，也都对人们的饮食结构产生了影响。越来越多的进口食品进入到人们的生活，这又吸引了更多的本土企业开始仿效生产西式食品，从而不断产生连锁效应，带来了活跃的私人餐饮服务和快餐业的快速增长。

最关键的一点是中国的农作物产量一直保持增加。据官方统计，在1990—2006 年间，中国的农作物总产量增长了67%，中国仅依靠世界5%的耕地令人惊叹地养活了全世界约 1/6 的人口，而自 1990 年以来，可耕地的面积只增加了 10%。中国可耕地面积的真实情况及其增加或减少是一个颇具争议的话题，在一些土地被开垦为种植农作物的耕地的同时，另一些土地则由于城市化、工业化、污染、沙漠化、高尔夫球场及无数其他用途而被占用了。

由于农作物中包括高附加值作物，因而农作物总产值的增加要比农作物产量的增加更为显著。以现行价格计算，农产品总值在1990—2006年间增加了664%，按1990年不变价格计算则增加了529%。按人均计算，这一数字自1990年以来增加了447.4%，到2006年达到了人均1 245.08元人民币。

在粮食产量迅速增长的同时，消费者的收入和消费也在以更快的速度不断提高，中国的许多城市居民平均每七年就可以实现财富水平的翻倍。据中国国家统计局的数据，1990年，中国城市居民平均每年花费在食品上的支出为693.77元人民币，而年均可支配收入总数为1 510.16元人民币。这意味着，1990年时中国城市消费者将其可支配收入的45.9%（将近一半）花费在食物上。然而到了2006年，城市居民人均年可支配收入达到了11 759.45元人民币，较1990年的收入水平增长了679%。即使刨除通货膨胀因素，1990—2006年城市人口的实际平均收入水平也增长了541.29%。

同样也是根据国家统计局的数据，在2006年，中国城市人均年食品消费支出也增加到了3 111.92元人民币，仅占每年可支配收入的26.6%。虽然在1990—2006年间中国城市人均食品消费支出增加了269%（按1990年不变价格计算），但食品支出在比重上几乎降低了一半。关键在于，食品支出并非真的减少了，而实际上是全面提高了，平均工资水平的大幅提高，使得中国城市居民的人均消费达到了一个新水平，这即使在仅仅几年之前还是不可想像的。

越来越多的中国城市消费者已经可以随意购买如汽车等奢侈消费品或者去泰国海边度假，但与1990年相比他们购买同样食品只需要多支出21.4%。[1] 因此，食品消费支出并没有减少，只是相对于消费能力的增加，食品显得非常便宜而已。尽管中国的消费市场也开始越来越多地供应进口食品和加工、包装好的方便食品，但对于中国城市消费者而言，这些食品的价格仍然是相当低廉的。

------

[1]　《中国统计年鉴》2007年食品物价指数。

　　2007 年，中国出现了通货膨胀并一直延续到了 2008 年，这次通胀完全是由食品价格上涨引起的（因 2007 年猪蓝耳病的爆发而导致的猪肉价格上涨是直接原因），无疑伤害到了中国许多仍生活在贫困线（根据不同的统计方法，大约占总人口数的 8%—10%）以下的人口和许多仅仅勉强略高于贫困线的农村人口。

　　即使通货膨胀的确成为一个备受争论的话题，并广为消费者们所抱怨，但是对于一般的中国城市居民而言，近期食品价格的上升对他们荷包的影响几乎是微不足道的。如果 2007 年的食品价格总体上涨 30%，就意味着这一年城市消费者在食品方面的消费支出将达到 4 045.50 元人民币。根据国家统计局的数据，这相当于比前些年多支出 933.58 元人民币／年，或是将近 18 元人民币／周用于食品消费。而同样根据国家统计局的统计，2007 年平均工资增长了 10.56%（考虑到中国收入统计的"灰色部分"，实际可能更多），这将使当年城市居民年平均可支配收入达到约 13 001.25 元人民币，这意味着与 2006 年相比，人均收入增加了 23.88 元人民币／周。

　　当然，其他如教育支出、出租车费、地铁票价和汽油等的生活费用也在水涨船高，尽管食品是价格上涨最快的通胀因素，但即使是食品支出占城市居民平均可支配收入的比重由 2006 年的 26.5% 上升到了 31.1%，也没有给城市消费者带来实质性的损害。到了 2008 年，通货膨胀仍然主要发生在食品领域，也仍然在伤害着社会中的贫困人口群体，而对全体城市居民消费情况的影响不大，因为那段时间许多非食品领域的产品价格仍处于通货紧缩状态（如电子产品、服装等），同时，中国的消费者也日益接受了信用消费模式。食品通货膨胀现象在 2008 年下半年随着猪蓝耳病问题的解决而逐渐消失，到 2009 年，某些地方甚至还出现了食品的通货紧缩现象。

　　以上所有统计数字主要是为了说明一点：在很长一段时间里中国城市消费者在食品方面的平均消费支出都是非常低的。这不仅意味着贫苦的农民并未从他们所生产的农产品中获得应得的收入（不包括那些把农产品出

48

口到日本这样耕地少而消费高的国家从而卖上好价钱的人），也意味着除了那些进口的昂贵食品以外，中国城市居民能够尽情地大吃大喝，而不必担心价格问题。中国的新兴中产阶层和富有城市居民意识到了这一点，因而会在饭店里故意多点菜品以挣得"面子"，显示付账的人足够有钱，根本不在乎剩下一半的食物在桌上。

　　上述情况在20世纪90年代末期就已经出现了，中央的媒体经常撰写社论或文章来指责这种愚蠢行为——一个人的身份取决于他吃一餐饭花了多少钱——同时还指出，最恶劣的罪犯就是那些用纳税人的钱大吃大喝的官员。许多人外出就餐时不愿意将未吃完的食物打包带回家，因为这似乎表明他们不够有钱。据《人民日报》称，早在2001年该报社首次开展谴责浪费行为时，上海的餐馆就每天不得不扔掉1 200吨剩菜，据中国社会科学院的社会学者陈昕估计，2001年官员们吃喝掉了超过1 000亿元的公款，其中有1/3被浪费在丢弃的食物上。[2]

　　因此，中国的经济增长造成了这样一种情况，即食物对中国城市消费者来说是如此便宜，以至于人们已经可以无视它的价格。同时，经济增长也催生了很多发达的食品市场，这意味着大量不断增加的食品正在更加高效地流入遍布全国的市场、商店、餐馆、饭店和其他餐饮经销店中，而同时这些店面的数量也在不断增加。这反过来也表明，今天的中国普通城市消费者可以真正更加容易地接触到比以前任何时候种类都更为繁多的食品。

　　你可以随意地从上海的一个街区走到下一个街区，总是能见到便利店，还有越来越多的超市、超级卖场和特色食品店，尽管传统的菜市场已经有所减少，但它们离你总不会太远。你可以在一个小店中买一块巧克力和一听可乐，还没等吃完你就已经站在下一个店的门口了。在上海，要找到一条没有饭馆的街道几乎是不可能的。在中国的城市里，食物无所不在。

49

[2]　"Chinese People's Face vs. Restaurant Food Waste", *People's Daily*, 2001-9-4.

提升食物链

但是，促使中国城市人口发胖的绝不仅仅是单纯的食物数量增加。真正重要的原因是人们饮食结构的变化——构成中国城市居民惯常食用的各式食品的搭配。我们有意使用了"惯常"（habitually）一词是因为肥胖并不是人们偶尔尝试新式的、昂贵的进口食品而引起的——到牛排馆吃一顿饭度过结婚纪念日并不会让人发胖——肥胖是由于整体饮食结构的变化而导致的，这需要有规律地经常性消费特定的食物。

下面我们将考察一些特定食品消费量相对于食物整体消费量的增长，而经常消费这类食品将会导致体重增加。这类食品消费比重的增长并不是偶尔的购买或食用行为所带来的，而是由在一段时间内的习惯性、有规律的消费所引起的。这些食品大部分在 20 世纪 80 年代早期的消费量极少，即使到了 80 年代末期，我们也很少发现巧克力等食品的踪迹，当时大部分的巧克力质量还相当低，而且价格昂贵，因此销量也不高；但是，在本世纪起初的 6 年中，巧克力在中国的消费量翻了一倍。同样，直到 20 世纪 90 年代末才逐渐多起来的速冻食品，现在在便利店和超市里已经非常普遍了。另一个例子是冰淇淋，这是一种长久以来为消费者所喜爱的食品（早在 20 世纪 20 年代，中国人对冰淇淋的消费量就不断增加，并且已经能够制作这种食品），因此在 20 世纪 80 年代经济改革开始之前就已经形成了一个良好的市场，尽管一些历史悠久、广为人知的冰淇淋品牌和产品线已经在中国取得了长足的发展，但其销量的增速依然很快。

然而，这些食品并不算饮食结构中的核心基本食品。为了解饮食结构的根本变化，我们有必要了解中国人饮食中各种食品所占比例的变化，包括水果、蔬菜、肉类和禽类、鱼类及海产品、谷物和豆类食品，等等。从前述农业产量的数据中可以清楚地看到，中国食品的总产量已经得到了显著的提高，在过去的 50 年中，中国完成了由大跃进运动所导致的全国性饥荒到人民大量肥胖的转变。经济改革对于促进中国粮食增产和完善粮食保障起到了重要的作用，虽然农业生产中依然存在一些低效率的现象，不过那是另外一回事了。

表 8 中国若干食品零售量增长情况（2003—2009）

种类	增长
冰淇淋	132%
蛋糕	124%
甜饼干	124%
巧克力	78%
糖果	54%
速冻食品	131%
风味零食	113%
汽水	81%
酒精饮料	62%
对比	
新鲜水果	123%
新鲜蔬菜	73%

资料来源：通亚公司。

这里我们最关心的是，自经济改革开始以来，中国人食物链的提升达到了惊人的程度。肉类不仅重新出现在人们的日常饮食中，而且各种各样、越来越多的肉类已经成为了几乎是每餐必备的组成部分。例如，在 2008 年之前的 20 年中，上海肉类消费占总饮食的比重由 10% 上升到了将近 26%。随着消费者收入的增加，人们尤其是城市人口已经按照新的生活标准调整了他们的饮食结构。

要记住，50 年前，关于中国人遭受饥荒、吃糠咽菜的报道充斥着新闻头条，西方的家长们总是用"想想处在饥饿中的中国孩子"这样的语言来教导孩子们多吃些绿色蔬菜。而现在的中国消费者（他们清楚地记得国家不久以前的历史）已经可以大快朵颐，只要能够吃得下，他们有能力购买足够的肉、鱼、禽、蛋、水果、蔬菜、谷物和乳制品，并愉快地将它们填进肚子里。

猪肉——全国食用的肉类

猪肉历来是中国主要的食用肉类。猪相对比较容易饲养，并能够向土地提供肥料，而且养猪只需要很小的空间而无需放牧。直到 1994 年，猪肉仍占中国肉类消费总量的 3/4，尽管近年来其他肉类的消费量有了迅速的增加，目前猪肉消费量的比例仍占 60% 以上。就人均猪肉消费量而言，中国已经接近了西方国家的消费水平。从 2001—2006 年间，中国的人均猪肉消费量增长了 90%，这意味着在这 5 年里中国人平均的猪肉摄入量增加了一倍，那么想像一下处在平均水平之上的城市中等收入阶层的猪肉消费会增加了多少吧！

2007 年，中国食品价格的上涨戏剧性地说明了猪肉在中国人饮食中的重要性。整个通货膨胀几乎都是由猪肉价格上涨引起的，或者也可以说是由一种使猪的耳朵变蓝的疾病引起的。蓝耳病是感染生猪的一种致命性病毒，2007 年春天蓝耳病疫情在中国的养猪者中间突然爆发，导致了大量生猪死亡，这既包括病死的，也包括为控制疫情而扑杀的猪，其结果是中国大量的养猪者退出了市场。于是市场规律开始发挥作用，猪肉价格快速上涨，并将一直保持高价位，直到 2008 年夏天，这时 2007 年新出生的仔猪已经长成了可屠宰的存栏生猪。

整个事件中最重要的一点并不是中国人被迫为猪肉消费支付更高的价

钱，而是猪肉价格上涨所引起的整个食品市场的连锁反应，在不同程度上推高了所有食品的价格。这充分体现了猪肉在中国食品结构中所占有的重要地位，实际上，猪肉在人均食品消费中的比例从 1997 年的 3.5% 上升到 10 年后的 4.93%，增加了 1.43 个百分点。

禽类——中国肉鸡的饲养时间正在缩短

在两次世界大战之间旅居中国的著名记者和广告商卡尔·克劳（Carl Crow）在 20 世纪 30 年代的时候就曾提到，鸡在中国属于贫民菜，因为人们只会在鸡老得不能下蛋以后才去吃它[3]，所以鸡肉比其他任何肉类的纤维都要老。然而现在的情况已经大不相同了。

从 1990—2005 年，中国肉鸡的产量由 270 万只增加到 1070 万只，几乎增长了 300%。这意味着中国鸡肉的消费量在 15 年里翻了两番，鸡肉成为人们食用的主要肉类品种之一，由于肯德基与一大群模仿者在中国的成功，还使得鸡肉也成了常见的油炸食品。与猪或牛相比，禽类能够更高效地将谷类转化成为肉类，从而节省了饲料成本，因此政府对家禽的饲养予以鼓励。由于中国消费者还很喜爱吃鸡爪，因而国内的鸡爪供不应求，一些西方公司于是开发了生意——把原本要丢弃的鸡爪出口到中国，这的确是一项有利可图的买卖，因为在西方鸡爪属于猫食或狗食，只能卖出废品的价钱。

但是肉鸡饲养和消费也有一个很严重的麻烦——H5N1 型禽流感病毒。和亚洲其他许多地区一样，中国肉鸡往往被数以百万只集中饲养，这种高度密集化特点使得这项产业极易遭受禽流感病毒爆发和传播的危险，这些病毒可能迅速发展成为致死性疾病。不过也正是由于高度集中饲养，因而

52

---

[3]　Carl Crow, *Foreign Devils in the Flowery Kingdom*, New York：Harper & Bros, 1940.

可以将这些鸡进行长途跨区运输以供应庞大的消费市场，在宰杀出售之前可以存储在菜市场或别的地方而不用一直存在零售商那里。

鸡肉可以为中国人的饮食提供廉价而充足的蛋白质，但为使新孵出的小鸡迅速长为成鸡而大量广泛使用激素的行为也引起了严重的问题。中国国内的一些报告指出有越来越多的儿童已经出现了发育紊乱的现象，有的提前两年进入青春期，科学家和医学研究人员以及消费者们都认为这与肉鸡等家禽家畜饲养过程中激素用量的大幅增加直接相关，当然这也与此类肉制品消费量的大幅增加有关。

从零售情况来看，禽类产品的人均消费量在1997—2006年的10年间增长了77%，但其在非零售领域（包括餐饮和食品加工企业）的增幅则更大，由1997年占总消费量的44%提高到了2006年的66.5%，尤其是快餐炸鸡销量的增加促进了非零售领域肉鸡需求量的大幅提高。

蛋类——消费模式可能随生活方式而变

据官方统计，1990年中国的城市居民每人每年消费100个鸡蛋。政府曾希望到2000年将这个数字提高到人均200个，而实际上已经超出了这个目标，人均鸡蛋年消费量达到了232个。相比之下，根据美国农业部经济研究服务局的统计，美国消费者平均每人每年消费的鸡蛋数则从1945年的402个下降到了259个。中国人均鸡蛋消费量的提高需要极大地拓展蛋鸡种群和家禽饲养业的规模，进而也产生了对谷物饲料的大规模需求。1990—2006年间中国蛋鸡数量增长了265%，目前，包括直接从店铺购买食用的鸡蛋和作为预加工食品配料的鸡蛋在内，中国平均每人每年蛋类总消费量已经达到了414个。

如前述美国农业部数据所示，在高度发达的国家里，人均鸡蛋消费量实际上是下降的。中国花费了相当大的努力来提高人均鸡蛋消费量，并取得了初步成功；但随着中国城市居民饮食结构的变化，可能会导致鸡蛋总消费量的降低。因为一方面，预加工食品和快餐食品的消费量不断提高，而它们主要是使用鸡蛋作为配料；另一方面，使用鸡蛋较多的情况是人们自己在家做饭，但现在人们自己做饭的比例正在不断下降，而更多地选择外出就餐。

牛肉——象征富裕的食品

中国内地现在既鼓励养牛，也鼓励进口牛肉；同时，内地也出口牛肉，出口的牛肉中约有一半销往香港地区，此外还有俄罗斯、科威特、埃及等。

对于大部分中国人来说，牛肉是一种相对比较新式的食物，真正意义上的牛肉消费只能追溯到1993年，当时有2 100吨澳大利亚牛肉进口到中国，主要供应各五星级酒店和高级餐厅。到了2001年中国加入WTO以后，作为加入世贸组织所承诺的一部分内容，政府降低了牛肉进口关税，牛肉的进口也就大大增加了。

自此以后，牛肉消费在城市地区变得日益普遍，而不再只是富人的食品。1990—2006年间，牛肉的产量增加了527%；1999—2007年间人均牛肉消费量（仅指人们从商店中购买牛肉回到家里烹饪，而不包括在饭店里消费的）增长了177%。正是由于近年来牛肉往往和富裕联系在一起，新富裕起来的中国中产阶级消费者很热衷于经常吃牛肉，而且大部分是在餐馆里消费的。此外，与猪肉相比，牛肉在2007—2008年中受到的通货膨胀压力较小，虽然2007年1—8月牛肉价格上涨了7%，从每公斤2.04美元增至2.19美元，但这与同期猪肉价格74%的涨幅相比还是小得多了。

于是，牛肉在高端和低端市场均得以畅销：麦当劳等汉堡类快餐店在

54

全国许多城市提供相对便宜又时尚的牛肉食品，同时高档的牛排馆也在各主要城市中纷纷出现，向高端消费者提供由谷物饲料饲养的大理石纹牛肉。和汉堡、牛排一样，牛肉本身也正在越来越多的融入传统的中式饮食之中，日益流行的火锅店开始越来越多地销售冷冻牛肉（还有冷冻绵羊或山羊肉）。此外，火锅店在本世纪的头几年中风靡全中国，全国各地的火锅店都广泛使用内脏类产品作为涮菜或冷盘的原料，从而也带动了对动物内脏类产品如百叶（反刍动物的第三层胃）的需求增加。2007 年，由于猪肉价格的上涨，牛内脏就越来越多地被作为猪内脏的替代品而出现在火锅中。

关于牛肉消费最重要的一点是它被看做是经济社会日益繁荣的一个象征，随着城市经济的发展与居民收入的提高，牛肉的销售和消费也将不断增加。

稻米和谷物——和过去不再一样

越来越多的调查表明，中国城市的粮食消费量已经出现了下降的趋势。这一点并不奇怪，新兴的富裕国家总是会经历从大量消费粮食向较少粮食而更多代之以肉类消费的转变，这已经被证明是全世界各国发展过程中的典型模式，中国也不例外。我们也已经知道，这一转变将会导致肥胖率和心脏病发生率的提高。新世纪早期的大量调查再次确认了一些已经众所周知的问题：中国城市居民的粮食消费尽管在总量上有所增加，但与其他食品相比，粮食消费的增速正在放缓。

同样的趋势在日本和中国台湾地区也出现过，这些地方的大米消费量在 30 年间下降了 50%。其原因不外乎食物种类的增加、新式食品和新式食品文化（尤其是快餐文化和即食食品文化）的出现、方便食品增加、生活方式转变以及越来越多地久坐不动等，所有这些都意味着粮食摄入的减少和脂肪类食物摄入的增加。

在 1997—2006 年的 10 年间，中国人均粮食消费量下降了 0.3%，从 1997 年的人均 407.8 公斤减至 2006 年的人均 406.6 公斤，而且农村地区人均粮食消费量下降的幅度似乎与城市地区一样。尽管粮食消费下降的幅度非常小，但这意味着中国饮食结构中其他食品的份额相对增加了。而且，同时期内人们买来在家中食用的粮食数量下降了 25%，这意味着原本由中国居民自己购买的粮食现在或者大多被饭店消费，或者被用于预加工食品、零食以及其他方便食品的生产原料。

超过 20 亿的亚洲人从米饭中摄入每天所需热量的 60%—70%，米饭构成了大多数亚洲人饮食中的最主要部分。但这种对米饭的依赖造成了亚洲许多人患有慢性营养缺乏症，虽然米饭能够提供足够的能量，但大米只含有少量的氨基酸成分，因而只能提供有限的微量元素（人体所需的少量矿物质）；而且人们在碾压稻米的过程中通常也会破坏掉其中的许多营养物质，包括蛋白质、纤维、脂肪、铁、锌、铬、碘和 B 族维生素。亚洲所有育龄妇女中有一半人缺铁，10%—25% 的儿童和孕期妇女存在维生素 A 缺乏症，中国政府还特别提到维生素 A 缺乏症是中国饮食结构变化过程中的一项关键性缺陷，而缺乏维生素 A 可能导致失明，甚至会引起腹泻脱水而致人死亡。

马铃薯——一种高产的作物

2008 年中国大米和其他谷物价格的大幅飙升使得中国领导人开始警觉，也使得人民对这个问题开始稍加关注。即使是处在小康水平的消费者也已注意到，家庭日常饮食的几个关键产品如食用油和大米的价格正在上涨。马铃薯有着极高的营养价值，能够提供大量优质蛋白质，富含维生素

55

C 和氨基酸。对中国的食物供应规划者来说，很重要的一条就是，在相同的耕种面积和劳动投入下，马铃薯的产量比谷物要高出 4 倍。因此，作为一个仍未走出 30 年前粮食短缺危机阴影、耕地面积十分有限的国家（马铃薯原产于安第斯山脉，甚至可以在山区贫瘠的土壤中种植），中国的领导人高度关注马铃薯这种食物，早在 20 世纪 80 年代中期，中国就开始有计划地增加马铃薯的种植规模。北京的中央决策者很早就注意到人口的增长意味着粮食生产将满足不了需求，并要求各地种植更多的马铃薯。这一中央决策的结果是，中国在 1993 年成为了世界第一大马铃薯生产国（这还要感谢苏联的解体，因为苏联原来一直是世界第一大的马铃薯生产国），1990—2002 年全世界马铃薯生产总量的增加值中有 80% 以上来自中国。据《美国马铃薯研究杂志》估计，2010 年中国的马铃薯产量将超过 8 100 万吨。[4]

随着 2008 年大米价格的暴涨，不起眼的马铃薯被提到了中国的重要议事日程当中。中国已经成为了新鲜马铃薯的重要出口国和冻薯条及其他预处理马铃薯制品的进口国。在中央政府增加马铃薯种植规模的决策下，马铃薯的消费量开始不断提高（从 1990 年的人均 11 公斤增加到 2001 年的人均 32 公斤），随着分销和物流体系的完善，不生活在马铃薯产地附近的人们也开始越来越多地食用马铃薯，以马铃薯为原料的菜肴越来越频繁地出现在餐馆的菜单上，西式快餐如炸薯条等更是在中国的城市里随处可见。同时，零食消费市场也在不断扩大，越来越多的马铃薯被加工成薯片等高价零食出售。

---

[4]　Qingbin Wang and Wei Zhang, "China's Potato Industry and Potential Impacts on the Global Market", *American Journal of Potato Research,* March & April, 2004.

水产——海里各种各样的鱼

食物分析家们有一句很有意思的话，说的是如果中国人民能够完全接受典型的日式饮食、并和日本人消费一样多的鱼类产品的话，那么上海的寿司连锁店将赚得盆满钵满，只是全世界的海里也没有那么多的鱼。由于分销体系日趋成熟完善，中国大部分地区的水产品供应都得到了提高。这得益于有组织的零售连锁店的广泛设立，尤其是超市和大型卖场，这些店面不仅供应鲜（活）鱼类和海鲜，也提供大量各种各样的冷冻或罐装冷冻海产品，只是多数消费者还是更喜欢购买新鲜的水产品。大多数发展中国家都趋向于从买活鱼向消费预包装好的鱼类转变，但是由于大量食品安全问题的集中爆发和新闻报道力度的不断加大，中国的消费者们还是在继续主要购买鲜活鱼类，而不是那些事先杀好、去掉内脏、剔去骨头并包装好的产品。

从人均消费情况的整体表现来看，水产品产量在 1997—2006 年的 10 年间增长了 37.7%，而零售部门的统计则表明，同一时期内的消费增长率高达 122.8%。销售渠道的扩大使得鲜活鱼类和海鲜更容易被买到，这也有力地推动了消费者购买这些食品回家去烹饪。

同时，鱼类产品在家庭以外的消费也在不断增加。在较富有的消费者中，三文鱼等鱼类和海鲜自助餐变得越来越流行，越来越多的水产品从遥远的苏格兰和阿拉斯加等地被空运到中国。在低端消费市场，廉价的、令人喜爱的寿司店也在城市里的年轻人群体越来越流行，从而大大提高了中国人对鱼类的摄入量。 57

水果和蔬菜——更多选择，更多供应

水果和蔬菜销售渠道的拓宽和它们供应季节的延长，再加上越来越多国外产品的输入，提高了消费者对这些产品的兴趣并有力地推动了销售的增长。在 1997—2006 年间，蔬菜的人均消费总量增加了 74.6%，而同期零售渠道的新鲜蔬菜人均消费量却下降了 1%。这表明，消费者在家中烹饪并直接吃掉新鲜蔬菜的同时，还从餐馆或者以购买预加工食品的方式等非直接地消费了更多的蔬菜。

水果消费也存在着类似的趋势。1997—2006 年，新鲜水果的人均消费量大幅增加了 212%，而同期零售额仅增加了 33.4%。和蔬菜一样，中国的消费者对水果消费的增加中，既包括在外用餐时消费的，也包括作为甜点（酸奶、蛋糕等）及其他包装好的食品的一部分而间接消费掉的。

水果消费量增加的关键是范围和供应量，像猕猴桃甚至橙子这类现在中国城市已经十分常见的水果，在 20 世纪 70 年代末期和 80 年代的时候还很少见。由于中国的果园增加了苹果的种植面积和产量，苹果现在已经十分普遍，中国还是苹果的主要出口国。西瓜、荔枝、梨、桃子在 90 年代以前就广为接受、供应最多，直到现在也还很受欢迎。

乳制品——打破障碍

中国在乳制品消费方面显得稍稍缺乏变革。几十年来，乳制品一直为很多中国消费者所拒绝，直到今天，大部分中式菜肴也很少以乳制品为原料。华裔种族的乳糖不耐症发生率高于平均水平，但这一比率可以通过校园牛奶计划显著降低，这一计划在中国城市的学校里已经有了近 10 年的历史，其目的是将乳制品逐渐重新引入到儿童的饮食中，通常由当地政府和主要乳制品企业联合推行，并已成功地减少了乳糖不耐症的发病率，提高了乳制品的销售与消费量。

由于乳糖不耐症的减少、市场环境的改善、乳制品种类的扩大以及家庭制冷条件的提升（现在中国城市中很少有家庭没有冰箱），中国牛奶的消费量显著增加，酸奶和冰淇淋也是如此，只是黄油和奶酪在食品市场和大多数人的饮食中还只占很小的一部分，事实上，中国大部分人只在吃西餐如比萨和汉堡时才会去消费奶酪。

市场的扩大使得人们普遍关注产量的增加而不是质量的提高，一些地区存栏奶牛的产奶量只能达到西欧国家奶牛的 1/4，因此就在乳制品食物中继续增加生长激素和其他化学品的使用。近期关于儿童提前进入青春期的例子，就是由于食品尤其是奶制品中大量添加生长激素所造成的，这已经引起了中国公众对农业生产部门这种恶劣做法的警觉。大量使用生长激素行为的普遍流行已经开始显现出其对消费者的负面影响，这个问题如果得不到迅速解决，很可能会反过来影响乳制品企业的发展。

中国人均牛奶消费量从 1999 年的 5.3 公斤增加到 2008 年的 9.2 公斤，10 年中增长了 73.1%。牛奶的零售销量增长更为迅速，由 1999 年的人均 0.22 公斤增加到 2008 年的 0.62 公斤，10 年中增长了 182.9%。

当然，2008 年臭名昭著的牛奶中添加三聚氰胺的事件迫使中国乳品行业迅速对自身加以规范。这些乳制品企业一直都依赖小规模经营的奶农供奶，而这些小规模的奶农一般平均只养五六头奶牛，产奶量也比较低，他们在把牛奶集中卖给收购站时往往与这些收购站互相勾结，使得乳品行业三聚氰胺丑闻爆发，并导致了儿童患病。在这种巨大的行业公关灾难下，各乳品生产商正忙于购买牧场、建立自己的奶牛基地，这样既可以确保原料奶的供应，也有助于恢复其产品的公众信任度，通过厂商直接管控生产过程，我们希望使用生长激素以及添加有毒物质的中间代理商环节能够很快成为过去。

59　分类比较

表 9　各类食物的人均消费量及增长情况（1999—2008）

	消费量（公斤／人）		增长情况（%）
	1999	2008	1999—2008
粮食	192.85	151.23	−21.58
新鲜蔬菜	109.59	108.94	−0.59
食用油	7.31	7.83	7.15
全部肉类	20.60	24.30	17.99
猪肉	14.54	15.25	4.90
牛肉	1.11	1.31	18.18
羊肉	0.70	0.82	17.74
家禽	3.54	5.79	63.53
鲜蛋	6.9	7.52	8.92
水产品	10.54	14.91	41.43
牛奶	5.29	9.16	73.06
新鲜水果	30.77	33.19	7.86
坚果和果仁	18.41	16.28	−11.57
总计	422.15	396.55	−6.07

资料来源：通亚公司根据中国卫生部与国家统计局数据计算。

表 10　各类食品的人均零售量、比例和在非零售销售中
的比例（1999—2008）

	零售额 （公斤／人）		增长率（%）	在零售食品中 的比例（%）		在非零售销售中 的比例（%）	
	1999	2008	1999—2008	1999	2008	1999	2008
粮食	7.39	11.64	57.51	11.63	10.87	96.17	92.31

续表

	零售额 （公斤／人）		增长率（%）	在零售食品中 的比例（%）		在非零售销售中 的比例（%）	
	1999	2008	1999—2008	1999	2008	1999	2008
新鲜蔬菜	19.80	44.75	125.98	31.18	41.82	81.93	58.92
食用油	0.51	1.06	106.39	0.81	0.99	92.98	86.48
全部肉类	12.87	13.98	8.58	20.27	13.06	37.50	42.48
猪肉	9.26	9.11	−1.56	14.58	8.52	36.32	40.24
牛肉	0.75	0.77	2.44	1.19	0.72	32.18	41.21
羊肉	0.46	0.48	3.61	0.73	0.45	34.22	42.12
家禽	2.40	3.62	50.54	3.78	3.38	32.19	37.58
鲜蛋	2.85	4.42	55.23	4.48	4.13	58.76	41.23
水产品	1.91	3.53	84.82	3.01	3.30	81.88	76.32
牛奶	0.22	0.62	182.90	0.35	0.62	95.85	93.22
新鲜水果	4.56	12.08	164.92	7.18	11.29	85.18	63.61
坚果和果仁	0.53	0.95	80.03	0.83	0.89	97.14	94.17
总计	63.52	107.00	68.47	100.00	100.00	84.95	73.02

资料来源：通亚公司根据中国卫生部与国家统计局的数据计算。

糖类——中国人对甜食的偏好

迄今为止中国最大的糖类消费者是食品和饮料（F&B）制造业，其消费额占 2007 年糖类总消费额的 77.7%，相对于 2001 年的 80.6% 这还是有所降低了的。基于此，让我们首先看一下主要食品生产部门的规模与增长情况的数据，因为糖作为这些食品的原料，所占比例是相当高的。

从表 11 中我们一眼就可以看到的是，糖类产品最大的消费部门正是那些宣称自己的产品比别的更健康的食品生产部门——如果你相信那些广告宣传的话。大部分乳制品、果汁和罐头食品都含有大量的糖，特别是乳制品含糖量近来显著增加，与2006年相比，2007年（1—11月）乳制品含糖量增加了23.6%。实际上，所有耗糖量高的食品生产部门近来都得到了迅速发展，比仅仅几年以前的增速更快，这说明有越来越多的消费者在购买这些产品。

表11　中国高糖加工食品的总产量

	2006 年 1—11 月（千吨）	2007 年 1—11 月（千吨）	年增长率（%）	2006 年高糖食品所占比例（%）	2007 年高糖食品所占比例（%）
乳制品	13 060.5	16 141.5	23.59	33.53	34.32
果汁及果汁饮料	8 080.5	9 851.8	21.92	20.74	20.95
碳酸饮料	8 339.4	9 553.6	14.56	21.41	20.31
罐头食品	3 682.1	4 593.4	24.75	9.45	9.77
冷冻食品	1 761.0	1 969.1	11.82	4.52	4.19
饼干	1 570.0	1 951.0	24.27	4.03	4.15
冷冻即食食品	1 245.9	1 528.3	22.67	3.20	3.25
糖果	724.3	867.9	19.82	1.86	1.85
蛋糕与糕点	493.6	579.2	17.35	1.27	1.23
合计	38 957.2	47 035.8	20.74	100.00	100.00

资料来源：中国糖业协会、通亚公司。

60　　　随着越来越多的加工食品充斥于超市的货架并随后进入消费者的购物篮中，中国人均食糖消费量的快速上升也就不奇怪了。直到2003年停止公布相关数据以前，中国政府的统计显示城市和农村人口的人均蔗糖消费量都正在稳步下降。而事实上，通亚公司对于同一时段人均糖类零售量的估计要低于政府的估计值，但是零售量并没有出现降低，其上升的趋势几乎是可以肯定的。

问题的关键在于，虽然政府根据零售、饭店和加工后的食物计算出中国每人每年平均消费糖的总量为 1.5 公斤，并在不断地降低，但实际上中国人每年平均消费糖的数量高达 10 公斤，较 2001 年增长了将近 83%。

人均食糖总消费量并不会就此保持不变，实际上，包括零食渠道直接购买的和添加到加工食品中的糖在内，中国人均食糖总消费量预计在 2012 年将比 2008 年继续增加 38%，达到年人均将近 15 公斤，这表明中国人饮食中食糖的消费量整体正在急剧上升。根据世界卫生组织的数据，这与一些人均食糖消费量下降的国家如日本（由 1991 年的人均 23 公斤下降到 2005 年的 18.8 公斤）形成了鲜明的对比。在香港地区，人均食糖消费量一直以来比大陆还要高，稳定保持在人均 26.5—27 公斤的水平上；韩国的人均食糖消费量也在提高，由 1991 年的人均 19.8 公斤增加到了 2005 年的人均 26 公斤。

这些对比说明，中国内地的人均食糖消费量还没有达到那些与中国传统文化和饮食习惯接近的邻近国家和地区的水平，因此可能还会继续增加。同时，与另一些发达国家相比，中国食糖的人均消费率还是相对很低的，例如，美国食糖消费量在一段时间内保持在人均 31—32 公斤的水平，而在加拿大，这一数字约为 44 公斤，在澳大利亚则接近 50 公斤。

由于近几十年来相似的高速经济增长与人口规模，人们经常把印度和中国放在一起比较。随着印度城市人口的不断增加，食糖年消费量由 1991 年的人均 13.8 公斤增加到了 2005 年的 19.6 公斤，显示出与中国类似的增长速度，但印度的消费量还要更高一些。印度人饮用大量的糖茶，而中国人不喝这种饮料，这大概是印度食糖消费量比中国高的原因。但是我们也需要指出，中国是一个烹饪方法非常多元化的国家，有些菜系比其他菜系更加嗜甜，例如中国东部一些地区的菜肴中含糖量就尤其高，似乎这些厨师们在炒菜时偏爱使用更多的糖。

61

62

表 12　人均食糖零售与消费总量及价值（2001—2007）

	2001	2002	2003	2004	2005	2006	2007	2001—2007 年均增长率
零售量（额）								
公斤／人	0.64	0.71	0.75	0.82	0.93	0.99	1.02	57.85%
元人民币／人	2.64	2.89	3.18	3.81	4.49	4.96	5.71	116.25%
消费量（额）								
公斤／人	7.41	9.09	8.05	7.65	7.39	9.21	10.04	35.54%
元人民币／人	17.53	27.21	23.31	19.31	21.56	24.73	39.28	124.01%
人口数（百万）	1 261.3	1 274.5	1 287.9	1 301.2	1 314.6	1 328.0	1 341.3	6.35%

　　资料来源：国际糖业组织、印度糖业协会、中国糖业协会、联合国粮农组织统计局、通亚公司。

63　　　食糖消费量的增加，无论家庭饮食还是饭店消费，是碳酸饮料或是糖果甜点，以及越来越多使用糖作为配料的各种方便食品，所有这些也都给中国的医疗保健体系带来了负面影响。2005 年，中国青少年发展基金会针对北京市的学校和小学生健康开展了一项调查，发现龋齿是仅次于近视，对儿童健康影响最严重的问题（紧随其后的依次是沙眼、贫血和蛔虫病，肥胖排在第六位）。因此，无论那些碳酸饮料生产商和糖果甜点公司怎么宣传，越来越多对甜食的偏好对中国人的牙齿可没有什么好处。

盐——甲状腺肿大减少，而血压则升高了

　　盐本身并不会使人发胖，但随着人们饮食结构中加工食品比重的增加，而盐又被广泛应用于各种加工食品的生产过程中，因而盐的过量摄入可能会加重一些原有的健康问题。过量的盐、糖的摄入和肥胖结合在一起，会

加重对消费者健康的损害，并增加医疗保健系统的压力。因此，总结一些中国人饮食中盐摄入量的变化是很有用的。

2006 年，中国盐的总产量达到了 4 800 万吨，超过美国的 4 600 万吨而成为世界第一大盐生产国，当年全世界盐的总产量为 2.4 亿吨。根据美国盐业协会的数据，中国的盐产量在 2006 年之前的 10 年内增加了 56%，目前已占到全球总产量的 1/5。因此，中国现在并不缺盐，由此你可能会简单地想到，中国食盐消费相关的问题可能就是摄入过多了，但实际的情况要比这复杂得多。

像中国许多其他问题一样，食盐消费的地区差异十分显著。食盐摄入过量问题存在于中国的很多地区，高血压（收缩压达到 140mmHg 以上）在中国已经成为了致病甚至致死的主要原因之一，而高血压在很大程度上与食盐摄入量过高有关。就与高食盐摄入量相关的健康问题如高血压、中风和胃癌等而言，这些疾病的发病率在中国北方似乎更高，几乎已经达到了流行病的规模，这些地区的人均食盐摄入量也是全国最高的，而且在这里降低食盐摄入量的阻力似乎也最大。

不过在中国还存在另一个与食盐摄入直接相关的健康问题，那就是在中国西部的一些省市（新疆、青海、四川、甘肃、重庆和西藏），存在着严重的碘摄入量不足现象。碘缺乏症是偏远内陆地区最典型的地方性疾病，是导致甲状腺肿大（肿大的甲状腺使颈部变粗）或克汀病（地方性呆小症）的一个主要原因。因此大部分食盐中都加入了碘，以补充整体饮食中碘的摄入量，在绝大多数发达国家，食盐中加碘的做法已经在很大程度上杜绝了碘缺乏症。

然而，正如《中国日报》上的一篇文章所指出的，根据卫生部的一项调查结果，碘缺乏症曾经在上述几个省市中广泛流行，而在 2000 年时已经基本消除碘缺乏症的一些地方，近期发病率又有所升高。卫生部国家碘缺乏病参照实验室主任李素梅指出，"我国生活在缺碘地区的人口达 7 亿多，

64

轻度缺碘或碘营养不足已波及所有人群"[5]。

　　根据李素梅的观点，问题似乎源于加碘盐供应量的不足。例如，西藏地区有 39% 的食盐未加碘，而海南的这一比例为 22%，即使是在北京，也有 16% 的食盐未加碘，主要是因为仍有很多商家用未加碘盐的冒充碘盐销售。中国在推行食盐加碘方面已经取得了重大进展，有效地降低了与食用无碘盐相关的疾病发病率，但这里仍有许多工作要做，仍有必要对这一问题保持高度警惕。

　　中国的消费者正在不断增加盐的摄入量，有越来越多的地区食盐摄入量已经高到了危险的程度，而同时并不能从加碘中获得应有的益处。中国人民解放军总医院营养科研究员鲍善芬发现，北京市 6 个被调查地区的许多家庭在烹饪时使用了过多的油和盐，一些人每天摄入的食盐量达到 13—15 克。[6] 相比较而言，英国食品标准局建议，1—3 岁的幼儿每日食盐摄入量不应超过 2 克，到 4—6 岁可增加到每日 3 克，而 7—10 岁的儿童每日食盐摄入量不应超过 5 克。中国台湾地区的饮食习惯与大陆更具有可比性，而一项由台湾消费者文教基金会开展的调查结果警告人们，一些广受欢迎的如李子干和方便面等预包装食品中食盐的含量普遍超标。[7]

　　从一些其他机构开展的消费者调查中也可以清楚地看到，中国消费者并不清楚他们从那些餐饮店直接消费的和从零售店里购买的包装好的预制食品中到底摄入了多少盐分、糖和脂肪。这里有必要指出的是，钠含量超高的情况不仅出现于那些预制食品或预加工食品以及快餐食品之中，甚至在一些中国传统菜肴的烹调过程中，食盐的添加量也非常高，就中国食盐摄入过高的情况而言，控制垃圾食品只能算是解决了问题的一半。

65

[5]　*China Daily*，2005-7-6.

[6]　"Food police needed to fight gluttony and paucity"，*Xinhua*，2005-5-26.

[7]　"Foundation warns over hidden salt"，*Taipei Times*，2009-7-25.

油脂——"隐秘的配料"

截至 2006 年，中国城乡人均食用油摄入量都较 10 年前增加了 42.2%，如上海市民的食用油日摄入量就从 28 克增至 50 克。然而，同时期食用油的人均零售销量仅增长了 13.9%，而非零售消费量（在饭店用餐或加工过程中添加油的食品）则增加了 54.1%，由此我们可以得出一些很有趣的推论。

首先，根据官方数据，蔬菜产品的人均零售量在 1997—2006 年间几乎保持不变；如果这一情况属实，那么人们也就没有必要多购买 13.9% 的食用油来烹饪这些蔬菜了？不，实际上，他们买更多的油是为了去烧制肉类的菜肴。

其次，如果食用油人均零售量的增长幅度小于非零售的消费，那就意味着除非中国人把菜籽油拿来用作汽车燃料了，否则油摄入量的增加一定在很大程度上都来自于饭店用餐或食品加工过程中的添加。这一点非常重要，因为你在烹饪自己的食物过程中可以控制油脂的用量，但无论是饭店还是食品加工企业，你都无法控制他们制作食物时油的用量。即便生产商在食品的标签或外包装上标明了营养成分信息（这一服务在中国的餐馆中并未推广，在食品生产行业中也只是最近才予以强制实行的），人们也很难把油脂用量的百分比或克数与自己在家做饭时用的一勺或少许进行比较，这是一项模糊而迷惑人的学问。

让我们想象一下为什么食品制造厂商乐于在生产过程中加入更多的油脂呢，主要是因为油的价格相对低廉。除了 2003 年、2004 年和 2007 年这几年以外，其他各年份的食用油价格基本都是处在下降中的，从长期来看，食用油的价格基本没有增长，因而也就成为各种食品加工配料中价格相对低廉的一种。在生产各种调味酱时使用大量的油脂和米粉、糖类、蔬菜相搭配混合，既可以节省肉类作为配料的使用量，同时还会让消费者觉得更加香甜美味，好像是某种特别的配方似的。同样的逻辑也适用于餐饮业，

66

在竞争激烈的餐饮和食品加工业中，饭馆的老板和食品制造商通过多使用较便宜的油类来替代那些更昂贵的配料，可以产生更多的边际利润。

危险的是消费者们在饭馆就餐和购买预加工食品或快餐时，并不完全知晓自己究竟吃下去了多少的油脂、糖类和盐分这种隐秘的配料。在这一点上，中国和其他国家没什么两样，问题只是在于中国饮食结构变化的速度更快，而且在新式饮食中，这些看不见的食用油的用量正在不断增加。

从 2007 年底到 2008 年，中国的食用油价格开始上涨，从而引起了一些消费者与努力营造和谐社会的政府的注意。2008 年 6 月，政府终于取消了包括菜籽油、豆油、花生油和葵花油在内的 36 种植物油的出口退税，试图通过这一政策将部分出口的油类转向国内市场销售，从而增加国内供给，平抑国内的食用油价格。食用油价格似乎成了消费者判断食品价格上涨情况的试金石，2007 年底，重庆的法国超市家乐福在出售特价食用油时引发了严重的踩踏事故，导致三人死亡；在此前后，其他地区也有一些与食用油有关的小规模事件发生，其中就包括上海的英国超市乐购食用油低价促销过程中的另一场踩踏事件。

酒精饮料——中国人的啤酒肚

在中国的各种饮食消费中，恐怕没有哪一项能够有酒精饮料那么大的变化了，近年来，几乎整个中国的酒精饮料消费都发生了巨大的变化。以前中国的各种酒类基本都是粮食酿造的白酒，从价格高昂的茅台（美国新闻主播 Tom Brokaw 将其称为"液体剃刀"）到大众化、装在老式瓶子里的本地酿造低等酒，莫不如此。但是现在已经大不一样了，尽管如保乐力加等大公司仍不断在努力重塑传统烈性酒的品牌，但这些高度白酒大都已经是那些饱受体力劳动和健康问题之苦的祖父辈人的偏爱了，尽管销量还很

67

大，但其消费者的年龄普遍较大，而且大部分是在饭店里消费，而很少能够见于那些在中国各地迅速增加的酒吧中。

在中国的高度酒广告虽然非常多，但实际上除了一些非常昂贵的进口名牌以外，白酒整体的销售正在迅速下滑。这不仅是因为白酒不符合年轻人的口味，而且由于酒精中毒的频发和由此引发的医疗开支增加和耽误工作，同时政府也在积极地控制白酒消费，更不用提最近许多城市开展的打击酒后驾车了。国外进口的一些烈性酒品牌试图重新激活市场（由此引发的激烈的广告战令广告商们大赚了一笔），有的也取得了一定成功，但是像 20 世纪 80 年代末到 90 年代初中国那种炫富式消费所带来的烈性酒的全盛时期已经过去了。对于苏格兰威士忌酿造商们来说，13 亿人转向啤酒消费可能不是一个好消息，但对于中国人整体的肝脏健康来说，这是有益的。

表 13　各类酒精饮料的市场销售量和销售额增长情况（2003—2009）

按现行价格计算销售额	2003—2009 年增长率（%）
啤酒	125.02
葡萄酒	136.96
白酒	221.38
总计	19.48
销售量	
啤酒	66.8
葡萄酒	141.00
白酒	102.34
总计	38.68

资料来源：通亚公司根据各种中国官方、贸易团体和制造商的资料汇总。

在中国的政府看来，如果大家还要继续饮酒，那么啤酒是白酒较好的替代品，于是中国人逐渐抛弃了白酒，而转向饮用啤酒，在 1999—2007 年间，白酒的零售总量下降了 28%，而啤酒则上升了几乎 680%，同时，葡萄酒的消费量也增长了近 185%。不过这些白酒企业非常灵活地转向了高端酒市场并取得了成功，在 2003—2009 年期间，白酒的销量增加了一倍多，超过了同期啤酒 67% 的增长率，但依然落后于葡萄酒高达 141% 的增幅。

中国的大部分消费者从白酒尤其是传统国产白酒转向了饮用啤酒，同时也就从小饮用量、高酒精度数转变成了大饮用量、低酒精度数的饮酒方式。而人们大量饮用的啤酒中不仅含有很多水，还包括大量的糖类，因此在酒精摄入量下降减少了肝硬化发病率的同时，越来越多的中国人却开始出现了啤酒肚。

啤酒消费的意义不仅仅在于啤酒本身，更在于它所代表的生活方式。越来越多的中国城市青年白领在经历了办公室久坐不动的工作方式之后，晚上经常去酒吧或夜总会喝啤酒一直喝到深夜。这与 20 年前中国典型的啤酒饮用方式有了明显的不同，那时喝啤酒的通常是一个中年的工厂工人或者别的体力劳动者，他们往往会在上床之前喝上一瓶啤酒，为的是能睡个好觉从而能够在第二天继续承担繁重的工作。

如果中国的啤酒制造商能够按照自己的计划经营的话，在未来的若干年中，中国啤酒的消费很可能会继续迅速增长。尽管 2006 年中国超过美国成为全世界最大的啤酒市场，但中国的人均啤酒消费量仅相当于英国、德国这些欧洲国家市场的 1/4，也只相当于东亚邻国日本和韩国的一半，因此啤酒酿造商们也将会在将来进一步开发中国的市场潜力。

中国啤酒业的主要企业目前正在一些新发展起来的地区疯狂地扩张产能，以求能够占领这些目前人均消费还相对较低的潜在市场。拓宽市场对于厂商们来说是相对较容易的选择，因为否则的话他们就要陷入激烈的竞争，其成本收益率就会下降。在投入巨额广告和促销费用的同时，厂商们还大量投资于物流运输，以保证能够将更多的产品渗透到市场中。

即使是在中国一些经济已经很发达的地区，尽管啤酒的消费量已经很高了，人们日益接受的休闲消费模式还是营造出了一种社会气氛，促使他们去继续饮用更多的啤酒。正如我们已经论述的，他们越来越多地在外面吃饭，更喜欢去酒吧、夜总会和卡拉 OK 厅消费，或者去度假村、电影院、保龄球场休闲，而在这些地方，啤酒都很容易买到。

69

既然啤酒的消费量还会继续增长，那么再加上葡萄酒销量的扩大，中国未来酒精饮料的总消费量会增加得更多。而这可能对中国人健康状况带来的影响也是大体可以预见的，因为从那些经历过酒精饮料消费迅速增加的国家那里，我们可以清楚地看到酒精消费增加所造成的医疗保健开支扩大。当然，我们还不能根据其他国家的情况准确地预知中国将要面临的问题，因为中国酒精饮料消费的增长速度比绝大部分其他国家还要快得多，中国人的啤酒肚必定会继续膨胀下去。

软饮料——嘶嘶作响的泡沫

你可能会认为健康问题专家们会希望中国人更多地消费果汁，而实际上果汁饮料销量的增加速度也的确快于碳酸软饮料，2001—2007 年这两种饮料销量的增长比例分别为 203.9% 和 105.5%。尽管牙医们会警告你这些饮料中含有过高的酸性物质和果糖，但是想一想广告里经常宣传的"富含维生素和大量营养物质"，你该怎么办呢？"维生素和营养物质"是软饮料商家促销果汁饮料时所常用的独特卖点，然而实际上，人们饮用的果汁并没有广告里所说的那么纯净健康。

70

表 14　各类软饮料销量的增长速度（2001—2007）

	2001—2007 年年均增长速度（%）
碳酸软饮料	105.49
浓缩饮料	36.49
果汁饮料	203.86
运动饮料	85.74
矿泉水	148.94
苏打饮料	46.42
乳制品饮料	32.15
即饮茶	87.21
即饮咖啡	80.61
合计	109.29

资料来源： 通亚公司根据贸易团体和制造商资料汇总。

　　中国市场上的很多果汁饮料都不是纯果汁，事实上，要在中国的超市里找到一瓶真正的纯果汁是很难的，你通常只能在果汁吧之类的餐饮场所才能找到手工压榨的纯果汁。绝大部分所谓的果汁都是采用浓缩果汁加糖后稀释制成的，通常还会加入一些色素和防腐剂来恢复果汁原本应有的色泽。但这并不妨碍给这些产品贴上"百分之百纯果汁"的标签，就像从口香糖到碳酸饮料的无数产品都谎称自己"无糖"一样。当然，随着越来越多的消费者开始倾向于不含糖的食品，厂商们也纷纷转向采用另一种非糖类的人造甜味剂——阿斯巴甜（人们更熟悉的可能是使用阿斯巴甜的一些著名品牌如 NutraSweet 和 Canderel 等，由于其对于健康尚存在着不确定的危害，这一产品目前仍然饱受公众的争议）。

　　矿泉水销量接近 150% 的增幅似乎比较让人乐观，而实际上这一方面同样是大量广告促销的结果，另一方面也反映出目前中国的自来水供应状况不佳。

进入新世纪以来，中国人口的年均增长率仅为1%，而人均消费的碳酸软饮料和果汁饮料则分别增长了101%和185%，给人们的日常饮食中带来了大量的气泡、阿斯巴甜和糖分，而这些都是十多年以前所没有的。和人均数据一样，全国总量数据也掩盖了城乡消费状况的差别，因此，考虑到相对贫困的农村地区消费增长比较缓慢，城市地区的软饮料消费增速要比上述数据更高得多。

中国的医疗保健工作者们对软饮料消费的迅速增长显然不会高兴，他们对那些被快餐和广告文化所俘虏的年青一代表示担忧，这种消费文化营造出了一种气氛，促使年轻人去越来越多地饮用各种高糖分的软饮料，从而给本已经在不断上升的中国城市儿童肥胖率和龋齿状况带来了更大的压力，而这种文化正在随着中国城市收入的提高而不断蔓延到越来越多的地区。

隐藏的危险——味精、反式脂肪和相酯化脂肪

对于中国肥胖问题及其演进过程的探讨当然不能不提味精或称谷氨酸钠盐，这是一种非必需氨基酸，被广泛用于食品的添加剂用以增强鲜味，在中国和很多其他亚洲国家乃至世界各地的中餐馆中，都在消费大量的味精。在中国的各种现代食品包括预加工食品、浓缩固体汤料、调味料、速冻食品、各种快餐、方便面和薯片之类的零食中，我们都会发现有味精的存在。

但是中国人并不像日本等国家的消费者那样食用大量可以中和味精的食物（如富含牛磺酸的生鱼和肉）。味精的主要用途是作为调味剂增强食物的鲜味，绝大部分都用于人类的食品消费，只有少部分才用作动物饲料。

根据 SRI 化工咨询公司 2007 年 1 月出版的一项全球味精生产和消费报

71

告，中国的味精生产和消费均居于世界首位。[8]该报告指出，近年来，很大程度上由于中国市场的扩大，全世界味精的销售量有了迅速的增加，2006年世界味精总消费量接近 200 万吨，价值 23 亿美元，而中国的味精消费和生产分别占全世界的 52% 和 57%，这 5% 的差异对应的就是中国味精的出口量，这也表明在中国成为世界最大化工产品出口国的同时，味精也成了中国一项新的重要出口商品。

关于（正常用量的）味精消费是否会引致疾病的科学研究目前仍未取得一致的观点，但似乎有越来越多的证据表明味精的消费可能与肥胖存在一定关系，在德国一项名为"肥胖、贪吃与身材矮小：谷氨酸盐对于食欲调节的影响"的研究中，研究者们抽取了 200 万德国人在两年中的数据，得出以下结论：

> 本项研究首次证实了被广泛使用的味精如果浓度稍微超过日常的食用量，就会导致下丘脑对于食欲控制能力受损可能性的显著增加，而下丘脑对于食欲的控制显然对全世界的肥胖倾向都有着决定性的影响。因而我们建议有关方面重新制订对氨基酸和营养蛋白质的每天推荐摄入量，远离蛋白质含量高的食品，尤其还要少用味精。[9]

与此相类似，国际宏观与微观营养素与血压合作研究组织（INTERMAP）从中国华北和华南的三个村庄中随机抽取了 752 位（其中 48.7% 为女性）40 岁到 59 岁之间的身体健康者进行调查，发现味精的摄入量确实与 BMI 指

72

---

[8]　Kazuteru Yokose and Hossein Janshekar, "Monosodium Glutamate (MSG)", SRI Consulting, Jan. 2007.

[9]　M．Hermanussen et al. (2006), "Obesity, voracity and short stature：The impact of glutamate on the regulation of appetite", *European Journal of Clinical Nutrition* (Aug. 2005)：60：25－31, 31.

数存在着正相关关系。[10]

在味精消费水平已经很高的国家里，这类研究结论的冲击力当然是非常大的。尽管减少味精消费并不是解决中国肥胖问题的灵丹妙药，但大幅减少味精的消费量很可能会有助于降低中国的整体肥胖水平。当然，我们还需要更多的调查和更深入的科学研究来确定中国的情况和可能的效果，而且味精在中国国内和国际市场中都是一项重要的商品，对于这一容易生产而又能带来高价值的商品，味精生产厂商们也不会坐视这种批评而不作出反应的。

当然，要减少味精的消费，最简单的办法莫过于让更多的人来关注这一问题，而随着人们对于味精问题的日渐注意，从中国开始，随后越来越多亚洲、欧洲和北美的餐饮业主都纷纷打出广告说自己的菜品不含味精。而中国餐馆症候群这一概念的传播也加速了这一趋势，这又被称为味精过敏综合征，最早是20世纪60年代由一位美国的郭浩文（音译）医生在《新英格兰医学杂志》上提出的[11]，尽管未经科学的证实，但该医生认为味精的消费会引起脸红、出汗以及嘴和面部的麻痹感，他写道：

> 我在中餐馆就餐尤其是吃北方菜时出现了一系列奇怪的症状，通
> 常是在我吃完第一道菜15到20分钟之后开始，持续约两小时左右，

[10] Ka He et al., "Association of Monosodium Glutamate Intake With Overweight in Chinese Adults：The INTREMAP Study", Obesity16：8 (2008)：1875－1880.

[11] Robert Ho Man Kwok (1968), "Chinese restaurant syndrome", *New England Journal of Medicine,* 18 (178), 796. 译者注：正如本书作者所说的，这种所谓"中国餐馆症候群"并未经科学证明，事实上，1987年联合国粮农组织和世界卫生组织食品添加剂专家联合会第19次会议也已经明确宣布取消过去关于成人食用味精量要限制的规定，确定它是一种可靠的食品添加剂，除1周岁内婴儿外，其他年龄组儿童都可食用。有研究经过调查后认为之所以出现这种症状是由于组胺中毒或蜡样芽孢杆菌食物中毒造成的，而与味精无关；当然，这件事也不排除是一些反华人士针对在美华人餐馆恶意造谣的可能，显然类似的事件今天仍在发生。

但与宿醉感不同，最主要的症状是从后颈部开始，一直延续到手臂和背部的麻痹感，同时感到全身乏力和心跳加速。

无论上述情况是真是假，英国的《观察家报》以《如果味精真的那么有害，为什么亚洲人没有全都因此而头疼呢？》[12] 为题刊登了封面文章，对味精的影响进行了探讨，很多消费者相信了这种说法，于是造成了味精恐惧症，北京和上海的一些餐饮店也已经开始控制使用味精——尽管主要还是那些价格昂贵的高端市场部分，但总体而言，目前科学界仍未取得对味精的一致观点，而中国公众对味精可能有害的认识程度也还是很低的。

味精问题的关键在于用餐者看不到自己究竟吃了多少味精，这一点和反式脂肪与相酯化脂肪是一样的。美国越来越多的州已经开始禁止使用反式脂肪和相酯化脂肪，在发达国家的市场上，主要的食品制造商们（如麦当劳快餐和奥利奥曲奇饼）被迫去除或者替换掉了他们产品中的反式脂肪含量，但是中国市场上的反式脂肪问题还基本没有或很少得到解决，对于反式脂肪的禁令主要还是在美国和欧盟国家。

为什么说反式脂肪是有害的呢？我们需要借助于一些专业的化学知识，反式脂肪与饱和脂肪或顺式不饱和脂肪的分子结构不同，线性的空间构象意味着它的分子堆叠更紧密，其熔点也就相对较高，存储时间也更长，这一点对于生产烘焙食品和油炸食品的厂商和饭店非常有意义，因为他们的食品通过使用反式脂肪可以拥有更长的保质期，这对于他们边际利润的增加当然是大有好处的。

然而，反式脂肪的这种紧密结构也使得它很难被人体消化吸收，这意味着我们在消化反式脂肪时，这些脂肪会在我们的血管中存留更长的时间，

---

[12] Alex Renton, "If MSG is so bad to you, why doesn't everyone in Asia have a headache？", *The Obersver*, 2005-7-10.

进而容易堆积起来导致血管堵塞。想像一下心脏病的情形吧！如果这还不够糟糕，那么反式脂肪还会降低胰岛素敏感性，这可不是一个好消息，如果你不想成为糖尿病患者的话。反式脂肪不仅会引致肥胖，还会增加肥胖相关疾病的发病几率。

中国的问题在于对于反式脂肪的立法和控制仍然非常缺乏。限于资金的紧张，在中国的食品生产企业和餐饮业者中反式脂肪的使用非常普遍，星巴克和麦当劳已经公开宣称他们不会在中国继续使用反式脂肪，其他的餐饮连锁店也在努力淘汰反式脂肪的使用，但是在正式立法禁止之前，中国仍将会有相当比例的食品生产厂商继续使用反式脂肪，目前来看，似乎还有相当长的路要走。事实上，绝大部分亚洲国家和地区的政府（除了韩国和中国台湾地区以外）都不认为有必要禁止反式脂肪的使用，甚至是在以各种禁令著称的新加坡，尽管不断有公众要求，目前政府仍然拒绝颁布反式脂肪的禁令。

从目前中国专业营养师人才稀缺、立法控制和对于食品产业约束的缺乏，以及消费者对于反式脂肪问题认识不足的状况来看，这一问题很难在短期内得到解决。同时由于反式脂肪在各种食品中的广泛应用，由此而产生的健康问题还将会继续增加。

更糟糕的是，在寻找反式脂肪替代品的时候，食品科研工作者们发现了一种叫做相酯化脂肪的产品，它是一种完全氢化的饱和脂肪，由于质地比较硬，所以经常和一些液态的油一起混合成为类似黄油的状态再进行使用。2007年1月初，一份由英国和马来西亚科学家共同研究得出的报告指出，这种新的相酯化脂肪对健康潜在的危害可能比反式脂肪还要大，它既会明显地降低人体内高密度脂蛋白的水平（一个健康人体血液中30%的胆固醇都由高密度脂蛋白来运载），又会提高血糖和降低胰岛素水平。

即使是监管程度很高的市场，也很难要求企业把所有的脂肪构成情况都印在商品标签上，而公众对于反式脂肪和相酯化脂肪危害情况（甚至在

74

产品中是否存在）的了解程度也还很低，因而我们很难想像消费者自己有能力保护自己，或者促使市场来强迫厂商们不再使用这些配料。新加坡政府似乎相信市场有能力把反式脂肪逐出市场，但从越来越多关于这些脂肪危害的科学证据来看，对于这样一个经常是一旦确定了危害因素，哪怕危害程度还不很大，也会通过立法予以消除的政府而言，不去禁止使用反式脂肪实在是非常奇怪的。当然，市场对这些产品的驱逐力量在很大程度上取决于这种观念在公众中的普及程度，这当然也是那些食品制造商们所不愿意看到的。

对于中国而言，如果政府已经意识到了反式脂肪的问题，那么可能是希望继续对此保持沉默，因为我们至今还没有看到针对中国反式脂肪使用水平或其消费与对健康造成危害的任何重要的研究出现。由于中国大部分的食品贸易还是由政府或国有公司控制的，因此只要中国政府颁布某项禁令，应该能够被迅速地贯彻实施，那时可能就是反式脂肪在中国的末日了。但是如果我们参考一下中国的烟草市场，就会发现由于烟草行业基本都是国有企业垄断经营的，一些政治的因素和既得利益者的卷入严重地阻碍了政府对于烟草广告禁令的贯彻，那么类似的情况可能也会在反式脂肪的控制和立法中同样存在。

食物中毒：恶性事件

在中国造成恶劣影响的还不仅仅是越来越多的脂肪和添加剂问题，食品安全问题也已经成了中国消费者维权的一项核心内容，同时还成为了一项国际贸易的议题，这也促使消费者们开始关注那些预包装和速食食品的安全性问题。

在 2002 年的重大食物中毒事件中，共导致了 138 人死亡、7 000 多人中毒，中央政府因此建立了新的国家食品药品监督管理局以取代原来的药品监督管理局，将食品、中草药和化妆品都纳入了它的管理范围，还包括了与食品相关的各种卫生、农业、检验和工商业管理机构。该部门成立后的首要任务之一就是建立起一个对食品生产和销售的高效监督机制，包括对食品进入市场前的检验。

国家食品药品监督管理局尤其注意通过派遣人员与患者和家属访谈，对食物中毒事件进行跟踪调查；除了例行的监督以外，国家食品药品监督管理局还对蚊子和老鼠的活动情况进行研究，评估其对于公众健康的危害程度；同时也计划对二恶英的危害情况和转基因食品的安全情况进行专门的研究。

上述所有这些活动都表明政府对于加强食品卫生监管问题的认识正在日渐加深，这也是建设和谐社会的重要组成部分。在过去，大规模的食品中毒尤其是发生在学校食堂的中毒事件还曾经引起大规模的抗议活动。而随着大众传媒的发展，像英国的疯牛病之类食品危机的新闻迅速地被中国人民所了解，尤其是在中国国内爆发了禽流感、猪蓝耳病和手足口病疫情以后，食品安全更加成了中国消费者所关心的议题。再加上关于假冒伪劣食品所引发悲剧的报道，如2004年假奶粉导致的大头娃娃事件，更是给消费者敲响了警钟，也促使中央政府采取措施进行积极干预。2004年4月，在这一恶性事件发生的安徽省阜阳市，有13名婴儿在饮用从农村市场购买的劣质奶粉之后死亡，近200名婴儿出现营养不良综合征，头脸肥大浮肿，被当地人称为"大头娃娃"。调查者们揭露了超过100家的工厂在使用淀粉和水生产假冒伪劣奶粉的现象，最终假奶粉的生产者、销售商和与之共谋的地方政府官员被绳之以法。

2007年初，由于遭受三聚氰胺的污染而导致了宠物的大量死亡，美国的宠物食品供应商需要召回超过100个品牌的猫粮和狗粮。而因为美国销售的大量宠物食品包括这些被三聚氰胺污染的食品都产自中国，这件事也

76　把中国的食品生产标准问题推到了前台。从中国进口食品成了一项风险越来越大的生意，而宠物食品的污染问题其实并不是一个孤立的事故。

2008 年，中国最大的乳制品企业之一三鹿集团再度发生了类似的事件，受三聚氰胺污染的三鹿婴幼儿配方奶粉造成了巨大的悲剧，到 2008 年 11 月时，中国已经报道有大约 30 万名婴幼儿受害者出现了泌尿系统异常，其中 6 人死于肾结石或其他结石症，另有 860 名患儿入院治疗。在奶粉中加入三聚氰胺的主要目的是使其在检验中表现出很高的蛋白质（氮）含量，尽管在这一事件中大家主要关注的是三鹿集团，但中国政府在此后的调查中发现还有另外 21 家乳制品企业也在产品中添加了少量的三聚氰胺，其中甚至包括蒙牛、伊利和雅士利等行业内领导品牌。三鹿丑闻只是若干次食品安全恐慌中的一件，这些往往都与地方官员腐败渎职和食品安全监管体制不健全有关，可以想像，中国食品和饮料的公信力已经下降到了一个亟待扭转的历史最低点。

与之相应的是消费者们对于食品安全的担忧正与日俱增，近期由国家食品药品监督管理局开展的一项调查发现，有 65% 的中国消费者对食品问题感到担忧，当然，造成这一局面的原因也很明显。仅 2007 年 4 月一个月内，就有四次彼此独立的集体食物中毒事件发生，其中学校和医院各一件，工厂食堂两件。内地一些地区常常使用孔雀石绿处理鱼类和鸡蛋，从而延长鱼类运输时间以及使得蛋黄的颜色更黄，而由于担心可能存在孔雀石绿这一致癌物质，香港地区甚至通过了新的食品安全法律限制从内地运输鱼和蛋类产品。2005 年，在一项食品被检验发现含有致癌的化学染色剂苏丹红之后，百胜集团的肯德基连锁店遭受了大量的舆论批评，正是公众和政府的关注促使中国开展了一项全国性食品安全大检查，在亨氏美味源广州食品有限公司生产的美味源牌辣椒酱和辣椒油中查出含有苏丹红（一号），而肯德基食品中所含有的苏丹红也是来自于调料供应商。从苏丹红一号这一类事件中我们可以得出如下几点看法：

（1）随着进出口食品配料的不断增加，中国食品经济与全球食品经济的结合正在日益加深；

（2）和食品制造工厂、餐饮店、食品零售店一样，食品供应商和整个供应链条都需要进行严密地监管；

（3）随着各种媒体能够相对公开地对这类事件进行报道，公众对于这类事件的反应能力也将会不断增强。

中央政府已经向全国的农民和食品加工业者提出了要求，强调严把食品安全关；关于这一方面的立法工作也正在进行之中，国务院已经通过了食品药品安全规划，即将颁布实施。然而无论中央政府怎么说和做，地方政府和监管人员对食品安全问题的解决仍未表现出任何热情，甚至于都不愿意承认已经广泛存在的食品安全问题，然而这一问题正在随着中国食品进入全球市场而被逐渐放大。

食物中毒事件有的源于人们的无知和工作疏忽，有的则是蓄意犯罪所致。将致癌的染料掺进蛋黄以使它们看上去更黄一些的做法暴露了这些人的无知，错把老鼠药混进医院的早餐可能是因为工作的大意疏忽，而三鹿事件则纯属蓄意犯罪。由于相关的法律法规还没有到位，也就没有人去告知、培训或监督这些食品加工行业的企业；但是即使有了相关的法律法规，我们也很难预想实际操作情况究竟会有多大的改进，对于这些拥有数以千计企业的食品加工行业，政府又将如何去监管呢？

要真正实行食品安全的立法，就需要建立遍及全国各地的食品监测网络，这不仅包括经过培训的专业人员和监控设备，还需要有效的措施以防止那些黑心企业和腐败官员的勾结。我们不知道现在监控设备的质量能够达到怎样的程度，也不知道这些专业人员的训练情况如何，而且，如果监管人员的收入不够高，那么他们就很可能会向那些争相为他们提供贿赂的厂商们寻求新的收入来源。例如，检察员们可以对违规者进行当场处罚，这就为腐败贿赂提供了机会，此外，我们还应注意在整个食品供应链条上，新的食品安全立法是否明确规定了应在哪些环节，以怎样的频率进行检查和开具安全证明；而对于那些存在问题的环节，新的立法是能对相应的厂家进行处罚，还是允许他们相互推诿，简单地把问题当做是所有供应商共有的责任来处理，而后者正是目前还很常见的情况。

　　厂商们自己可以花费更多的时间来监督自己的供货商，然而，如果像梅赛德斯—奔驰这样一个很有钱而又有一个高价值品牌需要保护的企业，由于他们的供货商提供了不符合标准的备件，而导致近年来梅赛德斯—奔驰公司因所生产汽车和发动机的缺陷而被多次诉诸法庭。从第一次出现这种情况开始，奔驰公司无疑就已经开始加强了对供货商产品的检验，然而类似的情况仍然在不时发生，就是因为要对上千家供货商的产品直至其使用的原料进行追踪是极其困难的。尤其是对于那些会因季节而转换地点的农作物供应商，即使是像肯德基这样拥有大量资产和员工的国际性企业，也没有能力有效地追踪这些供应商。随着中国食品加工业边际利润的日益微薄，很多厂商们都不会有利益动机去投资改进自身的检验系统，而只是为了遵守那些并没有严格监管的食品安全法规。

或许应该转向绿色食品……

　　在欧洲和北美，"良知"（ethical）食品消费正在风靡各大超市，如英国的星球有机食品商店和美国的全食超市，各种有机食品和公平贸易商品的销量正在不断增加。仅在英国，公平贸易产品的销量就在过去的四年中增长了 62%；据伦理公司研究会的期刊估计，到 2010 年英国所有良知食品市场的规模将达到 40 亿美元（不过相对而言，我们看到整个英国食品市场的总规模要超过 2 300 亿美元）。西方国家转向良知食品、有机食品和绿色食品的驱动力似乎主要来自于中产阶级收入的上升和他们更具良知的生活方式；主要的连锁超市们也在大张旗鼓地涉足其中，它们大都已经推出了有机食品货架，减少不必要的包装而提供环保型购物袋（在中国政府的强制规定下，超市塑料袋也已经开始收费以减少其使用量），尽管一些绿色食品和有机食品还存在着问题，但这一方向无疑是正确的。

对于污染食品的担心使得中国越来越多有支付能力的消费者开始尽可能地采购有机食品，生产厂商们也开始向这一领域投资，于是超市货架上的绿色食品也就有了迅速的增加。

在 20 世纪 90 年代中期，江西省东北部一个拥有 33 万人口的茶叶出产县婺源就从这一消费偏好中获益颇丰。婺源县是六条河流的发源地，林木茂密，不许开设任何工厂。1997 年，婺源最有名的绿茶通过了欧盟严格的有机食品检验，从而获准在欧洲市场销售；同年，该县垄断性的绿茶生产商婺源绿茶也更名为婺源有机食品公司，目前已经获得了香菇、木耳和野生中草药的欧盟有机食品认证，另外还在继续申请通过鸡肉和芝麻酱的认证许可。

婺源有机食品的发展不仅迎合了西方的有机食品潮流，而且也满足了中国新生但发展十分迅速的国内市场需求。由于消费者对不安全食品的担忧，2001 年，中国 800 家通过政府认证的有机食品生产厂商的有机食品销售总额达到了 40 亿美元，其中约 1.4 亿美元是来自国外市场，这两个数据都较上一年增长了 20%。根据中国有机食品研究中心的建议，中国大城市中的超市们也开始储存各种各样的有机食品，上海联华等主要超市还在部分店铺中设立了有机食品的专柜。这些主要城市连锁超市所掀起的有机食品和绿色食品潮流还带动了一些大城市中专业零售机构的设立，在联华超市设立有机食品专柜之后，一家从安徽发展起来的专门经销绿色食品的国祺绿特超市也进驻了上海，此外还有大量小型的专业机构也已经开业，专门销售绿色或有机食品。

目前中国购买绿色或有机食品的消费者中有一小部分是出于对环境问

题的关心，大多数则是因为对于卫生状况差和食品污染的担忧，无论是出于哪种原因，这都是好消息。如果消费者们愿意多付一点钱去购买绿色或有机食品，那么农民的收入就会相应有所增加，生产工艺和技术也可以得到改进。然而要真正提高农业生产技术和产品标准，中国就必须改变现在僵硬的中央管理和决策方式，采用日本式的农产品超市供应链体系，让消费者为高质量的产品付更高的价格。现在来看，这还需要走很长的一段路，从事冷冻设备和从农田到餐桌的设备与技术生产的厂商依然很难找到销路，针对提高农村地区生产能力的投资也还很少。

随着国内市场对有机产品的需求有望迅速扩大，而消费者们也越来越拒绝那些与污染沾边的作物，中国各省都开始在乡间寻找未被污染的土地用以种植有机作物，尽管生物毒素和其他一些污染物已经破坏了中国农村大量肥沃的土地，还是有几个地区尤其是江西等山区中部省份，仍然保留了相对未被损害的土壤，只是这样的地区已经比较少见了。

80　　这又为我们带来了另一个让人头疼的问题，那就是中国绿色和有机食品标准的混乱。目前，在中国有很多政府和准政府机构都可以颁发绿色食品证明，包括中国绿色食品发展中心、中国农业科学院茶叶研究所有机茶发展中心等中国国内机构，还有大量的外国认证机构驻中国的办事处，如法国国际生态认证中心（ECOCERT）、德国生物控制组织（BCS）、瑞士生态市场研究所、英国土壤协会和美国国际有机作物改良协会等。要使消费者们不至于被这些眼花缭乱的认证机构所迷惑，我们必须有确立一定的规程。

1992 年由农业部所设立的中国有机食品研究中心（又名"中绿华夏有机食品认证中心"——译者注），目前归属于中国种子集团有限公司的辖下，该中心已经建立了一套与欧盟和美国非常接近的食品监管认证办法，不仅对土壤、空气和水质进行严格检查以保证不会有毒素进入食物，而且还对生产工艺和方法进行监控以确保其产品纯天然且对人类和环境无害。迄今为止，日本已经接受了中国有机食品研究中心的标准，德国和法国也将随后接受这一标准。

在中国每周都能听见媒体关于主要食品中含有毒素的报道，2002 年关于北京市场上水果和蔬菜的一项研究发现其中有 20% 的农药残留量超标，从而再一次提示了这一问题的严重性。中国有机食品研究中心称，尽管已经有了关于农药的禁令，非法的杀虫剂销售仍然非常普遍。这一类新闻的揭露促使那些（至少是有消费能力的）消费者更加趋向于购买有机食品了。

转基因食品——科学怪人的厨房？

截至 2002 年 4 月，有关专家估计中国人已经消费了超过 2 000 万吨的转基因食品，只是因为绝大部分的转基因食品至今都没有在商标上进行注明，所以消费者们并不知道他们所吃的东西是经过生物性改造的。尽管中国有如转基因抗虫棉等非食用生物性改造产品，但目前，中国国内基本还没有生产转基因粮食或油料作物。

1983 年，第一个转基因作物诞生于美国，但直到 1996 年，这类作物才开始了大规模的种植和商业化，中国转基因作物的进口也是从这时开始的。中国进口的转基因作物总量，在 1996 年是 8 万吨，1999 年增加到了 280 万吨，2000 年进一步扩大为 750 万吨，2001 年突破了 1 000 万吨，也就是说，中国进口的转基因作物在 6 年中增加了超过 100 倍。

中国主要的三项进口转基因作物分别是大豆、玉米和油菜籽。2001 年中国进口了 1 500 万吨的大豆，大体与国内自然生产的大豆总量相当，这些大豆主要用于榨油、制作豆腐和豆奶，有超过 80% 的大豆色拉油是用转基因大豆加工而成的。

2002 年 3 月，中国颁布了新的《进口转基因农产品临时措施管理程序》，美国的大豆出口商们纷纷担心新的规章会影响到中美之间每年高达

81

10 亿美元的大豆贸易，而其中有 70% 都是转基因大豆。然而中美贸易的谈判最终达成的结果是，对进口的转基因农产品进行安全测试，而为了不影响正常贸易，其安全管理临时措施延期 9 个月，到 2002 年 12 月再正式执行。于是，消费者们又一次陷入到了类似的情境中，他们无法知道究竟什么时候吃的是转基因食品，什么时候不是。

高脂、高糖、高盐的世界

在中国日益现代化和复杂化的城市中，我们可以感受到和世界其他先进城市一样的压力和生活态度，家庭主妇们总是抱怨没有时间去采购或准备食物，或者认为做饭是一件繁重的工作，外出就餐或者叫外卖总是更加方便的选择。与此同时，超市和便利店总是在货架上摆满了大量预加工好的食品，可以直接食用或者只需要很少的处理时间。

于是，在人们赶着去上学或上班时的早点里，以及作为工作餐的预包装方便食品中，HFSS（高脂、高糖和高盐）食品开始日益普遍起来。当然，和世界其他地区一样，食品行业也就开始针对这一市场大量提供相应的食品（其中很多都是 HFSS 食品），尤其是针对主妇和孩子们。外卖和电话订餐（包括麦当劳、肯德基和必胜客以及其他各种非连锁餐饮店）越来越多，而这些餐饮店的菜单中也充满了各种各样的高脂、高糖和高盐食品。所有这些因素使得无论父母怎么在意孩子们的饮食，他们还是会减少对孩子们 HFSS 饮食的控制，只能无奈地发现自己越来越无法监控家庭的高脂、高糖和高盐摄入量。

这样的饮食会造成连锁反应，消费者们越是多吃快餐、方便食品或预加工好的食品，也就会越少吃新鲜水果和蔬菜，而孩子们还尤其会养成爱吃零食的习惯，这又会进一步增加他们对于 HFSS 食品的摄入。在西方国家里，父母对孩子们比较宽松的约束和孩子们自己购买力的增强意味着孩子们自己越来越能够控制自己的饮食习惯，而这不可避免地导致了高脂、高糖和高盐食品摄入量的增加。中国的情况略有不同，如后文将详细谈到的，独生子女政策导致了中国家长对于孩子的溺爱，使得他们很难拒绝孩子们的需要，而这些往往都是高脂、高糖和高盐的食物。

辨识"魔鬼"

在西方国家，人们经常会把肥胖的流行和饮食中你认为最可能的一种"魔鬼"联系起来，例如，反式脂肪和相酯化脂肪就是在科学语境下的健康问题中的两个最新的"魔鬼"，但是在此之前还有很多别的魔鬼（譬如媒体曾经关注过的高果糖玉米糖浆），而公众们还会经常谈及薯片、糖果、麦当劳、垃圾食品或者泡沫饮料。但是一个国家饮食结构的改变总是很多因素逐渐累积所造成的——食物、饮料、油、调料，当然还有反式脂肪和相酯化脂肪，而不会是单一因素作用的结果。事实上，对于中国中产阶级而言，无论是从数量还是从种类来看，他们的饮食结构都发生了显著而又根本性的变化。

那么，中国的消费者们是从哪儿购买这些高脂、高糖、高盐食物呢？

第五章

催生肥胖的货架——中国的食品零售情况

新鲜的食物都去哪儿了？

造成中国饮食结构变化的一个主要因素是食品零售业的发展。工作的日益忙碌使得中国城市居民的日程总是排得满满的，能够用于购物的时间越来越少，于是中国的中产阶级也和其他国家一样，变得"有钱但没时间"，越来越倾向于以最方便的方式购买食物。

在上一章中，我们对中国食品销量的增长情况进行了分类考察，也探讨了食品供应的日益便利和价格的相对低廉。从中我们发现，在生鲜食品中最大的变化是肉类消费的不断增加，而与此同时，更为明显的是预加工和预包装食品消费的迅速增长，后者的增速还要远远快于新鲜食品的增长速度。这部分地归因于消费者收入增加和自由购买力增强所引致的新式食品生产部门的迅速发展；同时，如上一章所谈到的，这些新厂商所采用的促销手段也在不断增加。中国大型的食品零售商们也在为这些预加工的食品提供越来越多的货架空间，在英国大型超市乐购进入中国时曾宣称，作为他们的一项重要策略，会引进多达 500 种自有品牌的"超值"产品，其中很多都是在英国知名的方便食品。与不久以前相比，在中国城市的食品消费中，变化尤为显著的可能就是他们购买食物的方式了。

20年前，中国大城市的居民会经常骑车去嘈杂的菜市场购买新鲜水果、蔬菜、肉、鱼和家禽，然后再回家自己做晚饭，周末则去商店另外买些罐装或干制的食品。但在近20年中，随着商业区地价的不断攀升、大规模的城市重建和对卫生问题关注，这些菜市场正在从城市中心区逐渐消失。现在，每周一次开车或打车去附近超市大量采购，再加上日常去周边小超市或便利店已经成为了中国城市普遍的购物方式。在中国最大的八个城市中，菜市场的交易量在1996—2005年间下降了50%—54%，而大型超市的交易量上升的比例甚至更高。菜市场的数量日益减少，其空缺大都被便利店或超市填补了起来，对于越来越多的城市消费者来说，从附近的超市购买新鲜食品要比菜市场更为方便。有趣的是，中国国家的统计报告从2005年以后不再统计菜市场增加或减少的具体情况，这也表明了它们在中国社会发展进程中地位的降低。

同时，城市化的发展也为超级市场和便利店的发展提供了更多的区域，例如，从2000—2005年，上海的便利店数量增加了将近250%，其中既包括日本的罗森株式会社，也包括大量中国本地的连锁店。而在北京、广州和近年来的上海，大量的7—11便利店正在和本地对手们激烈地竞争着。这些以薄利多销的零售模式主要以预包装、预加工产品的销售为主，而生鲜食品的比重则相对较小，那些便利店则基本都不销售生鲜产品。

人们总是会选择那些容易买到的商品，而随着生鲜食品越来越不好买到，那些预包装食品的销量也就随之得以迅速增加了（参见表15）。在世纪之交，中国富含脂肪、糖类盐分、味精、反式脂肪和相酯化脂肪的预加工食品和饮料销量的增速是新鲜水果和蔬菜的两倍，这也就意味着中国人对这些食品摄入量的增加大约相当于水果和蔬菜的两倍。而这只是就零售部门而论，还没有包括那些在餐馆里消费的食品。

在考察表15中数据时，我们必须注意到这些数据都是全国的人均值，

84

而很多产品如速冻食品和开胃小吃等基本都只是在城市消费，很多老年人对这些食品也还缺乏兴趣，因此，这些人均数据并不能完全地反映出那些食品消费者们真实的摄入量。很显然，这些食品的主要消费群体是那些新兴城市中产阶层，而他们的实际消费量也要远远大于表15中的这些数据。一个粗糙但或许更有效的计算方法是只采用中国城市人口而不考虑那些生活相对贫困的农村人口，甚至可以只选取中国约1.5亿到3亿的中产阶级消费者来考察他们的人均消费情况。

85

表15　中国若干食品人均零售量及增长情况（2003—2009）

	2003（公斤／人）	2009（公斤／人）	2003—2009年增长速度（%）
冰淇淋	0.59	1.27	115.64
蛋糕	0.02	0.05	108.88
甜饼干	0.07	0.15	108.95
巧克力	0.04	0.09	117.70
糖果	0.05	0.10	93.55
速冻食品	0.09	0.20	114.96
风味零食	0.15	0.30	97.99
汽水	4.28	7.20	68.18
酒精饮料	7.61	17.87	134.90
对比			
新鲜水果	5.85	12.48	113.16
新鲜蔬菜	50.01	80.64	61.26

资料来源：通亚公司。

从这些数据中我们可以读到最为重要的信息并不是人均消费量的绝对值，而是它们的人均消费增长速度。当然，这些都还只是零售数据，并不包括在酒店、饭店或其他餐饮行业里消费的酒精饮料等食品，而如果加上这些以后，上述数字显然会有一个很大的增加。相对于新鲜蔬菜仅 61% 的增幅，所有那些高脂肪、高糖和高盐的预包装食品人均销量增加幅度至少是蔬菜的两倍以上。

蔬菜消费比重的下降（或者中国腰围的增加）并不必然是零售行业发展的直接结果，也不能完全归咎于城市中菜市场的减少。这些因素固然增加了人们购买新鲜蔬菜和水果的麻烦，但另外一些因素的影响则更为重要。

更为忙碌的生活方式——改变人们的日常状态

在过去的 30 年中，中国城市社会发生了巨大的变化，中国消费者的生活方式当然也随之出现了很多的改变。中国的很多城市几乎整个被重建了，而前述最有名的深圳更是从几乎什么也没有的小渔村发展成了一个现代化城市，人们不再生活在他们从小成长起来的邻里之中，甚至到了别的城市或省份，无论是内陆省份的农民到东南沿海地区的工厂打工，还是从湖北某地刚毕业的大学生到上海寻找一份文案工作，劳动力的自由流动已经越来越普遍。很多旧产业已经完全被新的产业所代替，因而所雇用人员的工种和雇用条件也就随之发生了巨大的变化。

购置房屋的前景也逐渐显现，这不仅表明有越来越多的人攒钱去购房和居所，也意味着他们会更加努力地工作来获得房屋的所有权，即使是住进新房以后，也还要在承受高昂的交通、医疗等各项费用的同时继续维持高储蓄率来归还房屋贷款。在这样的条件下，即使拥有了新装修的厨房，人们也没有时间去购物和做饭了。事实上，越来越多的中国人正在努力工作以获得自己的厨房，但却又越来越少地用它来做饭。

很多像自行车这样以前常见的东西正在被新的产品如汽车和摩托车所代替。相对于电动自行车和轻骑摩托而言，自行车已经不仅显得多余和落伍，而且就今天中国城市交通的紧张状况而言，骑自行车还是很危险的（一些城市已经对自行车采取了积极的限制措施）。与之类似，新鲜蔬菜不仅在便利店里不容易买到，而且即使买到也未必让人放心，很可能已经被农药、化肥或其他物质污染了；当然，往好的一面看，人们对食品安全的了解也日益加深。

所有的这些变化都发生在仅仅一代人的时间里，人们只能尽可能快速地适应这些巨大的社会变迁，接受新思想和新的生活理念，积极地投入以往未曾经历过的新生活方式之中。事实上，中国的消费者很快就适应了新的食品和饮食方式，由于长时间的办公室工作，他们越来越依赖那些从每天上班路边便利店里就可以买到的方便食品。自 2004 年以来，北京市政府（鉴于卫生情况和北京城市仍然不够"现代"的面貌）已经下令清除街边的食物摊点，而代之以连锁便利店。北京市 2004 年度的目标是开设 500 家新的连锁超市和便利店，结果他们不仅实现了这一目标，而且超市和便利店的数量还在不断增加。到了中午，他们也经常选择从办公室附近的餐饮店里叫外卖而节省外出就餐或早晨预先准备午餐所需要的时间。晚上到饭店去尝尝鲜当然也是比自己做饭更为方便的选择，人们还经常会去那些风格不同的酒吧，这里是社交的场所，而食物则是中国人际交往中必不可少的道具，和英国酒吧里有人请客下一巡酒一样，在中国的饭店里，总会有人抢着去掏钱付账。

造成这些变化的并不主要是零售商和餐饮业主们，而更多是由消费需求所引致的。这既包括对于购物方便的需求，也包括在少有的不用上班、学习的闲暇里进行社交的需求，而这些都是与食物有关的。同样的道理，如果在附近的便利店里能够买到给孩子准备的罐装方便食品，也就可以节约一些喂孩子的时间，那当然是好事了。这些使得生活更为轻松，人们也非常乐于看到零售商和食品生产厂家们的飞速发展。直到最近，还只有极少数的中国人能够有闲暇坐下来想一想这些产品的营养价值，食品中的添加成分，它们对健康的影响以及废弃包装对于环境的破坏，还有生产厂商的能源消耗或冷却链产生的碳排放问题。随着五天工作制在白领工作者中间的普及，经过周末的消费之后，新生的中产阶级或许可以稍事休息，想一想应该怎样去利用这些闲暇时光，从而产生某些改变。但是就目前来看，总体的趋势还是在继续，中国人还是更多地走向商店去购物。

购物——中国的全民运动

如果我们回头看 20 世纪 80 年代介绍中国的汉语教科书，就会发现当时中国社会的特色之一就是政府倡导的全民太极拳运动，而由于中国拥有超过 10 亿的人口，太极拳很可能算得上是全世界最普及的运动方式。而今天，中国全民普及的运动则是购物。购物和消费几乎囊括了中国城市居民所追求的一切内容，他们可以从中获得各种新奇商品所带来的兴奋感，和他们的人际圈子见面交谈，品尝从没吃过的名牌食品，甚至享受购物环境所带来的缤纷的色彩、美妙的香味和空调的舒适、都市的律动……显然，中国繁华的商业大街正在越来越趋近于发达国家的大都市，充斥着著名品牌和商标，就像巴黎，既以自己独特的面包和熟食风格而自豪，却又带着淡淡的"伦敦化"的味道。在中国，民族传统和文化逐渐被腐蚀的过程与其说是一个问题，不如看做是一个所谓"国际化"、"全球化"的过程，或者用官员们最喜欢的话来说，这就是"现代化"的过程，"现代"也正是中国政府最喜欢给自己国家城市贴上的标签。

自从有了市镇，人们把周边农村或果园的产品运到市镇里售卖，购物就已经成为了中国人生活的一个重要组成部分。市场是基层政治形成的场所，也是人们创建事业和获取财富的地方，在还没有公共媒体和影院的古代，这里还是人们见面、交谈，传递各种信息和新闻以及官府张贴公告的地方。在古代的中国，商人被划为比工匠更低的社会阶层，但在今天中国

88

大城市中不断膨胀的商业帝国里，商店的店主们已经成为了居住在由消费所创造的富丽堂皇的宫殿里的国王。

有组织零售业（organized retailing）的迅速兴起已经成为了中国社会里的一个值得关注的现象，这意味着传统的夫妻店、单个的新鲜食品店或菜市场的没落。中国连锁零售企业的发展速度也要快于一般国家的情况，例如，印度的法律就规定对本地连锁店的发展进行限制，同时不允许外国连锁超市进入本国市场，在 2005 年，印度有组织零售业的销售额仅占零售行业总量的 3.2%。

表 16   中国有组织零售业的发展（2000—2015）

	2000	2005	2010	2015	2000—2015 年复合年增长率（%）
零售业销售总额（10 亿美元）	205.38	437.21	1 181.63	2 081.61	16.70
有组织零售业销售额	29.28	106.19	312.12	595.81	22.25
有组织零售业销售所占比例	14.26	24.29	26.41	28.62	14.36

资料来源：通亚公司根据各种资料汇总。

中国零售行业的销售额也在向有组织零售企业转移，根据投资银行里昂证券新兴市场机构 2005 年在北京、广州、杭州、上海和武汉开展的一项调查，76% 的受访夫妻店在近五年中都出现了销售额的下滑，其销售额平均下降了 12%，纯利润则下降了 33%，这正体现了连锁便利店和超市竞争对夫妻店造成的价格挤压。[1] 有趣的是，调查中发现这种挤压最严重的是武汉和杭州这两个有组织零售业最近才刚刚得到发展，同时发达程度相对稍低、消费者财富相对略少的城市。夫妻店显然很难与有组织零售企业相抗

89

[1] "CHINDIA Leads The Way Shape of Things to Come", *CLSA Quarterly,* October, 2008.

衡，他们通常只会储存200—300种不同的商品，这还不及20世纪20年代美国街角杂货店的规模，又怎么能和那些存货超过30 000种的现代超市相竞争呢？这种情况在2005年以后还在进一步加剧。

在中国大城市的周末，人们通常会或单独、或和家人一起去逛商场或购物街。这些购物中心大都非常成功，也有一些出于各种原因而比较缺乏人气，但不管怎样，到2005年时，中国已经出现了超过400个大型购物中心，而且继续增多的趋势并没有减弱。在这里，购物者们尽情实现名人在广告里展现出的美妙情景。超市还有助于中产阶级的形成，人们可以在这里买到一些价格低廉的物品，从而省下钱去购车、买房或用于教育等其他生活开支，这些都有助于实现中国政府通过刺激消费来推动经济发展的信条。购物中心逐渐成为了中国城市里的主题公园，而真正的主题公园则大多因为缺乏游客而正在趋于破产。在那些购物旺盛的日子里，购物中心周边总要举办流行歌曲演唱会或者时装秀等路演促销活动，使得人们感到自己来这里并不是购买每周的日用品，而是走进了一个游艺集市，本地商家们为了促销而举办的各种购物节活动风靡一时，尽管其实根本没什么新鲜或特别的内容，这些活动所传达的信息是非常明确的——走出家门去购物，而这也同样是一些官员们所期望的。

在工作日，人们大都要忙着赚钱去养家糊口，通常只会买一些生活必需品，而把压抑的购买力都留到周末去释放，这种购物模式的转变也加剧了城市中心区生鲜菜市场的衰落。购物的重点变成了每周一次的一站式消费，人们会一次性购买需要的各种物品，而不会在一周的时间里逐渐进行消费，而这也就给购物者们带来了运送的难题，怎么把这些东西全都带回家呢？

对于大部分人来说，出租车是最好的解决办法。而对于那些有能力买车的人来说，私家车已经成为了越来越多人的选择。针对这些举家开车外出的购物者们，商家们在购物出口都开设了餐饮店，从而把这种一站式购物变成了以汽车为中心的一次家庭外出体验。西方国家的人们早已熟知这些景象，以及它们对于欧洲和美国城市的商业街和主干道所逐渐造成的变化。而现在，这些影响正同样发生在中国。

在越来越多的中国人习惯于开车购物的同时，他们也开始使用私家车来解决其他生活中的交通问题，包括送孩子上学、去补习学校或者去麦当劳给同学庆祝生日 [或者连车门都不用打开，从麦当劳新的得来速餐厅（Drive-Thru）买上一份脂肪淀粉食品]，等等。于是孩子们也很快就适应了这种坐车的方式，而不再愿意走路出门了。需要再次提醒读者们注意的是，所有这些社会变化都发生在仅仅一代人的时间里。今天的中国父母们还不能像西方的父母那样看到这些变化的后果，同样的这些变化在美国出现于大约 60 年前的二战末期，而在中国，这些变化所经历的时间还不到美国的一半。因此，对于中国的消费者们来说，所有的一切都还是新的，唯一已经不新鲜的只有社会的不断变化本身，在情况进一步恶化之前，他们是很难对这种生活方式急速变化所带来的后果拥有深刻认识的。

和中国城市的巨大变化一样，在过去的 10 多年中，城市零售业的版图也已经面目全非。新的城市郊区和综合住宅区纷纷出现，同时也都设计了零售商的建设区域，以满足日益集中的城市人口的需要。仅上海市就规划并已经开始动工建设 10 个卫星城（非常大的城市郊区），每个的人口都将达到 100 万。因此，将会有数以 10 万计的人口，就像 18 世纪苏格兰经济学家亚当·斯密在《国富论》里所说的那样，在时间、便利和金钱之间进行权衡，或者生活在城市中心区支付较高的房价，但可以拥有更多的可支配时间；或者选择到郊区卫星城重新安置，房价较低，但是要牺牲掉一些生活上的便利条件。

2006—2009 年间，上海市的人口密度增长了 3.3%，达到了每平方公里 2 375 人。这种高度的人口集中为大型零售综合体的发展提供了环境，包括超大型的购物商城、超市和家具建材的大卖场等。很多这些方面的发展都是由外资所引进的，过去主要是中外合资零售企业，近年来，在一个拥有 10 亿人口大市场的诱惑下，越来越多的外商独资企业也涉足其中，而中国本土的零售商家们也在学习、模仿并按照（经常还会有所改进）外资企业的模式开展经营。

无论是购物商城还是超级市场，都需要为顾客创造购物的兴趣，并通过快餐店快速而经济的食物供应来把那些购物完毕、从扶梯下来的顾客们直接引入餐厅。购物中心空间的紧张促使那些快餐连锁店们迅速占据了所有的剩余空间，而那些处于核心位置的商场和超市，通常客流量最大，也是快餐店之间争夺空间最为激烈的地方。

要知道，中国的城市在仅仅一代人的时间里，就从"文革"后那种简朴的生活变成了今天这样五光十色的消费都市。今天新生的一代人除了当下的生活以外，对过去一无所知，那些艰苦的生活似乎已经成了老一代人的冬日童话；年青一代中国人所接受的"去商场逛逛"（hanging out at the mall），显然也会和他们的长辈大异其趣，他们的整个生活都是被品牌标志和消费文化所包裹的，因此，他们的行为方式和对于生活的理解与上一代人完全不同也是情理中事。与过去鲜明的对比使得父母和祖父母们更难以和年青一代沟通，更不要说给他们提些生活建议了。事实上，相对于年轻人，老一代人对于城市的高速变化更加感到迷惑。

因此，从各个角度来看，中国消费者的购物习惯是由更为广泛的社会变迁所塑造的，不过，既然中国人很爱购物，那么他们都喜欢些什么商品呢？

超市扫视

仅仅是在 20 年前，即使用最为宽泛的超市概念，你也可以用手指头就数清楚 1988 年中国超市的数目。10 年之后，中国就已经有了 14 000 家左右的超市，当然其中大部分并不是真正的超级市场，而实际只是个使用超市这一含混名称的杂货店而已。真正意义上连锁超市的出现是最近的事，1998年中国能够算得上今天所说"超级市场"的，大概只有上述数量的一半。

到 2000 年时，单个卖场面积在 1 000 平方米以上的连锁超市，已经达到了 4 139 家，2008 年底更是增加到了大约 28 800 家。除了西藏以外，大陆每个省份都建立了连锁超市网络，每年的总销售额约 7 100 亿元人民币，占所有零售业总销售额的 12.2%，食品零售业总销售额的 34%。

92

表 17　2009 年中国主要超市零售商

排名	公司名称	营业额（百万元）	店铺数量
1	联华超市	67 170	5 599
2	大润发	40 432	121
3	家乐福	36 600	156
4	华润万家	34 764	1 074
5	沃尔玛	34 000	175
6	苏果	33 236	1 852
7	农工商超市	26 738	3 331
8	物美控股	26 100	537
9	新一佳	17 236	109
10	好又多	16 500	104
11	文峰大世界	15 665	978
12	乐购	13 300	79
13	卜蜂莲花	13 000	77
14	锦江麦德龙	12 023	42
15	武汉中百连锁仓储超市	10 506	139
16	永辉超市	10 218	268
17	山东家家悦	10 120	489
18	北京京客隆	10 064	247
19	人人乐连锁商业集团	10 038	90
20	新兴集团	9 878	532

资料来源：中国连锁经营协会、中国国家统计局、通亚公司。

　　超市行业的飞速发展使得一些主要超市们逐渐成为了中国零售业的大型集团。不仅是中国本土的巨型超市在不断涌现，很多国际巨头如沃尔玛、乐购和家乐福也纷纷登陆中国，而这些国际连锁超市大都是在最近 10 年的时间里进入中国市场的。法国的家乐福集团是第一个抢滩中国市场的外资连锁超市，在通过一些高超的手段绕过中国主要城市对于外资零售业的限制，并支付必要的费用以换取政府的不干预之后，家乐福顺利成为中国外资零售业的龙头企业。这也是中国第一个真正的全国性连锁超市，家乐福以非常快的节奏力图尽早实现最大限度地占领中国不断成长的消费市场，其分布之广泛甚至覆盖到了极西部的乌鲁木齐。其他的跨国超市进入中国的时间要晚一些，如最有名的沃尔玛，在后来主要是通过并购本地竞争对手的方法来追赶家乐福和获取行业内的领先地位；再晚一些，业务膨胀速度最快的外国超市则是来自英国的乐购。

93

　　外资超市在中国各地所展开的竞争源于中国国内消费市场的迅速发展，而在此之前，中国的重要性主要是作为出口商品的生产基地，当时除了少数富有人群以外，中国国内消费者的购买力还不足以引起这些商家的兴趣，那些低成本快速消费品（FMCG）的厂商通过中国的日常用品消费很难赚到多少钱。随着出口导向型经济对于整个经济体拉动作用的体现，中国消费者的平均收入也随之提高，使得他们有能力购买一些价格较贵的生活用品。正如我们所看到的，真正能够从消费者那里赚到钱的正是这些比较贵的商品，而不是大包的马铃薯或鲜鱼。

　　和别的国家一样，超市零售业在中国赚取的是边际上的利润或差价。昂贵的巧克力、精制的速冻食品、气味浓烈的调味料等，都是边际利润很高的产品，它们都有着自己的品牌，而这些贴在包装上的商标图案正不断地向消费者们昭示着一种生活方式，用来唤起目标客户群的某种共鸣。你所能销售的价格昂贵的商品越多，你能从中国赚到的利润也就越高。问题在于目前中国超市零售业的边际利润普遍还比较低，一般在 3% 左右，同

表18 中国十大外资连锁零售商比较（2004—2009）

	2004	2005	2006	2007	2008	2009	增速(%)
在华营业额（百万元人民币）							
家乐福中国	16 239	17 436	24 800	29 600	33 819	36 600	125.4
大润发	11 630	15 700	19 587	25 675	33 567	40 432	247.6
沃尔玛	7 635	9 934	15 032	21 315	27 822	34 000	345.3
好又多	12 000	13 200	14 000	14 000	16 400	16 500	37.5
乐购	7 010	7 920	9 300	12 500	13 500	13 300	89.7
卜蜂莲花	7 394	10 060	13 500	11 797	13 000	13 000	75.8
锦江麦德龙	6 364	7 546	9 367	11 079	12 646	12 023	88.9
欧尚	3 521	5 000	6 200	5 731	8 152	9 860	180.0
百佳超市	3 243	3 795	4 708	5 078	3 960	3 582	10.5
易买得					3 200	3 500	
在华店铺数量							
家乐福中国	62	78	95	112	134	156	151.6
大润发	47	60	68	85	101	121	157.4
沃尔玛	43	56	71	102	123	175	307.0
好又多	88	96	101	101	104	104	18.2
乐购	31	39	47	55	61	79	154.8
卜蜂莲花	41	61	75	70	76	77	87.8
锦江麦德龙	23	27	33	37	38	42	82.6
欧尚	11	13	16	20	31	35	218.2
百佳超市	31	37	44	45	43	39	25.8
易买得					18	20	
平均每个店铺的营业额（百万元人民币）							
家乐福中国	261.92	223.54	261.05	264.29	252.38	234.62	−10.4

	2004	2005	2006	2007	2008	2009	增速 (%)
大润发	247.45	261.67	288.04	302.06	332.35	334.15	35.0
沃尔玛	177.56	177.39	211.72	208.97	226.2	194.29	9.4
好又多	136.36	137.5	138.61	138.61	157.69	158.65	16.3
乐购	226.13	203.08	197.87	227.27	221.31	168.35	−25.5
卜蜂莲花	180.34	164.92	180	168.53	171.05	168.83	−6.4
锦江麦德龙	276.7	279.48	238.85	299.43	332.79	286.26	3.5
欧尚	320.09	384.62	387.5	286.55	262.97	281.71	−12.0
百佳超市	104.61	102.57	107	112.84	92.09	91.85	−12.2
易买得					177.78	175.00	

资料来源：中国连锁经营协会、中国国家统计局、通亚公司。

时还要面对不断上升的租金、供热、灯光和工资成本，解决这一问题的办法或者是销售更多价格昂贵的商品（经常是那些脂肪、糖等含量很高的食品），或者就是延长营业时间。

　　要增加销售量，超市就需要拥有更大的空间和更多的货架，积极地在二线和三线城市尽快开设尽可能多的分店，还要建立一个高效的供应链以确保产品进货的廉价和高效，从而掌握业内价格的最后决定权，这些都可以归结为规模经济。然而那些讨厌的竞争对手们也会这样做，在消费主义的现实压力下，竞争会很快蔓延到整个地区市场，大家都迫切希望占领比对手更多的市场份额，而一旦你拥有了更多的市场份额，你就有能力向顾客们销售出更大量的商品，即使在短期或中期的时间里可能会有所损失，你在长期中总会获得更大的利益。

　　因此，所有这些零售商都在紧紧抓住任何机会来扩大自己在零售市场——当然也包括食品市场——中的份额，拼命地把竞争对手挤出市场。

96

规模是很重要的，越是大型的公司，越是能承受更长时间的损失，但即使是像家乐福和沃尔玛这样的大超市也会需要维持一定的利润水平，因为他们也有股东，股东们总要获得分红，要从在中国的投资里赚回钱来，如果赚不到钱，他们的潜在投资回报就会被逐渐耗干，因此，股东们的耐心不会一直持续下去。2009 年 10 月，新闻中报道了一些家乐福的股东建议公司出售欧洲以外市场的业务，以提高他们的收益。显然，公司的经营者必须安抚这些投资者的短期主义情绪，但是，要撤离中国这样增长迅速而且具有极佳前景的市场，实在是很难令人相信的。

于是，零售商们都肩负着巨大的压力要尽快在中国市场上实现盈利，但是，在边际利润很低的情况下，他们该怎么做呢？即使是沃尔玛这样的极其善于组织管理的超市，也只能把效率提高到现有的程度，于是这又让我们回到了关于食物的话题上。各种各样的食物往往能够占到超市近 90% 的货架空间，其他则是牙膏、卫生纸、纸巾、内衣等，而那些新鲜的产品又往往卖不上什么价钱，利润也比较低，所以就必须尽可能多卖点加工好的食品，把食物切碎、煮熟或者研成粉末之后，再添加糖、盐、酸味剂、色素、调料和防腐剂，于是变成了我们现代社会里所常见的各种食品。

问题的关键在于如何才能让顾客们相信他们需要的是这些加工好的食品，而不是老一代人曾经非常喜欢的那些价格低廉的新鲜食物，于是超市们就开始了和厂商的各种合作。在亚洲超市里，促销活动都是非常重要的，中国也不例外。在中国的很多超市里，你总会看到一些穿着制服的促销小姐，在超市耀眼的灯光下浓妆艳抹，努力劝说着消费者去尝尝最新品种的雀巢咖啡、某个品牌的香草奶酪或者某种诱人的调味酱，等等。

各大食品生产厂商都会非常愉快地来到这里向顾客们展开促销，而这些荷包新近丰满起来的消费者们显然还没能对此免疫，面对这些促销活动，无法做到熟视无睹。

卖掉农田

在农村地区，中国政府推行的三项政策已经对农村生活产生了重要的影响。为了尽快促进农村发展以缩小东部城市和内陆农村地区之间的收入差距，中国共产党已经通过多项行政命令杠杆来增加农民的收入和消费。 97

最为重要的一项政策是鼓励城市的零售连锁店走进农村市场，把一些农村小卖部变成当地城市主要连锁店的特许加盟店，由许可方帮助农村店铺改进管理方式、加强存货控制、提高营销手段和网络使用能力，从而能够更为有效地和农村消费者建立联系。由于利润率极低，农村零售业的关键是扩大销售量，规模经济是使得投资可行的重要因素，店铺越多、销量越大，经营情况也就越好。物流配送能力也是十分重要的，很多连锁店不仅向农村输送商品，还通过这些店铺从农村采购新鲜农产品再运到主要库房，从而使得送货的卡车不用空车返回，也把农产品通过物流体系反向输送到了城市里的卖场。

这一计划的重要性体现在，如果没有店铺提供商品，无论农村消费者的收入怎么提高，他们的钱最终总会被存起来。而有了新的连锁零售体系，对于大宗日用品的生产厂商来说，进入农村市场就成为可能，这些零售店铺正在为大量国际国内的生产企业不断拓宽产品的销路。现在，农村地区也可以变成消费市场，从有组织的零售商那里购买商品，而不再是以前那样只是从农村小卖部购买最基本的生活用品。

这改变的不仅是农村的基础设施，还包括他们的心态。农民们现在可以买到以前无法买到的各种商品，他们也可开始基于所看到的广告宣传，比较商品的价格和品牌。突然之间，中国农村市场也值得投入广告宣传了，在很多农村的小店里，我们都可以看到各种产品的招贴广告；而随着农村家庭也开始购置家电，冰箱也开始越来越多地出现在了农村的商店里。

于是就有了第二项重要的政策措施——家电下乡。这一政策针对农民购买指定品牌的白色家电和电子产品，提供 13% 的财政资金补贴，使得那些正在因金融危机而出口锐减、产品积压的家电厂商们获得了一线新的希望。这在很大程度上释放了农村地区长期以来被抑制的家电和电子产品需求，他们对于这些白色家电和电子产品尤其是冰箱、空调和洗衣机的拥有量还相当低，2007 年，中国农村家庭中只有 26.1% 拥有冰箱，而城市已经达到了 95%，当然，这也部分地因为农民可以从市场或自家地里直接获得新鲜农产品，而不像城市人那样需要保存食物，而且拥有冰箱所带来的电费也是很昂贵的。

家电下乡政策最早是 2007 年 12 月在河南、山东和四川三个省试点实施的，到 2008 年底扩大到了另外九个省，2009 年初进一步推广到全国，所涵盖的家电种类也从最初的冰箱、手机和彩电三类产品扩大到了十类产品，另外七种家电分别是洗衣机、空调、计算机、热水器、微波炉、电磁炉和摩托车。

从饮食方式的角度来看，中国农村消费者现在可以购买的食物种类显然已经和以前大不相同了，因为他们拥有了以前未曾有过的储存和烹调食物的家电设备，所以也就可以购买那些冷冻食品或者可以用微波炉制作的电视晚餐之类的新食品了。当然这些家电的使用意味着农民必须有稳定的收入来支付电费，那么就需要越来越多的农民从事拥有固定收入的工作，同时还得继续种植他们的庄稼。然而对于很多农村家庭而言，最具有劳动能力的家庭成员通常都已经去城市打工了，于是，继续经营农业就变得越来越不划算了。

这就是要出台第三个重要政策——允许土地使用权流转的原因。在以前，农民不能把国家分给他们的土地使用权有偿转让给别人，因此，就算他们自己不使用这些土地，也不能合法地转租给别人使用。现在，这一切都变了，他们可以依法把自己所承包土地的使用权转售给他人，通常会是一些大型农业生产合作组织，从而可以把一些毗邻的土地合并在一起进行

98

大规模产业化密集经营。

　　这对未来会造成两方面的深远影响。首先，农村家庭出让土地使用权并获得一笔收入之后，可以自由地进入城市寻找收入更好的工作，或者用这笔钱开办自己的加工制造或服务企业，对于直到最近仍处于生存型消费水平的农村地区而言，这在将来会带来更多的财富。

99

　　其次，大规模机械化和有组织的农场经营也将最终取代个体小农，成为中国农产品的主要生产者，这会带来更好的产品质量控制、更高的产量和更多样化的作物经营，其中也包括一些从国外引进的新作物和经济作物。这些农业生产合作组织目前还和一些大超市以及大型食品加工企业形成了紧密的合作，向他们提供农产品原料。在将来，中国还会出现一些大规模的农业企业集团，而中国的农业也将在经历了长达数世纪的近乎停滞状态以后进入现代化的农业综合企业阶段。相对于城市而言，中国农村消费者生活方式的改变似乎更加富于戏剧性，而且这一切才刚刚开始。

　　要确保遍及中国各地的零售商品供应，最后一个相关的问题就是物流和配送体系，而这现在也正在经历着一次根本性的变革。

配送问题——改变食物的供应方式

　　中国的自然地理条件对于厂商的高效供货提出了诸多挑战，中国不仅幅员辽阔，而且境内多山脉和河流，尽管近20年来已经开展了一些大规模的基础设施建设，但很多地区的交通设施条件仍然相当落后，这些都给厂商向零售商供货造成了困难，更不要说有秩序的高效运输管理和最小化运输过程中的损坏率了。除了主要的大城市以外，其他地区往往都缺乏基本的冷冻仓储链条，也使得运输生鲜食品变得非常困难，增加了物流和配送的成本。通常情况下，中国物流和配送的费用可以占到商品总成本的

18%—20%，而在欧洲则是约 10%—12%，北美更是仅 8%。[2]

    配送的费用不断挤占着生产厂商的边际利润，因此他们只能把这些加进价格里卖给零售商，所以超市经营那些新鲜的水果和蔬菜（除了那些出口到日本或其他耕地短缺国家的部分）是不大能赚到钱的，而零售厂商只会对那些边际利润高的产品感兴趣，因此尽管他们知道消费者走进超市也想买些新鲜水果和蔬菜，但是他们更关注的还是能够带来高额利润的食品，包括包装好的各种速食产品、冰淇淋和调味酱等。所有这些都已经被预先包装保存好了，因而不容易在运输中被损坏，也可以在货架上保留很长一段时间。

100   我们可以拿上海市中心的连锁便利店来作为一个典型案例，看看这种食品销售模式的表现。根据一家中国官方统计机构的调查，2005 年上海商业区一家 90 平方米便利店的月销售收入大约为 26 500 元，其中 1 000 元来自于食品生产厂商为了让自己的产品能够被放在显眼的货架上而支付的"进场费"。然而，这样一家店铺每个月的各种成本就达到了 26 350 元，这就意味着一个典型的便利店每个月只能赚到 150 元钱，其中还包括厂商支付的进场费。因此，这种店铺对于市场的任何波动都使非常敏感的，遇到坏天气使得顾客减少，供货商价格上涨蚕食了他们的边际利润（如我们所知，这种情况是家常便饭），或者附近出现了新的竞争者等等，都可能会使他们亏本。很多小便利店为了防范经营危险，往往只签订短期的房屋租约，有的甚至只有 6 个月，所以我们经常会看见一些刚开业不久的店铺突然就清仓甩卖或者关张了，这是因为他们没能保持住每月 150 元的盈利。

    这种零售商的决策是非常简单的，仅仅是为了能够持续经营下去，店主们必须集中于销售那些边际利润较高、能够在货架上保存时间较长和不

---

[2] "Distribution and Logistics in China", *Access Asia, March,* 2009.

容易损坏的商品，当然也包括那些能支付较高进场费的商品。这种经营选择并不仅适用于这些便利店，对于所有的食品零售业者包括大型超市在内，都是一样的。

而且，2008 年的食品价格上涨对于维持零售业的边际利润是一个不利的事件。尽管商家有可能把价格提得更高，但是为了保持市场竞争力（以及在政府维护社会和谐的要求下），很多厂商被迫对价格的上涨进行控制，这意味着厂商的利润正在变薄，因而他们需要销售出更多的产品才行，这也就迫使他们更多地关注产品的创新问题。要知道，绝大多数快速消费品都是由多个生产厂商提供一系列的品牌，同时还各自拥有其附属品牌和不同口味的产品，于是就会出现品牌过剩以及相互之间的挤压（以及因品牌竞争而抬高进场费），进而导致激烈的价格竞争，从而在一定程度上缓和了预包装食品的通货膨胀。新产品的不断引入常常使顾客们感到迷惑，而能够从中获利最多的则是零售商们，他们除了能够填满更多货架，还能收取大量的进场费。这还导致了一些本应被内部筛选掉的产品也被过于仓促地推向了市场，例如雀巢公司声名狼藉的西瓜味 Kit Kat 巧克力和上海光明乳业的巧克力味切片奶酪，这些产品的味道不佳，令顾客不知为何物。

那么究竟哪些商品的边际利润最高呢？当然不会是新鲜水果或蔬菜，主要是那些包装好的或者冷冻的食品，还有经过各种处理的零食、糖果、软饮料等。它们的生产加工成本都很低，（由于包装和防腐措施而）有比较长的保质期，配料价格也非常低廉（如马铃薯淀粉、盐、糖等），只有极少的营养价值。而要在竞争激烈的中国零售市场上生存下去，生产厂商和零售业者必须更多地提供这类产品。

101

零售商有可能使中国人的饮食更趋于合理吗？

中国的饮食结构或许还有改善的希望，或者说还有可能建立起一个零售商、餐饮业者和消费者之间的良性关系。或许某种合理的怀疑或不以为然（healthy cynicism）的心态可以让消费者多想一想他们究竟是在买些什么、吃些什么，也让商店和饭馆对此作出一些调整；而很多零售商现在已经意识到顾客们希望买的是真正有益于他们生活的商品，而不只是照搬西方的饮食。事实上，很多中国的消费者还试图从中国传统的饮食文化中寻找灵感，来改变现在的状况，恢复传统生活方式不仅在艺术和传媒领域日益形成潮流，而且也越来越体现在产品包装甚至某些商业街的设计上，使它们更富于古代中国的气息。

一个关键的问题在于，中国社会的高速变化不仅为外国食品生产商和零售商进入中国并改变中国人的生活方式提供了机会，同时也在创造着其他方面的需求，很多中国消费者已经不再满足于简单被动地接受西方社会的生活方式，而要去追求属于中国人自己的新生活。现在，中国人正在进行一种探索和思考，作为中国人的我们应该去怎样生活？更为重要的是，随着中国在世界经济和政治地位的变化，中国人已经开始逐渐意识到，生为中国人是某种值得自豪的事，而并不一定要加入到西方人当中去。

当中国政府提出"和谐社会"的政策主张时，中国的成功发展并非得自偶然。"和谐"作为中国哲学的一个重要议题有着非常悠久的历史，它的概念包括内部和平、与自然共处和社会稳定等，可以在中国人当中引起强烈的共鸣，近年来佛教在中国的复兴和太极拳的普及都是与此有关的某种表现。和谐也越来越与日常生活相关，包括社会对于清洁食品和无公害产品的需求等，购买这类食品的人数虽然目前还相对比较少，但只要收入情况允许，这种趋势会越来越明显。

中国目前依然面临的一个问题是过去 20 年的经济高速增长已经造成了

巨大的危害，中国城市的零售业已经形成了坚固的结构和体系，只有更为激烈的变化才能改变这一切。当然，很多超市也被迫进行重新装修，以体现出更多中国的元素，尽管牛排的销量仍在不断增加，但本地食品也开始回到了超市的货架上。中国市场上商品种类的繁多体现了多样化的市场需求和消费者。和通过广告促销创造出消费需求一样，零售商们也必须根据消费者需求的变化来及时做出调整。

对于有机食品的需求显然已经改变了零售商们的进货渠道，而且，货架上越来越多的"健康"食品也反映出素食主义者的增加。随着电视和报纸对减肥的宣传，一些中国消费者和零售商也正在意识到自己需要作出某些改变。问题在于，和当前中国的很多事情一样，在城市富裕精英中体现出上述特点的还只是很少数，大部分中国人仍然在追赶这种所谓的现代化生活，充满激情地大嚼着汉堡、比萨、肉排、甜甜圈和各种盐酥小吃。还有很多人虽然有建立健康生活方式的愿望，却难以付诸实施，已经形成的生活习惯总是很难改变的，尤其是还需要进行健身锻炼和付出汗水，只有更为便捷的和谐才是人们最喜欢的。

随着零售商们日益被赋予更多的社会责任感，他们也可能会发生改变。很多连锁便利店都选择开在学校旁边，在上海这样人口密集的城市更是如此，政府的介入使得这些便利店开始放置禁止向未成年人出售香烟的标示，但那些高脂肪和高糖的食品销售仍在继续。

我们还可以通过中国一些城市的超市鼓励顾客不用塑料购物袋的例子来看这一问题。由于一些地方政府不愿意自己的城市到处都是白色垃圾，因而采取措施限制使用塑料袋，重要的是这一政策措施得到了超市的响应。103 这表明只要政府的引导和鼓励措施得力，零售商们是可以担负起保障环境卫生和人民健康的社会责任的。2008 年初，随着政府颁行完全禁止使用塑料购物袋的命令，并于 2008 年 6 月开始实施，引导变成了强制，尽管有人预期效果不佳，但实际上，中国公众大都逐渐接受并拥护了禁塑令。

不过，社会的发展往往是进两步、退一步，自动售货机就属于退的那一步。自动售货机在中国最早出现在非常繁忙的北京三里屯，此后在中国各地日益普及，青岛海滨和上海的地铁月台这两个交通繁忙的地方，都使用了很多自动售货机供应各种饼干、饮料和甜点，而这些自动售货机所销售的东西也几乎全都是这些高糖、高脂肪类的食品。

我们可以清楚地看到，中国饮食健康的改善需要消费者和零售业者的协力推动才能实现。但是这些零售商们总是需要利益激励才会这样做，如前所述，微薄的边际利润使得他们无法为社会作慈善而不要求任何物质回报。无论价格多贵、潜在的边际利润有多高，零售商也只会在确定有足够多的消费者都需要购买这些健康食品时，才会把它们推上货架。在这一点上，上海与英国的谢菲尔德或美国的沙加缅度并没有多少不同。

目前，中国政府对于零售业者和食品生产商的法规、约束和命令正在日益增多，这也给它们的发展带来了越来越大的压力。前面已经提到了2008 年 6 月开始执行的禁塑令，在此之外，其他关于包装回收利用的新法规则意味着生产厂家和零售商将要承担起对废弃包装回收和再循环的费用。一些新成立的政府机构也将负责对食品生产厂商使用非法添加剂和不达标的生产流程进行监督和处罚。于是，由消费者需求和政府规章共同组成的提供优质产品和服务的激励措施已经开始出现了，对于厂商而言，压力显然也正在变得越来越大。

第六章

快速发胖——快餐对中国的影响

快餐国度

中国零售业和餐饮业的发展与变化，共同推动了中国人在"吃什么"和"怎么吃"上发生改变。绝大多数的大超市都在临街的位置设有快餐店面，甚至在那些单独的超市建筑或大型仓储式超市的大堂里（通常都是一些小型商店）也塞满了各式各样的餐馆，向顾客提供快餐和方便食品，让他们在逛超市时补充体力——相应的，大商场则普遍设有必要的"美食广场"，于是购买食品就这样和在外用餐联系到了一起。

中国的肥胖现象是一个受多种因素影响而产生的问题，零售业的变化是驱动因素之一，但并不是全部。快餐业的兴起也是一个影响因素，但同样，也并不是所有的快餐都不好，我们甚至也不能简单地去归咎于那些西餐连锁店。尽管很多消费者普遍认为中餐比西餐要健康，实际上，一些中式菜肴也存在着同样的问题。但无论如何，零售业和快餐业这两个因素结合在一起所导致食品消费总量的增加要远远大于它们单个作用所产生的影响。

中国不仅经济增长快，其食物消费增长的速度也非常高。2005 年 1 月，AC 尼尔森公司出版了它在 2004 年末对世界各国消费者进行的一项调查，该调查涵盖了欧洲、美国和亚太 28 个国家和地区的超过 14 100 名消费者，发现约有 97% 的中国人曾在快餐店用餐，这也使得中国在所调查的 28 个国家和地区中位列前五名。该调查还发现，在中国有 30% 的受访者每月吃快餐的次数为两到三次，26% 的人每月吃一次或更少；21% 的受访者每周吃一到两次快餐，有 11% 的人每周吃三到六次；还有 6% 的受访者表示他们每天都吃快餐，3% 的人每天吃快餐的次数不止一次。此外，对于 91% 的中国消费者来说，吃快餐的时间以午餐最多，有 56% 的受访者也选择了吃外卖早餐。

106　　假设该项调查对中国消费者的消费情况提供了一个比较准确的判断，那么上述数据按总人口基数计算后会是多少呢？首先，由于调查基本都是在线进行的，我们只能认为该数据实际只适用于城市消费者——毕竟农村地区基本还没有快餐店。鉴于 2007 年底中国城市人口数约为 5.212 亿，那么就是说，大约有 1.564 亿人每月吃快餐的次数为两到三次；另有 1.355 亿人每月吃一次或更少，两者合计是 2.919 亿。

　　而在上述人口中，约有 1.095 亿人每周会吃一到两次快餐，5 700 万人每周吃快餐的次数要超过两次，还有 3 130 万人每天都要吃一顿快餐，1 560 万人每天甚至不止吃一顿快餐！这表明，在中国有一个高达 2.086 亿人的大市场，他们平均每周至少要吃一次快餐。

　　如果这项调查所反映的情况与实际相符，那么中国全部的 5.086 亿城市人口中，就有 56% 或者约 2.92 亿人每月至少要吃一次快餐。要检验这一状况是否符合中国实际的市场规模，我们可以对照一下市场销售值的数据。

　　根据通亚公司的估计，2006 年中国餐饮市场的销售总值约为 10 350 亿元人民币（1 320 亿美元）。其中，快餐市场份额估计可以占餐饮市场总额的约 43%，或 4 420 亿元人民币（650 亿美元）。2006 年快餐产品的订单数估计约为 330 亿次，那么平均每笔交易的价值就是 13.32 元人民币（1.70 美元）。如果我们把 AC 尼尔森公司调查报告中人们吃快餐的次数累加起来，就会发现和这里根据行业资料计算出的 2006 年 330 亿次订单数项比较起来，基本是说得通的。因此，对于 1 560 万每天吃快餐超过一次的中国城市人口而言，他们人均每年花费在快餐上的支出约为 620 美元，而中国城市人口的平均年总收入仅为 2 300 美元，快餐费用的比例达到了 27%！

更重要的是快餐销量额与销售量都在不断增长。1997—2006 年间，中国快餐市场销售总额增长了 900%，而订单数则增长了 517%，这意味着这段时期平均每笔快餐交易的价值增加了 62%。因此，中国消费者不仅仅是去快餐店的次数更加频繁（自 1997 年以来每个店面的平均订单数增长了将近 120%），并且他们在店里花掉的钱也更多了。这段时期内中国快餐店的数量也增长了超过 180%，这意味着快餐业已经渗透到中国更多的地区和更多的中国消费者中。

表 19　中国迅速增长的快餐消费（1997—2006）

十年间中国快餐消费增长情况	1997	2006	增长率（%）
年均订单总数（百万）	5 380	33 187	516.9
日订单数（百万）	14.74	90.92	516.9
市场总值（百万美元）	5 656	56 518	899.3
门店总数	206 153	582 800	182.7
平均每单交易额（美元）	1.05	1.70	62.0
每个门店年均订单数	26 090	56 940	118.2

资料来源：通亚公司。

如果把 AC 尼尔森公司 2004 年末所做的调查结论与表 19 中 2006 年末的数据相比，我们会发现年均快餐订单总数增加了 29%，要么是这段时间里吃快餐的中国城市居民数增加了 29%，由 2.919 亿人增加到了 2006 年的 3.765 亿人（或者说快餐消费者占中国城市总人口的比例由 56% 升至 72%），要么是 2004 年末所有吃快餐的 56% 中国城市人口在 2006 年的快餐消费量比以前增加了 29%！当然最有可能的是吃快餐的人口数量以及他们每年吃掉的快餐数量都增加了。

中国人（至少是中国城市人）就是这样以惊人的速度沉溺于快餐饮食之中的。正如我们已经提到的，快餐并不是导致中国人肥胖率升高的唯一原因，甚至也不是最主要的原因，但它的确是影响因素之一，而且快餐业还在以令人惊叹的速度不断增长。那么，为什么快餐食品和这种饮食习惯能够发展得如此迅速呢？也许我们首先应当看看中国在某种意义上一直拥有的快餐传统。

中国人不仅发明了很多别的东西，还发明了快餐！

中华饮食不仅拥有种类繁多的家常菜、宫廷菜和饭店、茶馆里的各种菜式，还有包括市场里小吃摊在内的另一面。中国传统市场有着悠久的历史，因此小吃摊主们有足够的时间去研究如何花最低的成本（指食材和燃料）制作美味的食品，从而可以在很短的时间内做出各种小吃，还能把价格保持在大家都可以接受的低水平。无论是炒花生、烤肉串、包子、饺子、炒面、糕饼，还是各种各样的油炸小吃，古代中国市场里的小吃摊主们非常了解怎样才能做出可口的快餐来。这些传统小吃不仅存在于遍布中国各地的美食街或小吃摊中（尽管中国政府出于对卫生保健的关注和对"现代化"的强烈渴望，正在逐渐清理这些食品街），还有很多经过预包装和冷冻等处理后以新的面目出现在了超市的货架上。

一些中式食品尤其是在刚一推出的时候，在西方超市里很有吸引力，主要是因为它们烹饪起来相对简单，用时也更短。中餐和印度餐一样，尽管也有面条，但每顿都是以白米饭为主，其制作简单是一个原因；其他就看你想吃什么了，可以是肉、鱼、蔬菜，也可以是各种调味酱。

108

以米饭为主食所带来的一个问题，就是虽然你可以摄入大量的碳水化合物或糖类（糖能够给你提供能量），但大米中的微量元素含量很少。而且米饭中的碳水化合物通常代谢得很快，大都难以维持很长时间，很快你又会觉得饿了。这将促使人们更为频繁地进食或吃零食以填补两餐之间的能量不足。传统的中式餐饮是围绕着简单的正餐和餐间小吃来安排的，不同于西餐那种缓慢代谢碳水化合物（如淀粉）的大餐风格。在中国，人们见面时通常不会问候对方好不好，而是问他们："今天吃了吗？"

因此，中国人不仅喜欢简单的正餐并在两餐间频繁进食零食，他们也同样习惯于从非主食的饮食中摄取更多的营养。水果、干果等一直以来都在中式餐饮中扮演着重要的角色，并且未来还将继续如此；同样，鱼干、海产品、果脯和腌菜也是小吃的一部分，只是各有其特定的营养成分而已。这些小吃都不应该过量食用，但它们可以说都是中式饮食的必要补充。

如果你从事的是传统的工作方式（通常每天至少有一部分时间是在从事密集的体力劳动），吃的也是传统的食物，那么传统的中式饮食是很有营养的。尽管很多中式食物是炒制的，但它们的油脂含量很低，这是因为炒菜的过程只使用很少量的油，并且由于烹饪时间较短，大部分油脂只能渗入食物的表面一点；同时，肉类（及其中所含的饱和脂肪）在许多传统中式菜肴中的含量也比较少，而且吃的大多还是瘦肉。传统饮食模式在今天的问题在于，先是主食的内容变化了，然后零食也和原来不一样了，但两餐之间吃零食的习惯却没有发生变化。

设想一下，你早晨起来会先从街边摊上买几根中国人常吃的油条当做　109
早点，它们所能提供的碳水化合物足以激活你的体能，让你一直支撑到中午再去吃上一顿蔬菜和米饭。但是如果你午餐吃的是汉堡呢？你所摄入的脂肪数量就会超过你身体平时所习惯的午餐量，也超过你身体实际所需要的量。同样，如果你上午再吃一些油炸花生当作零食，那就会进一步增加脂肪摄入量。

　　快餐尽管算不上健康饮食，但它本身的危害并不是特别大，尤其在中国，关键的问题在于快餐与传统饮食习惯的搭配，这使得脂肪的摄入量大大增加而没有带来多少营养上的补充。人们在用从旧饮食习惯过渡到新饮食习惯的过程中往往会出现一些问题，当快餐来到中国时，它仅仅是给中国的饮食加入了大量脂肪和糖类而已，但人们所需要的并不是脂肪和糖类，而是更多的铁、钙和碘。

　　西式快餐带进中国的是一系列标准的食品搭配和生产流程，只是这些食品搭配所依照的原则并不是消费者的营养需要，而是生产工艺流程的需要。尽管快餐进入中国的时间并不长，但是看看吧，这个市场扩张得多快！

"上校"与"小丑"：肯德基与麦当劳在中国的竞争

　　从很多方面来看，1987年都是个与众不同的年份。就本书所关注的，是在这一年肯德基开设了它在中国大陆的第一家分店，这也是中国大陆的第一家西式快餐店，它的选址就在天安门广场的一个角上，几乎紧挨着人民大会堂，就在毛主席纪念堂的前面。五年之后的1992年4月，麦当劳也在中国大陆设立了它的第一个快餐店，两者之间你追我赶的竞争也就由此拉开了序幕。

　　从1997—2007年间，肯德基在中国的门店数大约增加了10倍，从216家扩大到2 000家，而作为肯德基所属的百胜餐饮集团，旗下还有必胜客、塔可钟和海滋客等多个著名餐饮品牌。该集团大中华区的绝大部分门店都设在中国大陆，此外还包括中国台湾和泰国市场，其总利润从1998年的2 000万美元迅速扩大到了2005年的2亿美元，这也就是说该公司在中国的每家快餐店平均年利润就有83 000美元。根据中国官方公布的数据，百胜集团中国餐饮店（主要是肯德基）的总营业收入是14.4亿美元，这意味着其边际利润率高达14%，这远远超过其他的中国餐饮企业，更不用提快餐业内了。

再看麦当劳，2004 年，与肯德基的 1 400 家相比，麦当劳在中国只有 600 家快餐店；同样，肯德基中国的销售总额为 118.7 亿元人民币（14.3 亿美元），而麦当劳的销售额则仅有 35.5 亿元人民币（4.29 亿美元）；肯德基每家店面的年销售额为 848 万元人民币（102 万美元），而麦当劳每个快餐店的平均销售额仅有 590 万元（71.3 万美元）。到 2005 年时，百胜集团在全球已经拥有了各种餐饮店（绝大部分是特许经营店）34 000 家，比麦当劳多 2 000 家。

而且，通过这两个公司的竞争历程，我们也可以看到中国从 1987 年的完全没有快餐行业迅速发展到了 20 年后的至少 2 800 家快餐店（仅肯德基和麦当劳两家的数量），也就是平均每年都有超过 100 家新的肯德基或麦当劳在中国开业，这两家平均每个店面的年营业收入大约是 771 万元人民币（39.1 万美元），如果平均每个订单大约是 9.65 元人民币（1.41 美元）的话，那么每个店面平均每年就有 80 万个订单，也就是说每天有 2 200 个，或者每小时 91 个（如果全都是 24 小时店的话），每分钟 1.5 个订单，一幅非常忙碌的景象。

就肯德基和麦当劳两家而言，一年就会有总计 16 亿份的订单，但是这还不算什么，因为 2006 年中国全部快餐业的订单总数高达 332 亿，因为还有必胜客、汉堡王和其他一些西式快餐品牌，以及不计其数的地方性小餐饮店。对于肯德基和麦当劳来说，这些其他的快餐店与其说是良性的竞争伙伴，不如说是对他们独占领地的一种挑战，因此这两大品牌都不断地努力扩大在中国的加盟店数量，肯德基上校和麦当劳的金色拱门也就随之出现在了一个又一个的中国城市里。就肯德基而言，在 2005 年几乎每天都要增加一间新的加盟店。

有趣的是，中国的消费者正在迫使这些庞大的国际连锁快餐店逐渐根据中国市场而进行自身的调整，而不是中国顾客去适应这些快餐店的菜单和口味。相对于麦当劳，肯德基就领先一步，更早地采用了中国人所习惯的鸡肉作为主要食材，代替了中国传统饮食所不太熟悉的牛肉汉堡。

麦当劳——牛气出击

快餐连锁店是重要的广告客户（如表20所示，在竞争激烈的上海市场
111 中，肯德基、必胜客和麦当劳均位列广告投入前五名），当然一些大型的中
国和亚洲本土连锁餐饮业者在地方市场上的广告投入也很大，但就广告投
入的总量和覆盖的广泛性而言，餐饮业内的领导者显然还是麦当劳和肯德基。

表20　　2008年上海十大品牌投入电视和平面广告的费用

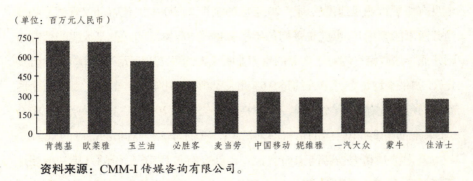

（单位：百万元人民币）

资料来源：CMM-I传媒咨询有限公司。

麦当劳是主要的电视广告投放者，在2001年一次较早的电视广告活动
中，麦当劳的广告主要针对儿童推出了一种吹泡泡的赠品玩具，电视里的
孩子们吹着泡泡飞过一片屋顶（注意都是新的现代房子，而不是老北京的
胡同），降落在麦当劳得来速餐厅前的空地上——这些对于中国来说都还是
很新的概念。在同一年，麦当劳还针对成年人推出了另一款喜剧性的广告
促销它的麦辣鸡翅，在广告中，一名男子把一枚结婚戒指放在麦辣鸡翅的
盒子里送给他的女朋友，试图以此求婚，但那个女孩却表现得只对鸡翅在
哪儿感兴趣，而对戒指毫不关心。

由于在竞争中落后于肯德基，麦当劳希望能够通过这些广告吸引来更
多的中国顾客，因此，他们的广告试图覆盖各个不同的年龄段，尤其是表

现出家庭生活的美好来，麦当劳还试图与肯德基在后者的主营地盘——鸡肉上进行竞争，不过，现在的情况已经完全不一样了。

2007 年末，罗凯睿（Gary Rosen）接任麦当劳中国首席市场推广及公司事务官后，开始着手改变麦当劳在中国的形象。他把原来麦当劳亲子型的魔法乐园风格改变得更加符合中国城市年轻人的偏好，首先是在市中心的快餐店里设立特别的汽水和咖啡桌，推出麦咖啡（McCafé）业务，但这次尝试还算不上是完全成功，于是改革的重点转移到了麦当劳中国的菜单上。与其去迎合本地口味或者与肯德基开展一场"鸡肉战争"，不如反其道而行之，把注意力集中到麦当劳自己的核心产品——牛肉汉堡上来，同时努力挖掘低价咖啡和冰淇淋（尽管边际利润较低，但销量很好）的市场潜力。

麦当劳近期推出的一个重要广告是在报纸和杂志中的插页广告，唯一的特别之处在于广告本身是插在出版物里的一大张麦当劳餐巾纸，当人们打开杂志或报纸时，这张餐巾纸会滑落到读者的膝盖上，上面写着"想一想你会用这张纸做些什么，设想一下用它擦去你嘴上的调味酱……那么多的调味酱，弄得满嘴都是……"这个广告的目的是唤起乘车者的食欲和对于食物的想像，让他们想去吃牛肉。对于年轻母亲的促销手段又是另外一套，他们在快餐店设有儿童游戏室，于是城市里的这些新妈妈们就会把麦当劳当作一个休息放松的地方，让孩子们在游戏室里玩耍或大吃汉堡。

除了餐巾纸的感官攻势以外，麦当劳还试图通过长期的"牛肉教育"活动在中国的市场中推广它的饮食理念，麦当劳通过各种媒体渠道以"你吃的牛肉够吗？"来影响中国的年轻人，他们邀请顾客在快餐店注册成为"牛肉俱乐部"的会员、分享"牛肉汉堡新体验"，还聘请营养专家宣传牛肉的各种营养品质，其目的都是希望能让中国的消费者们相信牛肉对他们是好的。

麦当劳相信中国的消费者们已经愿意并准备好了去食用更多的牛肉，然而尽管目前市场状况还好，但从长期来看，潜在的抵制力量已经开始逐渐显现。首先，儿童和成年人的肥胖问题已经引起了越来越多的关注，很多营养专家和健康专家都通过媒体指出了随着收入的提高，中国人摄入的红肉（包括牛肉）数量正在飞速增加，并直接把牛肉消费的增加和中国人腰围的扩大联系到了一起。

影响牛肉消费的另一个潜在问题在于食品的价格。自 2006 年以来，中国食物的价格开始不断上涨，正在逐渐赶上其他商品的价格水平，而粮食作物价格的上涨也增加了肉类生产的成本，在像中国这样一个可耕地非常有限而且粮食进口正在不断扩大（这也为中国政府敲响了粮食安全的警钟）的国家，增加牛肉供应所需要的土地资源也可以用于其他作物的种植，因而粮价上涨也就构成了对牛肉价格上涨的推动力量。同时，很多牛都是用黄豆喂养的，而黄豆又大量来自进口——黄豆养牛，牛肉做汉堡——为什么不直接把黄豆用于制作人类的食品呢？而且，由于人们大量建造集装箱船而减少了散货船，因此近年来运输大豆的船只不足，运费上涨，这也增加了牛肉的成本，使得牛肉越来越回到了过去奢侈饮食的地位，这对于像麦当劳这样主要依赖牛肉作为核心产品来供应大规模消费市场的快餐业者来说，可实在不是什么好消息。

不过，与肯德基在鸡肉产品上的竞争使得麦当劳逐渐明白了一些道理，一些分析人员认为尽管这两家快餐巨头目前都致力于家庭和办公室的外送业务，但 2005 年肯德基的边际利润率（19%）大约是麦当劳（10%—11%）的两倍，肯德基在中国的加盟店数量也差不多是麦当劳的两倍，而其扩张的速度也更快（参见表 22），因此麦当劳选择从这场即将失败的竞争中撤退，把业务的中心紧缩回到其传统优势的牛肉产品上。只要牛肉的价格不超过市场的均值，这一策略是有可能在中国奏效的。但即使牛肉的本地产量和进口价格能够保持稳定，我们也要意识到中国并不像一些评论家所错误估计的那样类似于 20 世纪 50 年代的美国，两者之间的文化差距是巨大的，尽管麦当劳不断地推广牛肉消费，但其在中国市场上超过 50% 的销量仍然还是鸡肉产品，牛肉制作的食品仅占总销售量的 35%。

麦当劳目前的营销战略似乎是要力图表明自己可以提供质量最好的牛肉、鸡肉和鱼类快餐食品，以此来区别于其他竞争对手。

2006 年 9 月，麦当劳改变了中国餐厅的菜单，但仍然保留了原来各种食品的序号，以帮助顾客们能"更高效地作出选择"，在新的菜单中，不再推广亚洲风格的以牛肉、鸡肉和珍米饭做馅料的"珍宝三角"。罗凯睿评论这次菜单的调整并不是要刻意减少本地化的趋势，而是因为"由于麦当劳是一个西方的品牌，我们不会百分之百的本地化我们的食品，但我们设在中国内地和香港地区的实验室也正在努力工作，尽可能地在我们的食谱中添加更多符合中国人生活方式和适合中国消费者口味的内容"。麦当劳"设在中国内地和香港地区的实验室"似乎不但没能争取到消费者的信心，反而更增加了大家对于大公司科学怪人研制出的食品的担忧。总的来说，麦当劳中国的新菜单里并没有增加多少更健康的品种，唯一可以算作亮点的或许就是 2006 年 2 月新推出的玉米杯，相对于大量的甜点、冰咖啡和冰淇淋来说，这还算是比较健康的。

麦当劳公司自己所作的调查认为，中国的消费者并不希望麦当劳仿制中式食品，而更喜欢吃那些根据亚洲人口味调整过的西式快餐。这一调查结果不仅引致了上述菜单的调整，而且还诱发了另外好几项"战略调整"，包括对于重新设计餐馆的风格和内饰、在一些战略性位置开设新店、建立得来速餐厅、重塑供应链和经营管理。通过这些工作，麦当劳希望能够在 2008 年把新的理念贯穿到全国 850 家快餐店（2011 年增加到了 1 350 家），并通过大量的广告投入传播出去。

我们可以通过麦当劳在中国举办的一个儿童电视真人秀，看到它的广告投入有多大。借着北京奥运会的东风，麦当劳想到了一个非常好的儿童广告方案，它与国际奥委会和中国中央电视台联手，推出了一个电视真人秀的竞赛项目，最终获奖的 300 名儿童将有机会参与到北京奥运会的各种

114

活动中。从 2007 年 10 月开始，在距离北京奥运会不到一年的时间里，"麦当劳奥运助威小冠军"节目的定期播放使得麦当劳得以绕过了所有针对儿童广告的法律规制（中国还很少有这方面的法律），赶上了中国民众的奥运热潮。

把儿童的健康生活方式和牛肉制作的快餐食品联系在一起也是很能吸引眼球的，在这档电视节目中，参加竞赛的孩子们首先将参加考试，然后是一项艺术及作文大赛，在这个阶段的比赛中选手要充分表达出他们所理解的北京奥运主题"同一个世界，同一个梦想"的含义，以此来赢得进入下一轮的机会；接下来，他们将与其他国家的儿童一道，参加智力问答、体育赛事等电视比赛，进而决出最终的获胜者。

对于这个由一家快餐公司、国际奥组委和一个社会主义国家中央媒体共同组织的、把填鸭式学习班的教育方式和鼓励儿童食用高脂肪食品联系在一起的电视节目，不仅引起了西方评论者们的关注，而且引发了中国国内很多博客和网站对于这种安排的激烈讨论。

115　肯德基——小鸡快跑

尽管人们对于牛肉消费的增加可能会引致肥胖的担心在不断增加，麦当劳还是重新建立起了对于将牛肉作为核心产品的信心。而鸡肉这种脂肪含量较低的相对健康的食品，也使得肯德基可以在不断地折磨着它的这位竞争对手的同时，能够直面肥胖和食品卫生问题而无须回避。肯德基的"新快餐"定位显然就是应对这些问题的一个防御性对策，根据肯德基公司自己的广告和营销话语，"新快餐"概念可以被总结为以下几个要点[1]：

---

[1]　Warren Liu, *KFC in China: Secret Recipe for Success*, Singapore：John Wiley & Sons, 2008.

- 美味安全
- 营养均衡
- 立足中国
- 高质快捷
- 健康生活
- 创新无限

过去十多年来全球性肥胖危机的出现，使得很多人都把矛头指向了快餐业，于是一些快餐品牌开始忙于改变它们的经营策略和快餐品种，试图以此来避开指责并把压力引向其他快餐业者。肯德基的方法是成立一个食品健康咨询委员会，尝试对食品种类进行调整，研发更健康的食品和饮料，使产品更适合中国人的口味，同时普及饮食健康和营养知识；此外，肯德基还有一个更大的计划，在推广健康饮食的同时鼓励年轻人更多地参与体育锻炼。

所有这些被肯德基称之为"新快餐"运动，肯德基也希望能够通过这一运动引领中国快餐服务市场的未来发展。在这家国际大公司的品牌标志上，我们可以看到，在以红色调主导的背景下，一个慈眉善目甚至带有些神性的老父亲形象，充满了政治寓意，这也难怪中国的第一家肯德基能够开在人民大会堂的旁边了。

在消费者们对快餐业日益失望和自我选择意识不断增强的背景下，肯德基的"新快餐"运动希望能够用那些消费者所喜爱的方式来代替传统的经营方式。它对传统的西式快餐进行进一步的挖掘，不断扩大食品的种类，向菜单中加入更多中西风味融合的食品，目前还在试图减少油炸食品的数量，增加其他烹调手法，同时在食品中尽可能多加入一些蔬菜以适应中国人的口味；肯德基还计划按照季节不断调整自己的菜单，引导消费者避免过量饮食，逐渐趋近于中国式的健康和安全饮食。

116

因此，肯德基在鼓励消费者控制饮食的同时，也会增加它的经营成本，而肯德基的这些活动仅限于中国也使得人们对于它慈眉善目的形象产生了怀疑。更为重要的是，肯德基实际操作的情况也并不和它所说的完全一致，菜单的确发生了变化，但炸鸡和薯条仍在其中，也还是销量最大的食品。因此，尽管肯德基说得很好听，但这似乎还停留在计划之中，而并没有根本性地调整实际经营策略。而重要的是，消费者们似乎都相信了肯德基所说的新快餐战略，或许这才是肯德基所真正关心的。

肯德基的成功之处在于它不仅能够走在其他竞争者的前面，而且还能一直保持这种领先优势，而包括麦当劳在内的其他快餐品牌都在拼命追赶。这意味着肯德基可以好整以暇地不断地对菜单进行修补并对外宣扬它所做的这些修补，而其他竞争者还需要付出更多的时间、金钱和努力才能赶上肯德基，找到可以与之竞争的广告新视角。而肯德基也是中国市场上的一个重要广告投放商，就广告投入资金而言，肯德基是紧随玉兰油之后的第二大品牌。

表 21   2008 年中国十大品牌投入电视和平面广告的费用

（单位：百万元人民币）

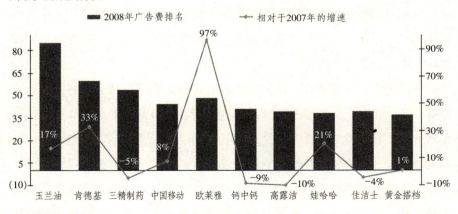

资料来源：CMM-I 传媒咨询有限公司。

　　肯德基领先于麦当劳的最后一个领域在于它的优惠券营销。有一半左右的中国人都在通过不同渠道使用优惠券，而肯德基优惠券给客户的优惠幅度要比麦当劳更大一些。例如，肯德基优惠券经常可以抵扣其核心鸡肉产品的价格，而麦当劳就几乎不会对牛肉产品提供抵价券。这或许是因为牛肉相对更贵一些，但无论出于何种原因，消费者们只会注意到这种现象，而往往正是这些小事情，影响了这些快餐巨头在争夺中国消费者偏好中的成败。

　　这两大快餐品牌在中国不仅展开了地域上的扩张，而且在一些主要城市中还努力进行深层次渗透。他们雇用的员工主要是年轻人——绝大多数是大学生，瞄准的目标客户也主要是年轻人——大都是中小学生，他们常用的手段包括有针对性的广告、公开或私底下的营销手段、把快餐店开在学校旁边（只要当地的法规允许，而通常这些地方法规更像是些遥远的神话）等。除了作为首选客户目标的儿童之外，还把那些年轻的父母当作第二个市场，或许是因为他们正在养育自己的孩子。

　　快餐价格的相对低廉是它们成功的关键，也是为什么有那么多中国人选择吃快餐的原因。低廉的价格不仅创造了市场需求，而且提高了快餐在中国食品消费中的比重，由此，快餐也加剧了中国的肥胖问题。

咖啡与比萨：服务新消费群体的舶来品

　　比萨店在中国的影响力略小于肯德基和麦当劳，但是其扩张的速度也非常快，必胜客作为中国比萨的领导品牌，在 2005 年中时有 201 家分店，到 2009 年时增加到了 430 家，这一数字相对于肯德基和麦当劳的加盟店数量还显得比较小，但是它们的业务开展得无疑也是非常好的。而且除了必胜客，其他的比萨店经营情况也都很好，只是由于比萨是一个刚被引入中

117

国的新食品，所以我们不能只从统计数字上来认识它们的发展情况。

　　奶酪的重要性要更低一些，它在中国饮食中的使用量也非常小，但比萨连锁店在中国的设立和传播，说明中国消费者正逐渐喜欢上作为配料的奶酪。在中国这样一个乳制品消费刚刚开始一二十年的国家，乳糖不耐症仍然很多见，这说明很多中国人正在努力地适应这些代表着时尚的进口食品，以使自己表现得更像是个见过世面的城市人。如果是沙拉的话（只要不和那些化学残留联系在一起），适应起来还比较容易，但是换了比萨或奶酪呢？奶酪对于中国人的饮食来说可是完全不一样的，要知道，在本书的作者们刚来到中国的时候，很多中国人还抱怨欧洲人身上的奶酪气味难闻呢。

　　然而比萨连锁店还是在中国出现了，当然，这些快餐店的主要食品都根据中国人的口味进行了调整，成了"具有中国特色的"比萨，以吸引更多的本地消费者。其中最为成功的是必胜客，它专门为中国春节设计了心意比萨，为了吸引顾客，必胜客在快餐店的装修上还采用了大的红双喜和爆竹的图案，在门口挂上传统的对联和中国福字，甚至展示一些中国的手工艺品、书法和绘画。为了更贴近中国消费者，必胜客还把它注册商标中原来梯形的红房顶变成了用中国毛笔勾勒轮廓再填充红颜色的新图案，并在比萨中添加了诸如鳗鱼之类的本地特色配料。

　　类似的，为取悦中国年轻人而进行的西方食品中国化的例子，我们还可以找到很多，其中一个很新颖的例子就是星巴克在上海地铁里推出的微型电视剧广告。在中国这样一个全民饮茶的国家，咖啡本应该备受排斥，然而像星巴克这样的咖啡店也已经开遍了中国的一线和二线城市。

　　这部名为《晴天日记》的肥皂剧讲述的是一个男孩遇到女孩的故事，从 2007 年 11 月初开始，在上海地铁列车和月台的数千台纯平电视上独家播放，而每天会有高达 220 万的乘客通过上海地铁上下班。这部电视剧连续播放了 40 多个工作日，那些落下几集没看的乘客还可以通过网上的在线播放补齐。星巴克的标志、店面和饮料都在影片中得以充分展现，电视剧的男主角黄晓明是著名影星，有时还被称为"中国的贾斯汀·汀布莱克"。

广告商之所以把这部电视剧引入到地铁这个乘客们并不忙于工作的特定场所，是因为这可以帮助他们打发时光；当然，很多乘客也的确愿意看点什么，放松一下。而这种方式或许已经成功地帮助很多品牌吸引了消费者的注意，并提高了产品的销量。不过，如果消费者们开始觉得他们正在被无所不在的广告信息所包围，那么这种媒体渗透在长期中很可能会遭遇一些问题。

和星巴克类似的还有很多其他连锁店，它们大都直接把在其他国家的经营方式原样不动地搬到了中国，如咖世家、香啡缤等；有的进入中国市场不甚成功，如欧洲大陆有名的德意法兰西。但无论经营得成功与否，这些西餐品牌进入中国的同时也让特定的消费群体形成了吃蛋糕、喝咖啡还加奶加糖的饮食习惯。对于蛋糕和咖啡等消费的增长，我们可以找到无数的统计数据，但关键在于这些产品的出现及其不断增加的消费，使得人们摄入了超过身体所需要的糖类和脂肪。奶酪在食品市场中或许还算不上是大宗产品，但其销量的增加已经大到了足以在不断进口新品种奶酪的同时，也吸引国内乳制品厂商开始生产奶酪系列产品了。

因此，我们不能简单地指责从国外进口的快餐产品，把中国的肥胖问题都归咎于这些外资企业，中国厂商也在向食品中添加越来越多的脂肪。当然，人们会说所有这些本土厂商都只是在仿造外国食品以争取到消费者的兴趣，如果没有这些国外的影响，本土厂商是不会走上这种经营模式的。尽管对于这种观点的反驳很多，但其中最有说服力的是，即使是使用传统烹调方法的中式快餐产业，它们所加入的油脂、糖类和调料，一点也不比进口食品少，有的甚至还更多。

119

您要的馄饨：本土快餐连锁店的兴起

无论你去振鼎鸡、马兰拉面、小肥羊、复茂小龙虾或者某个鸭汤快餐店，都会发现有很多熟悉的东西。首先，所有这些中式快餐店看上去都像是某个西方快餐店的翻版；其次它们都有着和西式快餐同样的卫生水平、同样鲜艳的工作服装和同样有限的菜品种类；它们也和西式快餐一样倾向于使用大量含糖、含盐的黏稠的调味酱，几乎所有的食品也都是油炸的。你可以点上某个你认为会比较健康的菜品，然而送上来的时候却总是添加了大量的酱汁，仿佛你点的是一份糖醋咕咾肉。

这个问题与西方食品并没有直接的关系，而是由于快餐文化和营销策略使得消费者们希望能够来到这里享受大量的味觉刺激。很多菜肴中糖和盐的用量都足以让你感到非常可口或者耳目一新，这或许也是快餐总是能拥有大量回头客的原因，无论中国还是其他国家都是如此。无论是汉堡还是炸排，你所获得的味道基本都来自于各种调料和添加剂，或许也正是因此才使得快餐会出现问题。

设想一下，如果你是一个中国本土的炸鸡连锁快餐公司，正在不断地努力从与肯德基的竞争中维持一定的市场份额，你的日子一定是非常艰难的。事实上，这样的案例真实存在着，1994 年在北京开业的荣华鸡，只用了两年的时间就达到了月销售额 150 万元人民币的水平，然而 6 年以后，荣华鸡就关闭了在北京的最后一家分店。有些人认为荣华鸡的失败是因为它无法保证各连锁店产品的标准化批量生产和缺乏严格的原材料与加工流程管理制度；而且，荣华鸡也未能建立标准化的服务，没有对它的连锁店进行统一规划和设计；这些都导致了荣华鸡各个分店之间的质量水平高低不齐，消费者们于是很快就对它失去了兴趣。

那么，你需要怎么做才能避免成为下一个荣华鸡呢？如前所述，你得有抢眼的统一制服、西式的店铺装修和简单的菜单，等等，你还必须非常

120

关注你的产品，绝大多数食品的味道都是可以改变的，因此你必须通过添加特别的口味才能吸引顾客的注意，就像西方的辣鸡翅和各种烧烤酱一样，你可以使用酸甜酱增加甜味和酸味，通过豆豉酱来使食物更具有甜咸口味和黏稠感，等等。

于是，我们所探讨的问题就已经超越了快餐行业本身，随着这些味道很浓的调味酱使用的不断增加，消费者们也更能适应这种口味，于是生产这些调味品的厂商就开始通过各种美食节目不断地宣传自己的产品，通过超市和各种零售店铺展开促销，不断地刺激消费者的味蕾，而各种瓶装的酱料也正在变得越来越甜、越来越咸。

于是中国的饮食就变成了今天的局面，很多饭馆里的大量菜肴味道都非常浓郁、很甜或很咸，有的还添加了别的调味品和色素。当然，这些中式快餐之所以会走上这样的发展道路，国外的快餐店是起到了示范作用的。

2004 年，百胜集团创办了东方既白这一新的快餐连锁品牌，希望能够赢得更多的中国消费者，东方既白有着和百胜其他品牌一样的高效标准和现代管理，但是装饰格调和菜品种类都是完全中国化的，它向顾客们提供标准化的面条、米饭、豆浆和其他中式食品如油条和酸梅汤。相对简单的菜品可以保证价格的低廉和控制消费者选择的种类，通过雇用工资较低的非熟练工人还可以把人工费用降到最低。

通过上述方法，你就可以基本实现盈利了，再加入大量的廉价酱料、糖和盐来刺激消费者的口感，你已经非常接近成功了。很显然，大量的快餐销售对于中国消费者们来说并不是什么好事，尤其是越来越多的人正在越来越频繁地食用快餐。但是，我们能把目前中国的肥胖现象和其他一些相关的问题，直接归罪于这些快餐企业吗？

121

过剩的快餐选择

肯德基在中国的历程已经成为了一个传奇，很多著作都对它进行了介绍（本书也只是为肯德基中国已经闪光的书架再略作补充而已），商学院对它进行了案例研究，各种中国国内和国际商业刊物也对它关注有加。但是，肯德基的成功是可以持续的吗？从现在来看，肯德基在中国的业务显然还没有表现出任何要停止的迹象，但是如果某一天，中国大城市的消费者们突然喜欢上了别的什么快餐巨头，肯德基会成为明日黄花吗？

2009年第二季度，肯德基可比店销售额首次出现了4%的下滑，这对于百胜集团是一个坏消息，在接受媒体采访时，百胜认为主要原因在于大危机导致的消费者开支谨慎，但这是唯一的原因吗？事实上，在这一时期，中国人仍然有滋有味地在外就餐，2009年上半年中国餐饮业的总收入较2008年同期还增长了近20%。而肯德基公司自己也宣布它们预测2009年的销售额可能会比较清淡，难道中国人不再喜爱山德士上校了吗？从历史来看，像肯德基这样的快餐连锁店在消费者开支减少的时期通常经营状况都很好，因为谨慎的消费者会选择自己所能承担的比较便宜的食品，在1998/1999年亚洲金融危机时期，肯德基中国的可比店销售额飞速增加，还通过降低加盟店零售租金的方式加速扩张。

在2009年的中国，还有着其他的影响因素，肯德基可比店销售最主要的压力来源于中国一线和二线城市里日渐增多的竞争者，除了麦当劳这家主要的午餐竞争者以外，肯德基还有大量新出现并不断增加的竞争对手正在不断蚕食着其已有店铺的边际利润。如前文所提到过的，尽管客户群体在不断增加，但行业内主要厂商可比店销售额下滑的现象并不是快餐业所独有的，同样的情况也出现在大型超市和百货商场中。

122　快餐行业新生竞争者的发展速度是惊人的，2009年中期，麦当劳计划在未来的三年中增设500家分店，汉堡王则计划把店面的数量从12家扩展到 2011 年的 300 家，其主要面对的也同样是年轻客户群。其他经营业务相近的品牌如日本的吉野家计划在五年内把店面数从当时的 211 家增至 1 000 家，美国的三明治品牌赛百味也在通过特许加盟的方式飞速扩张，还有中国台湾的咖啡、蛋糕、烘焙专卖店 85 度 C 计划到 2009 年末开设 90—100 家分店[2]。此外还有星巴克、香啡缤、咖世家等产品各异、价格相宜的餐饮品牌。

表 22　2009 年中国主要快餐品牌

品牌名称	在中国设立时间	门店数（2009 年 8 月）	扩张计划
肯德基	1987	2 600	2009 年新开 370 家
麦当劳	1990	850	2011 年再开设 500 家
冰雪皇后	1992	170	2009 年再开设 100 家
吉野家	1992	211	2013 年达到 1000 家
85 度 C	2007	42	2010 年再开 91 家
唐恩都乐	2008	6	2011 年达到 100 家
赛百味	1995	128	积极寻求加盟店
必胜客	1990	430	每年开设 10—15 家，同时拓展外送业务
棒约翰	2003	118	2011 年达到 250 家
汉堡王	2005	12	到 2011 年时再开设 300 家
真功夫	2002	270	计划公开募集股本
东方既白	2005	18	暂缺
小肥羊	1999	376	2009 年底新开 60 家

资料来源：通亚公司根据各品牌资料汇总。

---

[2] Paul French, "Retail Markets：Tough Times for the Colonel", *China Economic Quarterly*, Vol.12, No.3, September 2009.

对于爱好甜食的消费者来说，唐恩都乐、哈根达斯、酷圣石、冰雪皇后、美仕唐纳滋以及 KK 甜圈之间的竞争正方兴未艾，唐恩都乐宣布在未来的几年中，要在上海、江苏和浙江开设 100 家特许加盟店，对于这些所谓的扩张计划，往往不能尽信，但是竞争的激烈程度是显而易见的。中国本土的快餐连锁店也在迅速地行动，最好的例子是真功夫华人餐饮连锁店，它采用了李小龙的形象作为商标，2009 年已经在全国开设了 270 家直营连锁餐厅。另外我们也不能忘记百胜自己的新品牌东方既白，它也已经有了18 家分店，再加上小肥羊的 375 个连锁火锅店（百胜拥有其 20% 的股权）。数十家飞速扩张的外资快餐连锁店的激烈竞争，再加上中国本土独立餐饮店的迅速成长，肯德基的日子当然不会好过了。

123

中国的超级大餐

就外出就餐的比例增加和饮食总量的扩大而言，中国和其他国家基本没有什么差别。中国人已经习惯了大吃大喝，各种自助餐和午间套餐随处可见；而且，当人们在外面就餐时通常会比在家吃得更多，因为你把剩下的食物留在盘子里等于把钱扔在桌上。但是剩下食物并不一定意味着浪费，因为你可以把剩下的打包带回家，第二天再重新热着吃。

中国的大餐和美国、欧洲的有所不同，并不是一顿饭吃很多的食品，而往往是指用餐的次数更为频繁。中式饮食原来的习惯是每顿正餐吃得不很多，但在两顿正餐之间会吃些零食，而现在两顿正餐之间的零食吃得越来越多，基本上已经和正餐差不多了，因此，人们正在形成一种零食和正餐一样多的频繁进餐的习惯。

造成这种情况的外部原因主要有两个。第一个是时间，在中国繁忙的城市里，闲暇时间已经成为了一种稀缺的物品，如果你上午感到饿了，或者得停下手边的工作外出就餐，或者叫外卖送点零食来以便支撑到中午，但快餐店会按单收取送餐费，为了让送餐费更划算些，你往往会多点些吃的，于是这顿零食就变得更多了，这时你想的是既然这顿零食吃得够多，中午就不必再出去吃饭了，但是到了中午，你的同事总会来叫你一块儿吃午饭，于是你就会又吃一顿正餐。这种"餐间餐"正是快餐店所最擅长的，也是零食的麻烦所在，问题不在于这顿零食的分量太多，而在于正餐的次数增加了，而且增加的这顿还是由快餐店制作的。下班以后，你和朋友们可能会一块儿去随便吃点什么，但如果是周末，吃过晚饭以后，某个朋友又会叫你去酒吧坐会儿，这段时间通常不会很短，因此你在回家之前又会从酒吧点些小吃。于是就这样，在不经意之间，你的正常饮食中被逐渐加入了越来越多的各种其他食物。

第二个主要原因是我们已经提到过的一顿饭的分量问题，如前所述，中国人一顿饭的量并没有特别大，但是问题在于中国人现在有能力外出就餐，并吃下超过身体所需要的分量。外出就餐已经成为中国日常生活的一个组成部分，人们经常会三五成群地去餐馆聚会，或者到某个新饭馆尝尝新鲜口味，于是很多城市餐馆的营业额都快速地增长了起来。因为是大家一起吃饭，每个人都想点自己爱吃的菜肴，大家一边聊天一边轮流点菜，结果点的菜量总是会比较多。每个菜本身差不多就可以构成一顿正餐了，但因为是大家一起吃，点的菜又比较多，所以最后总会在桌上剩下不少菜，有时候人们为了不浪费就会尽量地把剩菜都吃下去。

中国消费者的正餐常常会因为大家一起用餐而摄入超过平时自己一个人的饭量，再加上快餐店送来的"餐中餐"，这并不是一种舒服的饮食习惯，只是由于外部社会环境在促使着人们用餐更加频繁，而每餐也吃得更多。

肥胖问题在多大程度上与快餐直接相关？

　　快餐和肥胖之间是否存在确定的关系呢？就法律层面来看，还没能得到证明。但是如果在未来的某一天，美国有几个州的司法部长要对快餐产品提起诉讼也并非什么奇怪的事，这就像他们对烟草行业一样，目的在于弥补一下肥胖问题导致的医疗开支扩大，那时他们就会从法律层面证明快餐会直接导致肥胖。不过到目前为止，还仅仅只是有些间接的证据（以及直觉）表明快餐是肥胖问题的主要原因。

　　而这类法律行动一旦出现，将会得到很多公众的支持，这并不是因为有了直接的证据，而是由于媒体的作用，很多美国的医生和消费者群体都把快餐看做是肥胖的元凶，而中国人目前也越来越认同这种观点。在亚洲，不仅是中国内地，马来西亚也有着类似的情况，在香港地区、台湾地区、日本甚至韩国，人们的健康意识越来越强，也都把快餐看做是他们日益肥胖的主要原因。

　　另一方面，由于超市出售的食物大都是经过预包装的即食食品，因而消费者们很难了解到他们摄入的成分到底是什么。例如，英国的盐与健康共同行动组织发现很多快餐中含有的盐分超过了儿童推荐摄入水平的两倍以上，他们还计算出一个四口之家共吃一个必胜客组合餐会使其各自摄入12.3克的盐，这接近了一个 7—10 岁儿童推荐每日摄入量的 2.5 倍。[3]

　　但是我们能够就这样简单地归罪于快餐吗？毕竟，人们的生活方式也在越来越趋向于久坐不运动，很多人还比以前更多地抽烟喝酒，大家也从零售商店和饭馆里购买其他各种不健康的食品。因此，有人会批评说人们

125

---

[3] Hidden danger in half term "treats"，Consensus Action on Salt and Health 2007-10-19，see: http://www.actiononsalt.org.uk/media/press_release/fast%20foods%202007/fast_food_release_october_2007.doc.

越来越胖和选择去快餐店吃饭，主要是因为他们自己养成的坏习惯，我们必须承认，肥胖问题确实应当部分地归咎于个人的行为。

不过这种批评只适用于部分群体和个案分析，而美国、中国以及其他各国的肥胖问题，已经达到了流行病的程度，而这些国家在肥胖问题上唯一的共同点就是大量快餐店的存在。

我们来看看美国的情况，根据美国疾病预防与控制中心的数据，从 20 世纪 70 年代末到 2002 年，美国的超重人口比重从 47% 上升到了 65% 以上，其中还包括 31% 属于临床肥胖。2003 年美国政府在应对肥胖问题相关疾病上的医疗开支达到了 750 亿美元，大约占到了所有公共医疗开支的一半。2005 年，《美国医学会杂志》的文章指出，2000 年有 112 000 人由于肥胖而过早地死亡。[4]

美国严重的肥胖问题也为中国的未来敲响了警钟。显然，中国的肥胖人口越来越多，这不仅意味着超重人口医疗保健开支的扩大，而且还会致人死亡。到目前为止，还没有任何人能够在法律层面证明肥胖问题与快餐的直接关系，但据《经济学家》指出，美国的快餐市场从 20 世纪 70 年代的 60 亿美元，增长到了 2005 年的大约 1 340 亿美元[5]，而在快餐业迅速膨胀的这一时期内，美国的肥胖人口也在显著增加，快餐几乎覆盖了美国的所有社区，而肥胖也一样。在这方面，欧洲和美国也差不多。

美国肥胖问题的另一个原因，或许也是中国的一个关键问题，是快餐的价格相对于市场上的其他食品更为低廉，这和快餐的原料、加工流程和配送有关，大批量从工厂购买各种配料、规模化的生产技术和配送方式，以及大连锁集团的规模化经营，都降低了快餐业的成本。快餐业雇用的员

126

---

[4] Katherine M. Flegal et al., "Excess Deaths Associated With Underweight, Overweight, and Obesity", *Journal of the American Medial Association*, Vol.293，No.15，2005-4-20.
[5] *The Economist*，2009-8-25.

工大多是十几岁的年轻人，也是因为他们的工资更低；快餐店所提供的基本都是有限的几种容易制作的食品，这也节约了烹调设备和厨房的开销；从操作间到用餐区，快餐店都会打扫得很干净，你只需要一瓶消毒液就可以再完成一次清理。

规模经济和绩效经济保证了快餐业的低价经营，再加上方便快捷的送餐业务以及无所不在的品牌经营和广告促销，使得消费者不论身在何处，都能接触到快餐。在美国，大量食用汉堡引起的肥胖症不只是城市贫民所特有的现象，这并不是因为人们没有钱买更好的食品，事实上，美国的食品价格是相对非常低廉的。

当然，中国的食品价格要比美国更低，《经济学家》的巨无霸指数就用麦当劳巨无霸汉堡的售价来衡量各国汇率的合理程度，而根据《经济学家》通过购买力平价法计算出的各国巨无霸汉堡的美元价格，2008 年在美国是3.57 美元，欧洲地区为 5.34 美元，英国 4.57 美元，而中国仅 1.83 美元。

人们并不是不知道快餐对于他们的健康没有好处，绝大多数人也都知道快餐的脂肪含量很高，然而他们似乎并不理解快餐所含的高热量问题。在奥斯卡提名影片《大号的我》中，摩根·斯普尔洛克指出从 1971 年到 2000 年，美国女性平均每天摄入的热量从 1 542 上升到了 1 877 卡路里，男性从 2 450 增加到了 2 618 卡路里，而美国政府推荐的"轻度体力劳动者"每天热量摄入水平则为，女性 1 600—2 000 卡路里，男性 2 200—2 400 卡路里。很多人都没有意识到，一顿快餐里所含有的热量就已经相当于他们一天的推荐摄入量了。

一顿肯德基快餐可以提供 1600 卡路里的热量，就一份不足 500 克的食物加上一杯碳酸饮料而言，这一热量水平是非常高的，但这显然还远不是热量最高的快餐食品。这就难怪很多人每天吃一顿快餐以后还要继续吃其他的正餐和零食了，而不会意识到他们已经摄入了大量的热量和脂肪；他们也不知道为了消耗掉这些多余的热量，他们每天还应该多做多少的运动。

尽管还没有对抗快餐引致肥胖的成功案例，但快餐公司已经对它们在公众关系中的变化作出了反应，在西方，消费者对快餐巨头的压力正在迫使它们向菜单里添加更多的健康食品如沙拉。中国的一些消费者也开始将孩子们的肥胖归咎于快餐店，中国的一些博客开始批评快餐供应商和他们挣钱的方式，迫使他们为服务的缺陷进行道歉和作出补偿。

中国和美国的另一个共同之处在于，当普通民众感到受到了大企业或者政府机构的侵害时，他们不会去寻找自己选举出的代表来予以解决，而是会去诉诸法律，中国也正在成为一个高法律诉讼案件的国家，很多生产涉嫌假冒伪劣、有毒食品、爆炸性产品和腐蚀性产品等的企业，都已经成为了著名案件的主角。

因此，快餐业者当然会不断自我反思如何使自己的食品更加健康。在中国，快餐店们必须改变它们的菜单，以更加适应当地消费者的口味，在使食物更加受欢迎和更加健康方面，它们还有着很大的调整空间。或许只有快餐公司更多的自我约束，才能在未来真正降低肥胖者和政府在医疗保健方面的开支。

除了一些个案以外，或许还没有办法证实快餐企业是全国性肥胖的原因，但很明显的是，快餐对于肥胖问题的扩大是没有任何助益的。新的追求方便的生活方式推动了快餐消费的增长、肥胖率的增加和零售店里越来越多的高糖方便食品，再加上缺乏应有的体育活动，这一切共同组成了这个糟糕的状况。

尽管越来越多的消费者已经感觉到了危险的存在，他们仍然会去买这些食品，这是为什么呢？这与生活方式的转变和时间的缺乏有关，不过如果我们进一步思考，就会发现和这一问题有关的另一方面不是商家卖给了他们什么，而是消费者们是被如何说服了去购买这些商品的。

第七章

:

销售肥胖——在中国推销肥胖

是谁让中国人相信自己喜欢咖啡？

　　前文已经谈及了中国饮食方面所发生的变化，以及零售业是怎样对其产生影响的；也讨论了餐饮业和零售业之间的相互影响，从而在中国城市中逐渐形成了一个新的零售业结构。但是，中国消费者无论是在家吃饭还是在外就餐，他们购买这些食物总是或多或少地受到了广告和其他营销手段的影响，有时其中还有政府的力量。无论广告商和营销人员们把自己的形象塑造得多么高尚，他们的工作总是要说服消费者尽可能地多地购买商品，他们也就随之构成了中国饮食和生活方式改变的一个重要推动力量。与此同时，政府也在鼓励各个领域的消费以促进经济增长和释放人们的储蓄，因此也通过宣传推动了中国城市生活方式和饮食的转变。

　　中国的乳制品业就是厂商、广告商和政府共同推动消费的一个很好的范例。在 20 世纪 80 年代，中国的乳制品只包括一些简单的酸奶（盛在一些可重复使用的粗瓷罐里）、冰淇淋和用于烧菜的炼乳；你可以找到奶酪，但它总是价格很贵，而且只存在于那些面向外国人的商场里；奶油也只是在雀巢咖啡的套装里供外国人食用，当时的情况大体如此。绝大部分的中国人都是没有消费过真正的乳制品（除了酸奶，其中包括一些有助于消化乳脂的活性细菌）的乳糖不耐症者。如果要让他们喝上一品脱的牛奶，可能就会令他们患病。那么中国的乳制品产业又是怎样成功地发展到这么大规模的呢？

这一方面源于国外有关方面的游说，目的当然是为了打开中国这个新兴消费市场；另一方面则是中国政府的一些部门相信中国人民的饮食中需要更多的乳制品，因为中国日常饮食的钙摄入量不足已经成为了一个重要的问题。无论动机如何，各种各样的政府鼓励措施和乳制品生产商的营销工作推动了中国尤其是儿童乳制品消费量的增长。这些举措包括向新生儿的父母提供奶粉和在今后继续购买该品牌奶粉的折扣券，可见瑞士牛奶集团在这场"社会福利"战役中拔得了头筹；另一些措施则是向很多省市的在校小学生促销折扣价的牛奶，这同样是由一些外国公司、本地乳制品厂商和政府机构共同推动的。这些活动最早开始出现于 20 世纪 90 年代末和 21 世纪初，并取得了一些成功，于是一系列的促销活动由此展开，促使中国牛奶饮用者的人口比例从 2001 年的 33% 迅速上升到 2002 年的 45%（不过还是有 30% 的人仍然坚持不喝牛奶），同年，酸奶的消费者比例也上升了好几个百分点。政府和乳制品厂还合作向在校学生的饮食中引入牛奶，据说已经使得乳糖不耐症的儿童比例下降了 16%——这是一个巨大的新兴乳制品消费者群体。

但是这些牛奶都来自哪里呢？一开始的时候，中国国内没有大规模的乳制品供应商，因此必须依赖进口。但是很快大家就发现进口乳制品的价格实在太昂贵了，必须建立国内的生产企业，于是一些国际尤其是欧洲乳制品业的巨头开始在中国设立合资厂或独资厂。

与此同时，快餐业者们在引入牛肉汉堡和比萨时，也把奶酪之类的西方食品一起带进了中国市场。而一些咖啡公司还试图说服中国人去喝咖啡，这并不是一件轻松的事儿。如果你不喜欢咖啡的苦味，那么喝的时候就得

130

加奶精，于是奶油也进入了中国市场。同样，蛋糕也成了中国的主流食品，中国的蛋糕虽然没有西方那么多奶油，但总会添加很多水果片和巧克力螺纹装饰，常常还会有发泡鲜奶油，因为味道会非常甜。酸奶的销售更为容易一些，尤其是你在本地原产酸奶的基础上，再加上水果、糖、防腐剂和乳化剂以后。

无论中国消费者是否喜欢乳制品，他们总是必须先尝一尝，结果是很多人都习惯了乳制品，甚至提高了对乳糖的耐受能力。现在，中国超市的食品货架上已经出现了很多和德国超市里一样的超高温灭菌牛奶。除了进口牛奶以外，中国的乳制品生产上也已经开始发明出一些本地口味的新产品，它们并不一定都很好吃，但增加了脂肪和糖类的含量是肯定的。

那么究竟是谁说服了中国人，应当去喝味道有些苦涩的咖啡呢？大家可能会立即想到星巴克，但其实它并不是把咖啡引入中国市场的先行者。在星巴克进入中国以前，麦斯威尔和雀巢等著名品牌已经在中国展开了业务。当然，这些咖啡的销量一开始增长得很慢，直到他们意识到中国的普通家庭一般都不具备冲泡咖啡所需的基本器皿和工具——咖啡杯、咖啡碟、茶匙和牛奶，于是这些咖啡厂商想到了销售咖啡具套装礼盒的解决办法，在礼盒里会有一个咖啡壶、一个奶粉罐、两个咖啡杯、两个咖啡碟和一个茶匙；之后他们又成功推出了预先调配好糖和奶粉的速溶咖啡粉（葡萄酒商也遇到了同样的问题，因而早期经常会随酒赠送开瓶器）。快餐店们也迅速加入了进来，星巴克、香啡缤和咖世家等连锁店就像乘坐着喝了咖啡因的高速列车一样，迅速开遍了中国各地。人们还没来得及反应过来，咖啡就已经取代茶成为很多人喜爱的饮品，不过大部分人还不适应咖啡的苦味，因此大都要加糖和牛奶来调和一下味道。

于是，人们从茶这种不含脂肪和糖分的饮料，转向了富含乳脂和糖的咖啡，尽管他们未必真的那么喜欢喝它。为什么会发生这样的转变呢？答案很简单——市场营销。商家在销售咖啡时会合并兜售一种代表着西方的、国际大都市的高雅文化，对于那些崇尚先进国家的一切同时正在为中产阶级生活打拼的人们来说，这代表着一种更为美好生活方式的品位和格调。咖啡成为生活方式的一部分和现代化中国的流行符号，如果你希望成为一个见过世面的城市人，在外企获得一份工作，你就必须学会怎样喝咖啡。

当然，在一些销售人员和广告商以及部分消费者的合力推动下，近年来已经出现了对于饮茶的回潮，不过主要不是传统的中国茶，而是在一些大城市的中式复古而又时尚的茶社里出售或饮用的高价精制茶。

同时，在广告促销的影响下，孩子们也开始对一些品牌耳熟能详，但其实并不知道这些品牌的产品究竟是些什么（这主要是广告不实夸大和立法松懈的结果）。中国的很多调查都指出肥胖儿童的典型饮食结构都是大量的方便食品、碳酸饮料和奶制品而家庭自制食品、新鲜蔬菜和水果的摄入不足。

中国人或许还没有完全习惯西式的快餐饮食，但新食品和快餐店的大量增加（都跟随着大量的广告宣传）意味着消费量正在不断扩大，这是消费者更多地自由选择和商品种类增加共同作用的结果，其实是一种广告作用下的虚假的自由选择，然而它的确引致了肥胖水平的上升和脂肪摄入的增加。

虚假的自由是一个有着政治意义的难题，在政治上的自由民主意味着求仁得仁无所怨，只要是你自己投票选择的。那么像中国这样的消费经济中的自由民主，我们又会得到什么呢？广告的力量会不断地搜索甚至制造出各种社会关系（同事之间、父母和孩子之间）中的弱点，从而增加产品的销售；在这一过程中，广告总是以某种方式使人产生购买商品的冲动，而人际关系则会进一步形成一种压力让人们去购买广告推销的商品，由此，广告商们控制了人们的所谓自由选择。在这里我们并没有求仁得仁，而是听从了广告的劝诱。中国严格的出版管制和新闻审查制度也加强了广告的力量，那些有关时尚、生活方式和旅游的报纸杂志很难独立经营，通常都

132

要从事大量的广告尤其是社论式广告宣传。

中国的消费者并不是天真无知，只是还不像西方消费者那样熟知大企业隐藏在身后的各种策略动机而已。中国经济和社会的剧烈变迁潜移默化地影响着消费者，使他们更容易受那些资金雄厚、经验丰富的商家操纵。中国人以前并不喜欢或者不能消化牛奶和咖啡，而这些产品的消费在近年来却得到了迅速的扩大，这说明商家对于消费偏好的操纵要比我们想像的成功得多。同时，广告商和销售人员也的确有资格为自己成功地创造了消费潮流而感到自豪。

广告商还会选取中国文化中对他们有利的部分来增强促销的效果，同时回避那些可能不利于他们销售的文化。例如，中国人常常认为胖胖的孩子形象意味着健康、活力和未来的家庭兴旺，于是近年来很多商家都把自己的产品和这种胖乎乎的可爱孩子形象联系了起来。然而没有人会采用那些与销售产品相抵牾的传统文化，譬如，佛教有很多关于饮食的禁忌，有关于素食的规定，有的还要求减少各种食物的摄入；随着佛教的复兴，吃长斋的人也日渐增多，中国城市里素食餐馆数量的增加就证明了这一点，然而这种潮流是和任何宣扬消费文化的广告都格格不入的。中国消费者对自身饮食和健康的关注也在日益加深，因为他们意识到，无论媒体广告说得多么动听，大企业们都不会总把消费者的利益放在心上的。

广告与肥胖

很早以前就已经有人探讨广告与肥胖的关系问题，世界各国关于这两者关系的研究文献也非常多，然而在中国，到现在仍然缺乏讨论引致肥胖食品的广告与肥胖现象关系的声音。这并不是因为官方的舆论压制或新闻审查，而是因为广告迅速增加和社会迅速变化形成了一种压倒性的社会气氛，从而使得人们根本没有时间去思考和讨论这些问题，但这种争论可望在将来出现。

表 23 2007—2008 年食品、健康食品和酒精饮料的广告花费

种类	2008 年广告费（10 亿元人民币）	2007—2008 年增长率（%）
食品	14.8	4.6
健康食品	8.7	22.6
酒精饮料	6.1	16.9
各种广告费总计	190.0	9.1

资料来源：CMM-I 传媒咨询有限公司根据中国国家工商行政管理总局资料编辑。

而在那些收入增加、工作时间延长、职业女性增多、父母没有时间但在物质上比较充裕等现象已经出现并持续了很久的国家里，这种讨论自然早就出现了，大家也已经想出了解决的方案。在可口可乐公司通过其广告代理商发给其广告杂志的备忘录中写道，可口可乐的所有广告"应位于杂志的社评对页，从而与其品牌定位和市场战略保持一致……我们认为以下内容是不合适与可口可乐广告放在一起的：关系到国计民生以及人们切身利益的硬新闻、性话题、饮食、政治议题、环境问题"[1]。

由英国通讯传播主管机构围绕"儿童的食物选择，父母的认识与影响，以及食品促销所扮演的角色"所开展的一项调查发现，"科学研究表明看电视的时间长度与儿童和成年人的不良的饮食习惯、健康状况下降和肥胖存在着相关关系，对此可以有三点解释：（1）看电视作为一种久坐不动的行为，降低了人体新陈代谢的速度，减少了体育活动量；（2）看电视常常

134

---

[1] Paul Kingsnorth, *One No*, *Many Yeses*：*A Journey to the Heart of the Global Resistance Movement*, London：Free Press，2004，p. 150.

会伴随着吃零食、速食食品和快餐消费；（3）电视节目中包括对高脂、高糖、高盐食品的广告"。除了电视以外，该报告还指出同伴之间的示范作用（"我的同学喜欢这个"）和孩子们反复请求某种食品所带来的"纠缠压力"，以及——或许是最重要的——各种高脂、高糖、高盐食品的促销活动（特别优惠或者店内促销），对于孩子们的食物选择也有着重要的影响[2]。

绝大多数的学术研究都认为在四五岁以前，孩子看到广告只是看着玩；而到了四岁至七岁之间，他们就开始能够从电视节目中分辨出广告了；大部分的孩子到八岁以后都会逐渐能够理解广告的意思，而十一岁或十二岁之后就可以对广告进行清晰地理解和评判了。因此，全世界的广告商们都喜欢通过明亮的颜色、悦耳的音乐和动画形象或名人来吸引低龄儿童；而对十多岁的孩子则采用一些评论性的语言来促销商品，如酷、新、好吃、新潮等，在这个年龄段的孩子对于名人的认同非常强烈，明星的影响会很大。有趣的是，英国通讯传播主管机构的报告也明确指出"电视广告可以通过某种情感或体质的方式，对肥胖儿童产生比普通体重儿童更大的影响"。

广告已经成为了中国城市生活的一个组成部分，各种广告牌、电视、广播、户外广告、出租车后座广告和网络广告无所不在，或者线上，或者线下，让人无处可逃。近 20 年来，中国消费者已经被淹没在了从四面涌来的广告之中，中国的广告业也从几乎没有发展到令人难以置信的规模，这并不仅仅是因为广告市场是经济改革较早的受益者，而且是因为出现了各种各样令人眼花缭乱的新产品，从 SUV 到鞋子、网络、流行音乐会，现在都在竞相争取人们的眼球和钱包。

135

在中国的超市里，尽管你会经常去购物，但当你推着手推车闲逛时还

---

[2]　"Children's food choices, parents' understanding and influence, and the role of food promotions", Ofcom, see: http://www.ofcom.org.uk/research/tv/reports/food_ads/.

是总能发现一些新的产品和从未见过的品牌，因此品牌促销总是很重要的。由于大量的新产品、名牌和服务涌进中国市场，竞相争取消费者的注意，因而要建立消费者的品牌忠诚度是很难的。中国消费者经历了 20 多年不断的"品味测试"，他们总是在尝试过全系列的新产品之后，拒绝掉那些特别昂贵或者特别糟糕的，接受剩下的产品，如此不断。这就意味着各品牌必须保持强大的广告影响，因此必须一直支付高额的广告费用，才能使自己在游戏里不被淘汰。对于很多著名品牌来说，即使是广告费用的一点点下降也有可能会招致市场份额的立即下降，因为与之竞争的品牌们正在不断跟进，不放弃任何一个广告空间来吸引顾客们的注意。这就使得中国广告费与销售额的比率甚至比欧洲和北美的同行还要更高。

随着生活方式的巨大变化和对新思想观念的日益开放，中国人日益卷入各种消费广告和其他媒体信息的包围之中。城市居民基本上家家都有电视机，电视插播广告也越来越频繁，甚至一些电视节目本身就在推销商品，例如中国电视上常见的各类美食节目，深受中老年妇女的喜爱，它们大都是由某种调味酱之类的食品赞助的，而这些产品自然也就会在节目中频繁出现。这种广告的侵入行为在杂志、报纸和各种交通工具中也很常见，还有很多主要的体育赛事也总是有着不止一个的食品或饮料品牌赞助商，可口可乐广告所要求的"社评对页"其实所在皆是，而且通常并不需要明确地说明这是广告。因此，人们很难摆脱这些广告所要不断传达的信息，而这些信息也的确对消费者的购买行为产生了影响。

除了上述注重品牌推广的线上广告以外，超市和便利店里的 POS 机广告和销售人员的样品促销活动（线下广告）也十分普遍。对于厂商和营销推广公司的这些促销行为及其带来的额外收益（品牌推广和促销服务费），零售商们当然乐意笑纳。中国零售行业的边际利润非常微薄，因此任何促销活动所能带来的新增收入都是广受零售业者欢迎的。

与此类似的还有生产厂商为了让自己的产品能够被放在显眼的货架上

而向零售商支付的"进场费"，这甚至已经成为了零售商家的一项重要利润来源，而付费最多的通常也正是那些脂肪、糖和盐分含量最高的食品厂商。

零售商家优先考虑商品经济收益的现实使得那些经济利益较低的新鲜产品只能被排到了后面。当中国超市从西方引进了"损失领导物"（loss leader）方法（为招揽顾客而折本出售部分商品——译者注）时，他们更多地会选择可口可乐而不是胡萝卜来作为损失领导物。

包装广告也是十分重要的，很多针对儿童的产品会特意制作一些有趣的包装，那些主要面向小孩的电视广告也会专门采用明亮的色调和卡通形象，对稍大一些的孩子或者青少年则会在包装上突出一些炫酷的形象，对于中国那些年轻积极、正处于事业上升期的白领们，方便、时尚和国际化的风格正是当下的流行。

通过包装设计和广告宣传，这些品牌不仅可以吸引孩子，而且能够打动父母们，诱导他们去选择这样或那样的食物，日积月累下来，这些品牌似乎就成了质量的保证，让人们以为它们的质量要远远胜过那些没有名气的品牌，而实际上它们只是在以不同的方式推销高脂、高糖、高盐食品而已。尽管这一现象是世界性的，它所反映的只不过是大品牌能够支付更高昂的广告费而已，但在中国，这些大品牌的确也能够在食品卫生、食品安全和质量保证上更胜一筹。根据亚洲开发银行的估计，平均每年有 3 亿中国人会通过各种途径受到污染食物的影响，这不是一个小数目，而且近年来发生的重大食品安全问题如毒奶粉导致的大头娃娃事件和一些学校、食堂和餐馆的集体食物中毒事件，都增加了人们对于食品卫生和安全问题的忧虑。而那些国际国内知名的大品牌的确可以给父母增加一些保障，从而又增强了中国广告和包装的力量。

继续广告

到目前为止，中国还基本没有针对高脂高糖高盐食品的广告和面向少年儿童广告的约束机制。不过中国的媒体已经开始对如 2006 年悉尼的世界肥胖大会之类的事件进行了积极的报道，在这次会议上，国际肥胖症研究协会号召世界各国立法禁止那些针对儿童的垃圾食品广告，以应对正在全球蔓延的肥胖问题。

随着要求限制针对儿童的垃圾食品广告的呼声在全世界范围内的日益高涨，从美国儿科学会到欧盟和其他国家无不如此，中国的立法机构也必须对此作出反应，中国的学术专家和健康问题专家也指出包括瑞典、挪威、丹麦、比利时、英国和希腊在内的很多国家都已经对针对儿童的广告进行了限制。在一些西方国家里，这些约束机制已经迫使麦当劳和卡夫食品这样的高脂高糖高盐食品供应商公开宣布，将倡导更为健康的食品，同时限制儿童零食的广告。然而与此同时，我们在中国看到的却是更多的得来速餐厅和麦当劳妈咪会。

尽管起步晚于很多西方国家，但中国的产品安插和电视广告插播已经出现了相当长的一段时间，并且现在在电影中也开始变得普遍起来，造成这种情况的原因很多，包括中国的营销技巧仍然稍稍落后于西方，也是因为以前中国的大部分电影仍然是围绕着好党员故事或者功夫桥段的传统剧情，不是很适合插入可乐罐或者名牌手表。而现在，大陆的电影导演也开始走向市场寻求产品代言，从而解决他们不断增长的拍摄成本问题。

随着国外电影的大量进入中国，无论是电影院或电视的合法放映，还是盗版的 DVD，中国观众们已经日益熟悉了产品安插的广告方式，皮尔斯·布鲁斯南在扮演詹姆斯·邦德时佩戴手表的广告在中国就是一个成功的范例，进入中国市场的西方电影已经可以发挥产品代言的功能了，例如，《蜘蛛侠 2》的在华放映就带动了索尼手机和高清电视等产品的营销活动。

137

在中国，西方电影中产品安插与电影本身相搭配的行为，已经在著名喜剧明星葛优主演的《大腕》中得到了淋漓尽致的表现和诙谐的调侃。

中国的电影人曾经在相当一段时间里出于对艺术的追求而不愿意在自己的电影中加入大量产品安插，然而凭借电影《功夫》在整个亚洲市场甚至一些西方国家都取得了巨大成功的周星驰，则宣称他今后拍摄的电影（就中国目前的水平而言拍摄成本都相当高）都非常愿意接受明星代言、品牌商业合作和网络互动。

138 你们先卖给了我们肥胖，现在又来推销减肥药

广告商、营销机构和公关公司只是被雇用的工具而已，他们所做的一切都是为那些手拿支票走进他们公司的人们服务。在过去的 20 年间，中国的广告代理商从食品公司、啤酒厂、泡沫饮料品牌、食品零售商以及特别是快餐巨头那里赚取了大量的金钱。而现在，他们又开始从那些提供肥胖解决方案的商家那里继续挣钱，包括慧俪轻体、减肥俱乐部、瘦身产品、减肥方案设计、美容手术以及减肥灵药，等等。他们先引诱很多中国人变得日渐肥胖，现在又来告诉他们如何减肥和恢复原有的身材。无论是会引起人们的日益敏感还是导致大家的恐慌，中国对于肥胖的日益关注对于那些广告商们来说都是个好消息。因为他们知道自己又可以为客户们推销治疗肥胖的方法了，而且他们知道这些方法恐怕很难奏效——因为如果他们真能解决肥胖问题的话，就应该早已赚够了钱然后退休回家，愉快地欣赏周围人们苗条的身姿了。

从西方的经验来看，这些广告将来一定会异口同声地大力宣扬肥胖的危害，让那些超重和肥胖的人们憎恶自己的体型（尽管这并不是本书所关注的，我们更多强调的其实是超重对于健康的危害）。

肥胖问题还可以为一些产业带来新的利润，譬如杂志。西方大量关于男士健康、女性魅力和时尚的杂志都在不厌其烦地讨论有关体重、肥胖、减肥和体型的各种话题，而这些讨论体型问题的杂志会发现自己正好命中了当下中国社会中的一个重要议题，于是在这里，广告可以在正反两方面都如鱼得水。不过在某些领域如针对儿童的广告，已经遭遇了公众的抵制，而儿童越来越严重的肥胖现象也正是当下人们最为关注的。

第八章

小胖皇帝们——中国儿童的肥胖情况

独生子女

　　如果说肥胖率的上升已经成为了中国社会日益关心的一个问题，那么令各种媒体和公众最为忧虑的还是儿童的肥胖问题。随着各种调查研究所发现的儿童肥胖率上升问题已经日益为公众所周知，各国对于儿童肥胖问题的担忧都在增加。近年来，美国、英国、新加坡和其他一些国家对于儿童肥胖问题一直都无计可施，正如桑德尔·吉尔曼（Sander Gilman）所说的，"肥胖儿童现象意味着整个社会的基石正在恶化"[1]，在这一点上，中国和其他国家并没有多少差别，国际生命科学学会中国办事处主任陈春明教授曾指出，"肥胖问题不仅会影响孩子的生理和心理成长，还会成为整个国家未来经济发展和公共卫生系统的一颗定时炸弹"[2]。然而，家长们对于这一问题的了解程度还是相当低的，正如2009年，一位北京母亲在接受有关购买决策的采访时，曾对本书作者说"只要能保证孩子的幸福，我们愿

---

[1] Sander Gilman, *Fat: A Cultural History of the Obesity*, Cambridge：Polity，2008.
[2] Guo Nei, "Child obesity a bigger problem", *China Daily*, 2006-7-10.

意向她提供一切我们自己不曾拥有过的东西，为此付出多大的牺牲都是值得的"。

　　具体到中国的肥胖问题而言，有一个特别值得一提的原因就是独生子女政策。中国现在正在逐渐地取消计划生育政策，然而对于那些中产阶级家庭中出生的肥胖儿童而言，他们在今后的生活中或许会发出疑问，自己的体重超重和健康问题究竟在多大程度上是与计划生育政策有关的。

　　在1979年中国人口超过10亿之后，中国政府开始推行计划生育政策，这可能是中国共产党众多社会工程中最为雄心勃勃的一项计划，然而其实际执行情况是非常不均衡的。根据中国国家计划生育委员会的统计，今天中国14岁以下的儿童中只有20%属于独生子女，这一政策主要影响的是城市地区，因而中国城市的独生子女家庭也要比农村多得多。中国城市居民如果生育第二胎，就会面临重罚甚至丢掉公职，很多夫妇由于无力抚养更多的孩子也不愿意再生育第二胎；而在农村地区，父母们还要指望孩子尤其是儿子来养活家庭，因而存在着对计划生育普遍而持久的抵制。

　　1995年，国家计生委在自愿的基础上选择了6个县作为首批计划生育优质服务的试点，由计生工作者向女性提供更好的健康服务，讲授避孕知识，允许夫妇们自己进行生育决策。1998年，联合国人口署为了鼓励中国进一步推广试点经验，对32个县提供专项资金和人员培训，取消生育限制和生育指标，不再把人工流产作为计划生育的一个部分。原计生委高级官员陈胜利曾指出，联合国项目的工作对这些地区的计生人员产生了很大的影响，很多地区已经取消了生育指标和配额。作为这一变化的推动者之一，中国人口信息研究中心的谢振明副主任估计在过去的5年里，中国城乡13亿总人口中有近1/4已经取消了生育控制和配额，有大约一半的人口可以自行选择避孕的措施。尽管现实的情况未必能达到这一水平，但至少这种观念已经形成了。

　　中国设计计划生育政策时原本只计划推行一代人的时间，目的在于控

140

制中国人口的爆炸性膨胀，而同时又不至于把人口结构扭曲到无法弥补的程度。2004 年，中国成立了国家人口发展战略研究课题组，对下一步的政策安排提供新的建议，然而等到 2007 年 1 月课题组报告出来的时候，结论却很简单——什么也不用做。该报告的主要结论是，如果要将人口总量峰值控制在 15 亿左右，全国总和生育率在未来 30 年应保持稳定。而根据最近的官方统计，仍有 36% 生活在较富有的东部沿海省份的人口必须继续执行独生子女政策；而生活在其他 19 个相对贫困省份的 53% 的人口如果第一胎生的是女孩，则可以再生第二胎；对于少数民族家庭的约束则比较松散，而西藏根本就没有计划生育政策。

可见，计划生育政策并不受人们的欢迎，最近的全国人口普查就导致了大量向孤儿院抛弃婴儿的现象，人们害怕受到惩罚——对于违反计划生育的人员，城市是罚款和开除公职，农村则是拆除房屋。中国农村地区为了贯彻计划生育政策，采取了很多富有创意的办法，包括对少生孩子的家庭提供奖金，或者用成为企业家的愿景来劝导农民，很多村子都会张贴这样的标语"要想富，少生孩子多养猪"。

就本书所关注的内容而言，独生子女政策的一个重要结果是导致家长对于孩子的期望过高。由于父母们没有第二个选择，因此对抚养孩子成人肩负着巨大的压力，这种压力导致父母们会对处于婴儿期或者儿童时期的孩子进行大量的投资，期望他们在长大后能够出人头地。很多父母都成长于中国物资匮乏和政治动荡的年代，而今天中国每个人的社会成就则更多取决于自己在学业上的表现，所以父母们总是希望能够从孩子一生下来就给他们提供最好的条件，来弥补自己人生的缺憾，其中许多在 20 世纪 90 年代经济大潮中没有机会尽情消费的人，现在总算有机会在他们的孩子身上补上这一切了。

在计划生育政策中成长起来的孩子们也遭到了社会上的各种批评——被溺爱坏了的小皇帝，缺乏自理能力，想要什么父母就给什么。当然，溺爱的另一面则是，父母在孩子们的身上寄托了他们一切的希望，这也给他们的学业带来了巨大的压力，要求他们必须能够在惩罚式教育和考试系统中保持优秀。虽然有美味的零食和大餐，但那些都是在放学以后、完成了大量的家庭作业并在考试中取得满意成绩、取得老师表扬这一切之后的事。生长在中国中产阶级家庭中的这些小皇帝们的生活其实并没有想像中的那么容易，但是就中国的子女抚养和家庭关系而言，和以往相比的确已经发生了显著的变化。

142

表 24　2003—2009 年中国人口按年龄分组

占总人口的百分比（%）	2003	2004	2005	2006	2007	2008	2009
0—4 岁	6.57	6.52	6.46	6.40	6.34	6.28	6.22
5—9 岁	9.66	9.58	9.50	9.41	9.32	9.23	9.14
10—14 岁	7.90	7.84	7.77	7.70	7.63	7.55	7.48
15—19 岁	7.57	7.58	7.59	7.61	7.62	7.63	7.65
20—29 岁	19.46	19.49	19.52	19.56	19.59	19.63	19.66
30—39 岁	16.23	16.26	16.28	16.31	16.34	16.37	16.40
40—49 岁	13.33	13.36	13.38	13.40	13.42	13.45	13.47
50—59 岁	8.25	8.26	8.28	8.29	8.31	8.32	8.33
60—64 岁	3.57	3.57	3.58	3.58	3.59	3.60	3.60
65 岁以上	7.45	7.55	7.64	7.74	7.84	7.95	8.05
合 计	100	100	100	100	100	100	100

资料来源： 通亚公司根据国家统计局数据计算。

近十年来，中国国内和国外的媒体经常会报道过度肥胖儿童的事件。的确，中国存在着一些超级肥胖的儿童，需要被送到准军事化管理的减肥中心（减肥夏令营）接受节食辅导、针灸减肥甚至——如果电视上介绍减肥夏令营时所拍摄的场景代表了真实情况的话——对他们肥胖的语言攻击，一个为期六周的减肥计划通常会收费一万元人民币。对于这种带有哗众取宠性质的特例而非一般情况的减肥夏令营，本书不打算进行详细的介绍，因为绝大多数超重儿童的肥胖状况并没有严重到需要强烈介入的程度，大部分家庭也承担不起这样价格高昂的减肥夏令营（这些减肥夏令营大部分都是私人经营的，即使对中国的中产阶级父母来说，它们的收费也太贵了）。这种减肥夏令营更多是一种媒体渲染下的短暂的热潮（其中很多已经关张了，只是一些老故事仍然在国内和国际上的媒体中被继续拿来播放而已），其疗效也很不明显。中国减肥夏令营在媒体上的突然受宠还和最近人们对于孩子们上网成瘾的担忧有关，但这也只涉及了很少的一群体重超重或喜欢整夜上网的孩子们。我们必须承认，这些"夏令营"的确在媒体上造出了很大的声势，一些记者也忍不住要去寻找更多新奇的减肥夏令营，包括只允许孩子们吃水果和喝白水的"魔鬼瘦身饮食计划"[3]。

　　与之类似，媒体还热衷于把儿童肥胖率的增长与西式快餐的增加联系起来，但如第六章所述，尽管快餐对健康无益，但两者之间并非存在必然性的关系，更为重要的是我们在第四章中曾经讨论过的，中国消费增长过程中饮食结构的改变。各种食物——包括快餐、中国传统食品和非传统食品——消费总量的增加，是我们理解中国城市儿童肥胖数量日益增多现象的关键；而且，孩子们并不懂得怎样去区分各种食品和饮料，而只是单纯地接受家长给他们的一切，就这一点来说，问题并不在接受者，而在给予者。

---

[3]　事实上，很多关于肥胖的故事在中国都是被当做趣事而登上报纸的，例如，包括《新京报》、《中国时报》和《京华时报》在内的十多家报纸都在头版报道了 2006 年北京成立的"胖友俱乐部"，以此取代了德国世界杯足球赛在头版的位置，此外，登上封面的还有来自南京四位胖女孩的"千金组合"。

中国儿童肥胖率的提高部分地源于可支配收入的增加、人们更容易买
到各种各样的食品和饮料以及独生子女的政策。其他富有的国家和地区也
都存在着儿童肥胖率增加的现象，在香港，人们就认为是过度的溺爱和对
孩子的压力造成了肥胖和其他一些问题（紧张、抑郁等），于是香港特区政
府教育局从 2005 年起通过电视呼吁家长让孩子自由成长和探索世界，不要
再在考试问题上向孩子施加那么大的压力。然而在中国内地，这种压力不
但没有减轻，而且还在继续加大。

143

"六兜现象"与有钱的青少年

如果你所宠爱的孩子向你哀求一份麦当劳欢乐套餐、一杯可乐或者
一个冰淇淋这种很容易满足的小要求，而你的口袋里又有现金或信用卡，
你很可能会想也不想就给他买了。你既不会为此而与他争论，也不至于
发脾气，因为你认为这就是绝大多数父母或祖父母应该为孩子做的，尤
其是中国的祖父母，对于孩子的要求从来是不会拒绝的。在中国人饮食
结构的改变中，孩子的饮食变化是最大的，老年人或许很有钱，但他们不
会去吃快餐或者别的西餐、零食，然而孩子会——他们自己的生理饥饿
感、同学们的示范、家长的溺爱和广告商的劝诱都会影响孩子的饮食。

在夫妻俩都要上班时（居家主妇在中国还很少），祖父母是带孩子的最
好帮手，但有时候也是麻烦的所在。[4] 随着父母工作时间的延长，爷爷奶奶
需要也很愿意更多地照顾孩子，但老一代人虽然都知道孩子饿了就给弄吃

---

[4] 关于女性应该在家还是出去工作是另一个长期争论的话题，有人认为孩子们的饮食
如果由居家的妈妈管理的话会更好和更健康，另一些人则认为这会导致更加娇生惯
养和溺爱孩子。本书作者在这里只想说明，中国的居家妈妈还只是极少数，所以由
爷爷奶奶养育孩子是很常见的。

的，但却并不了解食物的健康选择问题。当然，这些爷爷奶奶肯定是很高兴看到自己的孙辈能够不用再经历自己曾经的苦难，而生活在一个与 20 世纪 70、80 甚至 90 年代都大不相同的新时代里。

父母、祖父母和叔叔阿姨希望能给孩子们更好的照顾是非常自然的，只是有时候这种给予会显得过度慷慨了。中国的研究者认为，有很多父母和祖父母曾经遭受过饥饿的折磨，因而常常会给孩子吃得太多，这既是想表达自己的爱，也是希望孩子成长得更健康，同类的研究还发现在 20 世纪 40 年代的美国也存在类似的现象。这种独生子女政策下祖父母、父母对孩子的溺爱被人形象地比喻为"六兜现象"或"4—2—1 溺爱综合征"，以说明对于孩子的宠爱不仅来自于父母，还来自于两边年纪更大、更有钱的祖父母和外祖父母。

六兜现象意味着愿意为孩子花钱买东西的不止是父母，同时，过去用于好几个孩子的花销也都被集中到了一个孩子的身上。这不仅是说每个孩子的花费增加了，还意味着原来会加剧夫妻两人经济紧张的那些东西现在也能买回来了，尤其是那些价格昂贵的基本生活品如婴幼儿配方奶粉、鲜奶以及更多的外出就餐。当然，通过六兜效应，孩子们所喜欢的很多东西都成为可能，从更多的可乐、巧克力到 PlayStation 游戏机和名牌服装。中国计划生育执行时间之长，已经可以使得新生一代的孩子们不再拥有叔叔或阿姨，不过感谢人均寿命的延长，祖父母和外祖父母可以像当年带自己的孩子一样，陪孙辈的孩子玩游戏甚或为他们的各种花销包括学费和汽车买单了。

另一个重要但很难用统计数据说明的问题是孩子对其他家庭决策的影响。所有家长和广告商对于孩子们的"纠缠压力"（pester power）或"恼人因素"（nag factor）都有着深刻的认识，孩子们会要求在必胜客而不是街角妈妈喜欢的四川餐馆吃饭，在回家路上的冰淇淋摊上停留，在超市里购买那些甜食礼包，所有这些以及其他很多与饮食和生活方式有关的决策，都是因为孩子的出现而改变的。计划生育政策下孩子地位的提高、收入的增加以及零售业发展所带来的购物便利结合在一起，共同形成了中国城市消费社会中的小皇帝现象——由孩子们来控制大量的消费决策。这甚至还包括那些价格昂贵的电子产品，因为孩子们对这些产品的了解可能比父母还要更多，可以充当采购决策时的技术顾问。

表25　一个孩子，多重花费——中国父母的各种花销

根据上海社科院学者的估计，在北京和上海抚育一个孩子成长，从怀孕到孩子自己独立居住生活，平均所需要的花费如下：

怀孕（800美元）

分娩（400美元）

幼儿园之前（5 900美元）

幼儿园（8 500美元）

小学（12 400美元）

初中（6 500美元）

高中（7 600美元）

大学（14 400美元）

大学毕业后三年（5 800美元）

结婚（6 500美元）

30%的房屋首付（26 000美元）

以上合计为94 800美元，时间跨度长达30年。以2006年的外汇汇率计算，这相当于752 000元人民币，或者说年均25 000元人民币。而2006年北京和上海的平均年收入分别为35 000元人民币和36 000元人民币，这意味着年收入的70%都将流向与孩子有关的各种花销。这也就难怪父母们除非拥有非常好的职业预期和很高的收入，否则就都得去继续上班挣钱。

祖父母和六兜现象对学龄前乃至青少年时期孩子们零用钱的增加起到了很重要的作用。根据中国官方的统计，主要城市中年龄在14—24岁之间的人口大约有5 000万——相当于加拿大和澳大利亚人口的总和，大部分城市中的年轻人很少从事工作（针对年轻人的周末工和兼职工在中国的城

市里几乎没有），但人均年可支配收入却有约 4 995 元人民币，或许不会太多，但他们一定也已经把手伸进了父母的口袋里，住在家里，享受着六兜的便利，口袋里总会有钱，就是这些小皇帝的生活。

2007 年，青年人的年人均可支配收入可望达到 6 500 元，年均增长9.2%，这意味着中国城市青年人的总可支配收入合计高达 2 300 亿元人民币，或者说相当于城市总可支配收入的 8%。换算成每个月就是人均 525元人民币，当然这还不算家庭长辈为他（她）支出的其他费用。到 2007 年时，青年人的消费大约占到了整个城市消费的 15%——这就难怪广告商和知名品牌们会关注青年群体了。[5]

根据北京美兰德信息公司最近主要针对城市年轻人的一项调查，价格并不是他们决策时的主要影响因素，他们更关注的是质量。他们手中的金钱或许来自于爸爸妈妈、爷爷奶奶以及叔叔阿姨等其他家庭成员，但怎么花这些钱却是由他们自己决定的。有超过 50% 的中国青年都相信由自己决定买什么是购物过程中最为重要的事（在很多方面，各国的青年人都是一样的）；不过，从也有 50% 的青年承认他们受广告的影响非常大这一点来看，他们的决策究竟在多大程度上是由自己作出的还是存在一定疑问的。

食物是青年人的主要支出门类，尤其是在中国食品价格相对低廉的背景下，有近 30% 的食物支出都流向了快餐食品（麦当劳和肯德基两家就在争夺青少年市场上平分秋色），约 12% 消费的是饮料。绝大部分青少年的饮料消费都是非酒精饮料，其中可口可乐公司的产品占据了近 50%，百事可乐则占 20%。而被很多西方大企业一直寄予厚望的零食消费，目前仅占 5%。

这反映了外出就餐在中国所蕴涵的社会关系，只是体现在了受快餐、

---

[5] 通亚公司根据中国国家统计局居民家庭消费支出调查计算所得。

速食产品和软饮料广告密集影响下的青年一代人的身上而已，而各种社会关系汇集的地点则是现在购物中心里的快餐店。这种社会模式和饮食方式的变化当然会对内地社会和青年产生影响，这在一些经济发达的地区已经初露端倪，而在香港，这种影响表现得更为充分。

香港提供了一个例子

就儿童和肥胖问题而言，内地可以从香港地区那里得到一些未来的启示。肥胖儿童问题是香港社会中的一个重要问题，它最早被人们所注意是在 1962 年的英国殖民时期，在 20 世纪 70 年代初和 80 年代末都曾经引发过重要的政策争论，目前香港的超重或肥胖儿童已经占到了儿童总数的16.7%，较 1993 年以来又增长了 5.1 个百分点[6]，根据香港特区卫生署的数据，有大约 1/5 的小学生体重超重，在近五年中，18 岁男孩的平均体重上升了 16%，女孩则上升了 11%。

当然，像麦当劳和肯德基这样的快餐店都会把香港看做是一个重要的市场，在整个特别行政区开遍了他们的餐馆。麦当劳是进入香港市场最成功的，除了设立大量 24 小时快餐店以外，外卖送餐也是一项主要业务，而且，麦当劳的巨无霸汉堡还极为成功地渗透进了香港的学校系统，在 2004 年年中，有超过 100 家的麦当劳快餐店在向学校提供日常餐饮服务。当然，这种学校餐饮服务的私营化并不新鲜，营养学家也一直对这些味精和脂肪含量过高的学校午餐盒饭感到不满。

香港是快餐爱好者的天堂，在亚洲的人均快餐消费量的排名可能仅次

147

[6] D.F.Y. Chan et al., "New Skinfold-thickness Equation for Predicting Percentage Body Fat in Chinese Obese Children", *Hong Kong Journal of Paediatrics*, vol.14, No.2, 2009.

于菲律宾而位居第二——当然，菲律宾也存在着肥胖和体重超重问题。相对于 60% 的世界平均水平，高达 98% 的香港人每周至少会去一次麦当劳，其原因是多方面的，其中之一在于香港是一个非常紧凑的地区，而麦当劳几乎在香港的每一个角落里都设立了门店；另一个原因则是香港的很多老年人也会经常去快餐店，主要是早晨喝杯咖啡、聊聊闲天；麦当劳在香港一直都有非常大的广告投入，而香港狭小紧凑的格局也使得那些禁止快餐店设在学校周围的命令实际上是无法实现的。

此外，麦当劳在多年的经营中还引进了很多种类的当地特色食品，同时在很多香港小朋友的眼中，麦当劳仍然是非常酷的，而他们在童年形成的饮食习惯会一直保持到成年以后，因此，麦当劳可以轻松地赢得香港二三十岁办公室工作者的喜爱——他们已经习惯了去吃麦当劳，即使是成年以后，麦当劳的形象也依然在他们的脑海中盘桓。香港当地报纸的专栏作家艾利森·琼斯（Allison Jones）就曾评论说：“它（麦当劳）在我们的文化中占据了一片甚至有些神圣的土地，以至于我的一位朋友第一次受邀和男朋友约会就是在麦当劳的金色拱门下，他认为这样很有浪漫情调，我都不敢相信她竟然嫁给了他。”[7]

香港地区是和内地最为接近的一个地区，不过很多亚洲其他地区也都报道了儿童肥胖率上升的问题。根据世界卫生组织的调查，日本 9 岁儿童的肥胖率达到了原来的 2 倍，澳大利亚的儿童和青少年肥胖率约为 20%，泰国 5—12 岁儿童的肥胖率在仅 2 年的时间里就从 12.2% 增长到了 15%—16%，这些很显然和孩子们饮食习惯的改变有关。

---

[7] Allison Jones，"Let's Hope McDonald's Deliveries Trigger a Backlash"，*South China Morning Post*，2005-4-10.

一天中最重要的一餐

　　儿童的饮食习惯也和爸爸妈妈的一样在改变着，例如，1992 年开展的一项营养调查表明，很多中小学生的早餐营养不足甚至根本不吃早餐，有 6.4% 的学生只会偶尔才吃早餐。1994 年的一项针对北京市 8 所中小学的调查发现，有 5.3% 的小学生和 16% 的中学生很少吃早餐。1998 年的另一项对北京市 2 000 多名中小学生的调查表明，不吃早点的情况小学生增加到了 16.1%，而中学生则为 32.8%，同一调查还发现有 9.5% 的小学生和 10% 的中学生会在小吃摊上买早点或者在上学的路上边走边吃。造成这种情况的主要原因应该是上学时间太早和父母都要工作。

　　1998 年的调查还发现中国儿童早餐中存在着营养结构不合理的问题，有 66% 的中小学生早餐不喝牛奶，60% 不喝豆浆，17.9% 不吃鸡蛋。不吃早点、早点不够营养或者蛋白质不足都不利于孩子们的身体发育，也会影响他们的学习能力。当然，尽管有广告的大力宣传，但完全采用西式的早点也未必能够解决问题，美国的独立非营利机构消费者联盟在对美国（现在也已经进入中国）各种常见早餐进行检测之后指出，大多数早餐实际上无异于一碗甜甜圈，都是高糖高脂肪的食品。[8]

　　许多兜里不缺零用钱的孩子会从街边摊或连锁便利店买早点，而随着近年来中国城市里街边摊贩的减少，孩子们越来越多地喜欢从便利店买早点，或者（就笔者所观察到的）在麦当劳、肯德基或其他快餐店里吃（并不健康的）早点，这些快餐店大多早晨 7 点就开门营业，早餐的价格也相对便宜，完全在这些中产阶级家庭出身孩子们的购买力之内。

148

---

[8] *Consumer Reports*, November, 2008.

校园午餐

在香港，关于儿童肥胖问题的争论很多都是围绕校园午餐问题而展开的，而儿童饮食和校园午餐在各国都是与儿童肥胖有关的一个重要话题，英国的名厨杰米·奥利弗（Jamie Oliver）的校园晚餐节目就是一个典型的例子。由江苏省疾控中心和挪威奥斯陆大学共同开展的一项针对江苏省经济社会状况较好家庭儿童的调查发现，76% 的在校学生一日三餐有规律，但 8.1% 的城市儿童和 3.4% 的农村儿童每周只会吃一至三次早餐甚至更少，该调查还指出"超过一半的学生都说自己喜欢吃西式快餐，包括汉堡、软饮料和巧克力；在经济社会状况较好家庭的男孩中，有 21.5% 的人每天都会喝软饮料，有 72.3% 的人认为自己需要更多的零花钱去买这些饮料"。该调查报告的作者总结道："较好的经济社会状况和城市的便利使得人们更容易去消费高热量食品，孩子们的偏食可能更加剧了这一趋势，因此需要对青少年和父母提供更多关于健康饮食的营养知识，政府卫生部门也应当加强对于饮食及其和肥胖之间关系的监控。"[9]

香港的校园午餐引起了多方的关注，像炒饭和面条这样的主食所含的脂肪、胆固醇和钠就很高。2006 年，香港特区政府发起了一项名为"健康饮食在校园"（EatSmart@school.hk）的活动，推广健康饮食。这项活动的内容包括编制《小学午膳营养指引》，为大约 600 所全日制小学的 300 000 名学生的均衡膳食提供指导；同时，香港特区卫生署的助理署长程卓端医生还向媒体表示，未来将加强推广学校健康午膳及小食，培养孩子们的健康饮食习惯。[10]

---

[9] Zumin Shiet et al., "The Socio-demographic correlates of nutritional status of school adolescents in Jiangsu Province, China", *Journal of Adolescent Health,* Volume 37, No.4 （October 2005）, pp.313 – 322.

[10] "1 in 5 primary school kids overweight", *Hong Kong Government News*, 2006-4-3. See: http://news.gov.hk/en/category/healthandcommunity/060403/html/060403en05002.htm.

　　然而这些活动的实际推行是很难的，任何一个在午餐时间或放学以后走进香港快餐店的人都知道这一点。尽管校园午餐可以通过这一活动而得到改进，但孩子们还是会有自己的零花钱。就像香港的学校禁止高脂肪食品一样，其他国家和地区譬如泰国，也在曼谷的 433 所学校里禁止糖类、碳酸饮料、甜牛奶和高脂肪食品，因为这里小学生的肥胖率也达到了 25%。

　　在内地，校园午餐的质量和如何避免孩子们在午餐及上下学时间从外面的快餐店或别的餐饮店买吃的，也已经成为了广受争论的话题，如我们所见到的，很多孩子都有零花钱经常去买这些吃的。一些学校——主要是那些私营或半私营的贵族学校已经进行了调整，试图向校园午餐中加入更多的蔬菜，并减少油炸食品和预包装食品的比重；不过结果和英国等别的国家几乎完全一样，中国的老师和校园营养师发现自己正面临着和杰米·奥利弗一样的阻力，学生们有足够的零花钱去买任何自己想吃的东西，家长也愿意孩子去拥有他们自己喜欢的一切，而不是按照学校营养师的建议去合理饮食；家长在送孩子上学时会给他们带上备好的午餐，而这些午餐的脂肪、糖、盐的含量都足以破坏学校制定的午餐标准。一般的城市中小学则总是强调他们的财务状况过于紧张，无法为校园午餐投入更多的经费和时间了。

　　或许孩子们需要更多的体育锻炼？

全民健身？

　　中国儿童即使参加体育锻炼，其运动量也很小，根据中国疾病预防控制中心的调查，中国 94.1% 的肥胖儿童长期缺乏体育运动。[11]

---

[11]　"Kids Discover Joys of Sport with 'Happy Ten'"，*China Daily*，2006-6-2.

在中国社会改革的过程中，传媒业和体育产业正在变得日趋专业化，各大体育用品品牌都积极担任国内活动的赞助商，一批明星运动员也迅速成长了起来。大块头的姚明成了中国在体育方面富于国际竞争力的代表，另外几位中国的篮球运动员也加入了 NBA，也有很多中国的足球运动员效力于欧洲的顶级球队，还有那些在各自项目中取得世界最佳成绩的运动员，如打破世界纪录的跨栏运动员刘翔、跳水冠军伏明霞等和国家排球队、曲棍球队、乒乓球队，等等。他们都已经成为了国家的英雄和重要的明星代言人，名利双收，当然，所有这些都在 2008 年北京夏季奥运会上达到了一个高潮。

然而，这些都仅限于专业人员和体育精英，可惜的是，没有人能够通过看电视里别人获得奖牌而达到减肥的效果，除非这些体育赛事的发展和成功能够辐射形成一种大规模从事体育运动的社会风气——从小孩到成年人全民参与体育或健身活动，到那时，全世界的金牌加起来也及不上中国城市人口集体的腰围减小一英寸。

很多中国人（未经正式统计）都会认同中国的体育运动已经有些过度专业化和过分集中于对奖牌的追求，从而花费了不成比例的巨资来训练那些可以在国际赛事上竞争奖牌的专业体育精英。在毛泽东时代的中国，体育运动就有着深刻的政治内涵，从新中国建立开始，毛泽东就提倡广大人民群众积极参与体育运动，体育成为汇聚群众能量、宣扬集体主义精神和激发民族主义热情的一项重要手段。这位伟大的舵手还在 1966 年亲自畅游长江，就激发民族主义而言，这和召开奥运会基本没什么区别。

然而，全民健身的运动内容却迅速地让位于精英体育。到 20 世纪 80 年代中期，据中国政府自己的估计，每 350 万人才拥有一个体育馆，而且这些场馆设施主要是由学校、军队和其他机构管理和内部使用的，很多普通群众根本无法进入体育场馆，尽管如此，大量的体育经费还是被用于训练金牌运动员的专业体育学校建设，而这些体校的机制也类似于某种奖牌运动员工厂，通过各种渠道挑选有潜质的幼年运动员，再把他们从家中带

151

到学校，无情地训练他们的体育竞技能力和民族自豪感。在 20 世纪 80 年代中期，当绝大部分人仍然只能在幻想中走进体育馆时，中国的 3 200 所专业体育学校已经招录了 500 000 名学生。

在 20 世纪 80 年代中央政府大力推进精英体育发展的同时，也有一些教育学者和体育官员试图促进体育运动的大众化，鼓励群众积极从事体育活动。足球运动就是在精英层面和大众层面同时得以开展的，当时有着各种各样的赛事，然而当人们接受了体育和运动技巧必须从小培养的观念时，对于精英体育的强调又一次压倒了大众参与。最终，体育运动不再是向横向展开的大众参与的活动，而越来越向纵向发展，追求奖杯和名誉。只有在一些其他因素的作用下，例如乒乓球由于设施要求简单，才能获得较高的群众参与率。同时，值得一提的还有中国的高尔夫运动，这是一项只有极少数人参与的运动，由于中国高尔夫球场的开发过剩，绝大部分俱乐部在实际上已经濒临倒闭了，在领导们明确指出这属于腐败交易之后，很多官员都放弃了这个游戏，但几乎没有体重超重的青少年或白领会来到这些草地上，调整一下他们的状态。

非常严重的是，近年来学校的体育运动量出现了大幅的减少。导致这种情况的原因很多：城市化建设导致的学校操场被侵占；家长要求学校更多地把精力集中到文化课程上，而忽视了这些"不重要的"体育课程；还有当前的社会越来越倾向于用法律手段解决问题，而学校常常会担心组织体育活动万一使得孩子受伤，有可能会招致家长的诉讼。而面对要求推广体育运动的呼声，各个学校所给出最有想像力的托词，恐怕莫过于说使用操场会增加高额维护费用了。

类似的情况也出现在香港地区，这或许也预示着内地的学生如果一直缺乏体育锻炼会变成什么样，从香港中文大学社区及家庭医学系健康教育及促进健康中心总监李大拔教授主持的三项调查中，我们可以获得一些详细的资料。2004 年对香港 10—19 岁之间 26 111 名学生的抽样调查发现，

152

只有不到 1/3 的学生会参加各种日常的体育活动，也有大约 1/3 的学生经常消费不健康的饮食，有 2% 的学生还会经常抽烟。[12] 2001 年的另一项针对 3 516 名香港初中生的调查也表明，有 64.9% 的学生没有参加经常性的体育锻炼。[13] 在华南地区的广州，2003 年的一项调查也揭示了类似的问题，有 60% 的青少年不参加任何经常性的体育锻炼。[14]

不过仍然有一些体育界的人士在不断呼吁更广泛的体育参与，但略有讽刺的是，很多这种草根体育运动项目在 2001 年 7 月中国正式获得 2008 年奥运主办权之后都陷入了停顿。从那以后，北京奥运会成为全中国体育事业的重心，大家所关心的只是赢得比赛，以及通过这场全世界最重要的体育赛事赢得世界的关注。于是，体育经费更多地从支持社区活动向运动场馆建设、运动员训练和体育学校发展等与奖牌相关的领域转移，作为奥运会的体育更多是中国人民观看、消费和为之自豪的对象，而不是参与的运动。中国很多基层体育界的人士虽然没有公开表达自己的观点，但都对这次奥运会由于过于关注赢得比赛和奖牌而未能营造出全民参与体育健身的风气而感到痛失良机。著名的体育界企业家、创办了万国群星足球俱乐部的英国人罗文·西蒙斯在他的《足球无疆》一书中，曾评论北京奥运会的承办和组织者，"可惜的是，能够对各种舆论批评无动于衷而拒绝作出任何改变的正是体育系统本身，那些在体育总局的光环中工作的官员们，所要承担的任务只是确保中国能够获得足够多的金牌，来自上层的首要命

153

[12] A.Lee and K.K.Tsang, "Healthy Schools Research Support Group. Youth Risk Behaviour in a Chinese population: A territory-wide youth risk behavioural Surveillance in Hong Kong", *Public Health,* 118 (2) (2004): 88－95.

[13] A.Lee et al., "Health Crisis of Our New Generation: Surveillance on Youth Risk Behaviours", Centre for Health Education and Health Promotion, School of Public Health, The Chinese University of Hong Kong, 2002.

[14] A.Lee et al., "Multi-centre youth risk behaviours survey in southern part of China, symposium Paper presented at the 18th World Conference in Health Promotion", *International Union for Health Promotion and Education,* April 26－30, 2004, Melbourne, Australia.

令就是把一切都集中到体育精英上"[15]。

　　而在奥运会开幕之前，由清华大学主办的一次围绕后奥运时代体育运动的高层会议上，一些极度自信而且一贯敢于说话的中国学者甚至说奥运会能使中国的体育改革倒退至少 10 年。随着奥运会日期的临近，公众发现自己对于体育的理解和兴趣变得与实际并不相符了，尽管 2006 年政府曾经宣布为迎接奥运会，北京的学校应开放所有体育设施，但后来政府又改变了主意，宣布奥运期间出于公共安全的考虑，北京的体育设施必须对公众关闭。于是，对于任何一个受电视和其他媒体不断播放的体育节目所影响的北京孩子而言，当他们想要去模仿心目中的体育英雄时，却会发现自己根本没有地方可去，当然，他们还会在麦当劳、可口可乐或其他高脂高糖高盐食品的广告上看到他们的体育偶像。

　　不过，草根运动形式并没有彻底消失，孩子们还是会在街道上找到自己的活动空间。受姚明在美国所取得成功的影响，中国城市的青少年们很多都喜欢打篮球；中国队在 2002 年韩国和日本联合举办的世界杯小组赛中所取得的佳绩，曾经一度点燃了孩子们对于足球的热情，然而中国足球队在随后比赛和 2006 年德国世界杯中的糟糕表现又浇熄了刚刚燃起的火焰。尽管中国仍然有很多足球迷，但他们大都只是通过电视观看足球，其中有多达 2 000 万的中国球迷会收看英格兰冠军联赛和其他欧洲地区的联赛，同时，尽管丑闻不断，观看中国足球联赛的球迷也还是在不断增加。因此，尽管足球球迷的数量巨大，但他们只是在赛场看台上或者电视机旁观看足球比赛而已。大卫·贝克汉姆在中国的机场也会遇到大批球迷的围堵，这和他在吉隆坡或洛杉矶机场所遭遇的情况并没有什么两样；中国队还曾试图重金礼聘前英格兰足球队教练斯文·约兰·埃里克森来华指导，像

---

[15]　Rowan Simons, *Bamboo Goalposts: One Man's Quest to Teach the People's Republic of China to Love Football*, London：MacMillan，2008.

迈克尔·欧文这样的一大批欧洲和拉美球星也登上中国杂志的封面，成为各种高脂高糖高盐食品的电视和平面媒体的广告明星与产品代言人。然而在中国各种大众体育运动中，商业化运作最成功的还是美国职业篮球联赛（NBA），它正在和中国国内的篮球联赛一道引领着孩子们走进篮球运动（当然也包括看篮球赛和购买相关的商品）。

154

其他一些运动也对年轻人构成了吸引力，尤其是那些与奖牌无关而代表着某种时尚生活方式的极限运动形式。如果回到 20 世纪 90 年代，在北京或上海的滑板和自行车越野运动可能还会吸引一些好奇群众的围观，而几年之后，在一些二线和三线城市也能看到这样的运动了。2002 年，在沈阳商业中心区举办的滑板和越野自行车展示会上，人们对于这些产品的喜爱甚至引发了骚乱，最终出动警察才控制住了局势。

中国的体育精英学校仍然在继续挑选年龄非常小的种子选手，并不断地培养他们争夺奖牌的荣誉意识，而与此同时，不计其数身体素质一般的儿童则面临着体育运动和锻炼不足的状况。

做孩子真难

中国的孩子们会发现自己所面对的是一个迷茫而矛盾的社会，各种广告和政治宣传画上——尤其是农村地区——仍然有很多胖乎乎孩子的可爱形象；电视节目也会经常出现一些胖孩子，但他们周围的孩子和大人却几乎全都是身材苗条的，他们还会看到越来越多的杂志、报纸和电视上的减肥药广告。而来自父母的信息往往也是矛盾和混杂的，因为在这些年轻父母的成长过程中，所得到关于体型的观点也是众说纷纭，在某种意义上，青年父母和孩子一样处在两难的困境之中。而对于很多年轻人尤其是女性而言，这些有关体型的众说纷纭的信息有时是会导致一些大麻烦的。

胖与瘦——中国的体型

以瘦为美

到目前为止，本书对于体重和肥胖的探讨主要限于个体出现肥胖以后对于身体健康的影响。我们已经论述了中国的肥胖现象实际上是社会高速发展之下居民收入水平提高的结果，这一点和其他国家尤其是北美和欧洲历史上的情况一样，也同样存在于印度等其他高速发展的国家中。

在每个国家的历史上，人们对于什么样的体重和体型最好的看法总是变化的，直到今天，人们还会经常以 17 世纪佛兰德斯著名画家彼得·保罗·鲁本斯命名的"鲁本斯风格"来形容那些体态丰腴的女性形象。就这一点而言，中国的艺术、文学、广告和传媒也都反映着几代人以来对于理性体型偏好的变化。

事实上，中国的城市精英曾经就"什么是美"这一问题进行过大规模的争论，而哪种体型最美当然也就构成了争论的一个组成部分。尤其是在中华民国时期（1911—1949），中国城市特别是上海上流社会的女性都尝试实践着新的思想和西方关于体型与美丽的观念。根据中国时尚和服饰历史专家安东篱（Antonia Finnane）的研究，在 1911 年辛亥革命以后，女性纷纷不再缠足；到了 20 世纪 20 年代，城市精英中还出现了关于短发和束胸的大争论——1927 年广东的报纸上最早对束胸和"天乳"孰优孰劣进行了辩论，随后又出现了对于胸罩是否适宜的讨论（胸罩——"brassiere"一词在数年以前刚刚在纽约出现，不过在 1927 年以前还没有被引入中国）。当时，中国的妇女喜欢穿着被称为小马甲、小衫或肚兜之类的内衣，但这些都不能够对女性的乳房提供支撑，正如安东篱所写到的"小马甲的设计主要是为了束缚胸部，形成流线型的身材"[1]。暴露身体被认为是一种下流的行为，但是塑造流线型的身材则是时尚的，在小马甲外面穿上各种样式的旗袍，更加会使得流线型的身材展露无遗。到了 20 世纪 30 年代，旗袍又开始由长变短，说明社会审美眼光对于身体的关注更多集中到了腿上。

除了缠足以外，传统中国人对于自己身材和外表的关注和改造要少于欧洲人，相对于欧洲那些紧托胸部并塑造乳沟的花边紧身胸衣、长裙膨胀支架和束腰钢骨等，中国缺乏可以与之媲美的精致设计。中国人包括精英阶层的服装往往都比较强调功能性，相对于欧洲的服饰来说很少暴露身体，显得更为庄重。至少直到 20 世纪 30 年代，中国服装的设计仍然主要是为了掩盖体型，而只有那些城市精英们才开始注意体型的审美。

在民国时期的中国也出现了和同时期欧洲、美国一样对于肥胖问题的关注，当时社会的核心观点认为肥胖在一定意义上意味着身体差。然而我们都知道，从抗日战争到国共战争以及后来的大饥荒时代和"文革"时期，对于饥饿的恐惧一直萦绕着中国，因此社会安定和繁荣一旦到来，人们总是要尽量多吃点来为之前的时代作些弥补，这就是前文所说的从饥馑到饕餮。

---

[1] Antonia Finnane，*Changing Clothes in China：Fashion，History，Nation*，New York：Columbia University Press，2008，pp.161 – 167. 当然，胸罩在今天的中国已经非常普通了，不过或许值得一提的趣事是在 20 世纪 90 年代末和 21 世纪初曾经一度流行内衣外穿，中国的很多城市女性都喜欢把各种根据传统小马甲和肚兜修改的衣服穿在外面，很像是那些西方所流行的吊带衫的中国版本。

但是接下来就是我们现在所面临的情况了，在今天中国的大量广告和公众人物如电影明星和著名歌手中，苗条的身材总是比丰腴的形象更受欢迎，大多数广告在挑选女性时总是会认为只有高和瘦的体型才是好的。在很多人的眼中，肥胖渐渐成为丑陋和不良生活方式的同义词，正如桑德尔·吉尔曼（Sander Gilman）在关于肥胖的文化史和中国肥胖问题的书中所写到的，"肥胖现在已经成为了现代化（尤其是美国）对于人们身体所造成负面影响的典型代表"[2]。"生活方式"（lifestyle）也已经成为了临近2010年时中国社会的一个主要流行语，从各种时尚杂志到电视访谈节目，人们都会讨论应该去拥有怎样的生活方式，而所谓理想生活方式的一个关键组成部分（除了财富和资产、汽车、奢侈品牌等以外）就是苗条的身材。瘦就是美，苗条的身材可以使得赢得最佳的伴侣、最好的工作和你希望拥有的任何东西——广告商和杂志编辑们是这样说的。

157

胖与瘦的矛盾

肥胖率的增加使得中国人对于理想体型的看法陷于矛盾之中，城市里的中国人越来越胖，而其关于什么是好身材的标准却越来越瘦；尽管中国大量的杂志文章和时尚书籍都在鼓吹所谓"S型身材"，然而从超级女星巩俐到网络红人芙蓉姐姐，众多女性所青睐的依然是"I型身材"。

体型和减肥成为时下中国媒体和消费者经常谈论的话题，从著名的门户网站新浪所公布搜索排行榜中最经常问的问题是"怎样减肥"（紧随其后的问题是"怎样投资股市"），到2007年在海南举办并将一直举办下去的一场荒唐的比赛上，一位来自北京的23岁秘书小姐获得了世界小姐

---

[2]　Sander Gilman，*Fat: A Cultural History of Obesity*，Cambridge：Polity，2008.

冠军。

2001 年，国际生命科学学会中国办事处对北京、上海和广州的超重人群进行了调查，发现绝大部分受访者减肥的首要目的是为了改善自己的形象，只有不到 1/4 的人是为了提高健康水平。这次调查的目的本来是要提醒人们了解到减肥可以帮助他们避免各种慢性疾病，而实际上却发现有超过 95% 的受访者曾经尝试过一种以上的减肥产品，尽管有 50% 以上承认他们使用同一减肥产品的时间没有超过两个月。

中国的经济、城市化和消费都在以极快的速度发展。在一切都高速变化着的中国，减肥药和美容手术相对于痛苦的健身，显然是一个更加快捷的减肥方法。然而这种速效解决方案经常会进一步恶化患者的健康，在一些极端的情况下甚至还会导致死亡。而与此同时，不断发展的传媒和广告业却在不断地夸大瘦身和美容的成功案例，促使人们尤其是女性去寻求迅速变瘦的方法；当然，把那些不健康和引致肥胖的食物和饮料推销给大众的也同样是这些媒体和广告商。

这一切对大众来说多少有点矛盾和混乱，各种平面广告、电视广告、流行歌手、电影明星以及电视上无休止的模特表演和选美比赛，都向人们展示着只有苗条的身材才是美的；然而同时，很多广告又会拿胖乎乎的孩子作为健康有时还是成功的标志。然而，要让那些长大后已经变得超重或肥胖的人突然之间变成模特的零号身材是不可能的——除非去疯狂节食或接受美容手术；健身和体育锻炼也可以，但是需要更长的时间；改变饮食习惯也可以，但是需要相关的知识和坚持的毅力。如果这仅仅是发生在几个明星中的事情，那还没什么；但是这些问题广泛出现在了那些希望把自己变得极度纤瘦的孩子的身上（通常更多是父母而非孩子自己的错误），而且直接影响到了人们尤其是女性的生活。

表 26

考虑接受美容手术的亚洲女性比例	百分比（%）
韩国	53
中国台湾地区	40
日本	39
泰国	37
越南	30
菲律宾	17
新加坡	10
印度	4
马来西亚	4
认为自己体重超重的女性比例	**百分比（%）**
日本	69
中国台湾地区	63
中国香港地区	49
韩国	47
泰国	47
越南	44
中国大陆	43
马来西亚	39
新加坡	39
菲律宾	33
印度	31

资料来源：联合利华真美调查，2005。

招聘——只要漂亮的

《时代周刊》近期的一篇文章中提到了深圳九龙城广场一位美容中心老

板的评论："这可能是个必要问题，而不是虚荣。中国有 13 亿的人口，竞争太激烈了！想像一下你的老板面对两个有类似能力的人，他一定会选择外貌更好的那一个。"体重超重人口的不断增加并没有带来社会对于肥胖的宽容接纳。非正式的雇用歧视意味着人们尤其是女性在求职时经常会被拒绝，其原因不仅是肥胖，而且还因为肥胖等于"丑陋"。这种基于身材的就业歧视在中国当然是不合法的，但却极少因此而被诉诸法庭。

对于求职者来说，肥胖显然不是中国雇主们所喜欢的。根据《中国青年报》的一项报道，北京一位 24 岁的姑娘李雅，体重 90 公斤，在大学毕业后 10 个月的求职过程中被拒绝或迅速辞退了 7 次："房地产公司、百货商场、贸易公司，全都拒绝了她的求职申请或者迅速把她辞退掉，无论她工作得多么认真，腰围总是她无法越过的那道障碍。"[3]

中国的媒体还陆续报道了很多类似的案例，例如，北京最大的几家连锁电器商场之一就要求它的员工腰围必须限制在高级管理人员规定的范围之内（但没提到高级管理人员的体重问题）；在规定下发两个月后，腰围仍超出要求范围的员工将被扣除半个月的工资；再过两个月后，肥胖状况仍未能改变的员工将被辞退。一些招聘广告中也对应聘者的身高作出了要求，很多行业都毫无理由地把 1.72 米作为男性雇员的身高要求，低于这一身高的人在那些讲求公众形象的行业里恐怕是找不到工作了。

这种现象不仅出现在中国的私营经济部门中，2004 年 6 月，哈尔滨市的警察就接到警告，如果他们体型过胖就可能会丢掉工作。哈尔滨公安局巡逻防暴支队就出台了一项规定，腰围在 0.9 米以上的警察将被转去后勤工作，所有警察必须在年底以前完成减肥：30 岁以下的民警，体重要控制在 70 公斤以内、腰围在 2 尺 5 寸以内；40 岁以下的领导和民警，体重在

---

[3] "Heavy People From All Walks of Life Unite"，*China Daily*，2005-3-26.

75 公斤以下、腰围在 2 尺 6 寸以内。[4]

在 2005 年的年度会议上，中国的最高立法机关全国人民代表大会再一次提出讨论制定《反就业歧视法》。尽管近年来新修订通过的《劳动法》对雇用和解雇行为进行了约束，但中国仍缺乏一部全面的法律文本来对全民平等就业进行正式的规定。不过，作为联合国《经济、社会和文化权利国际公约》的缔约方，中国有义务消除经济、社会和文化方面各种形式的歧视行为，防止任何公共、私人部门的歧视行为，这包括任何基于性别、年龄、外表上的歧视，也包括各种任意干扰达到专业要求者就业的行为。

然而，各种引诱求职者把自己变得更美、更苗条的广告仍然在继续，2008 年的北京奥运会更促使这种趋势上升到了一个新的水平，一大批与奥运相关的工作均发布广告招募工作人员，而美丽、苗条这些原本属于私人雇主心目中的招聘标准也由此上升到了中央政府层面。北京奥组委文化活动部部长赵东鸣在谈到招募奥运会工作人员时，就对媒体表示：我们对于她们的身高有着一定的要求，因为她们要为我们的运动员颁发奖牌，这些礼仪小姐的标准首先必须是身高在 1.68 米至 1.78 米之间。尽管没有对工作人员的体重提出具体要求，但赵东鸣又补充说"总来说的，她们不能太胖，身材要好，体重不能太重"[5]。可以由此推断，体重超重也是成为奥运会颁奖礼仪志愿者所无法克服的一个难题。

节食与减肥

节食当然是肥胖者——无论是真的还是臆想的——从古至今一直使用

160

---

[4] "Fat Crops to be Laid Off", *China Daily*, 2004-6-16.

[5] "Wanted：tall, thin women to present Olympic medals", *Reuters*, 2007-11-20.

的减肥方法，但中国在古代很少会出现流行一时的节食减肥，因为直到此前不久，体重对于大部分人来说都还不是问题。中国还有着历史悠久的食疗传统，人们通过特定的饮食方式和摄入特定的食物来达到预防和治疗疾病的效果，但用食疗方式进行减肥却并不多见。节食甚至禁食也并不很符合大部分中国人的传统信仰（除了中国的一些穆斯林和基督徒过四旬斋以外），中国的佛教很少会要求信徒禁食（对和尚或尼姑的要求可能有所不同），同样，禁食也不是道教或儒教的特别信条。因此，总的来说，在近代中国历史上造成严重问题的更多是食物短缺，而不是宗教、社会或医疗原因所引起的禁食活动。

不过现在这一切都有了变化，医生可以使用节食作为他们治疗肥胖病人或者通过减轻体重、提高病人健康水平的手段之一（同时配合以强制戒烟和增加体育锻炼）。但是，节食也是一项产业或者一门生意，随着人们对于体重问题的日趋重视，节食减肥这一产业也由此进入了中国。

到目前为止，节食减肥在中国已经遭遇了一些质疑的声音，很多节食减肥项目无法兑现其预先承诺的减肥效果，再加上越来越多减肥产品广告丑闻的被揭露和曝光，都使得中国公众对这些产品和活动的不信任程度日益加深。2008 年，慧俪轻体和达能集团在上海合资设立了第一家中国分公司——慧俪轻体达能（中国）减重咨询有限公司，达能是一家法国的食品集团，其产品范围从矿泉水到饼干，非常多元化，在中国的食品和饮料市场也极其活跃。慧俪轻体的计划是将分支机构开遍全中国，不过这一计划能否实现还需要观察。

中国的迅速崛起及其对迅速实现富裕的急切期望形成了一种社会氛围，促使很多人希望能够尽可能快地完成减肥，而这又带动了很多私人美容诊所和公立医院美容外科业务（以及那些没有经营许可的非法诊所）的迅速兴起，与国际标准相比较，这些诊所的经营成本非常低，也就更加促使美容手术和减肥药成为比节食计划和运动锻炼更受欢迎的减肥方法。

美容：外科医生的高招

全中国有不计其数的女性和一些男性都已经或正在接受美容手术，把它看做是赢得美好形象和获取财富的一个手段——无论是获得一份白领工作或者开启自己的模特生涯，甚至只是为了得到某个零售店的一份普通工作。随着中国对于所谓美丽的日益沉迷，获得美丽的成本和难度也在不断增加。在《南华早报》上，一位 29 岁的北京女演员、歌手 Shadow Zhang 就抱怨自己找不到男朋友，"我想可能是因为我的身材看上去太强壮了，我妈妈说我应该去做一个嘴唇整形手术，因为它们太大了，不符合中国理想美人的形象"[6]。这类故事在今天的中国非常普遍，整容手术几乎成为一项必备的工具，根据新华社的报道，整形手术在中国是一个每年价值 24 亿美元的产业。

上海仁爱医院通过大量的出租车广告，宣传其从韩国邀请来的整形专家，而整个上海各种私营美容外科诊所的数量从 2002 年的 130 家迅速增加到了现在的 250 家以上，整容手术的年增长率在 20% 以上。每年春节假期，上海都有许多人去这些诊所要求开大眼角、垫高鼻梁，平均每家诊所每天的手术量可以达到 30 次以上；到了夏天，又会有很多女性利用假日来做整容或矫正手术，这样才能保证手术引起的肿胀在回去上班之前能来得及消除。

相信只有美丽才能找到工作以及对于理想中美丽形象的追求给人们的生活带来了巨大的压力，除此之外，还有来自父母的压力——例如，有报道称一位六岁的小女孩要求做双眼皮手术，还有一位妈妈坚持要医生为她三岁的女儿做两个酒窝，以便"从小培养一个模特女儿"。最近，一家南京贸易公司在招聘员工时还提出将根据美丽程度的不同，给予员工不等的薪酬待遇。这些都充分暴露了中国"美丽经济"阴暗的一面。

---

[6]　*South China Morning Post*，2004-2-16.

　　为了获取工作而接受美容整形手术的事件在今天的中国已经屡见不鲜。陈琪（音），上海某艺术院校的一名学生，最近在上海第九人民医院接受了睫毛移植手术，说道"我的睫毛比较稀，颜色也很淡，这让我觉得自己比同班的女生更缺乏吸引力，就算用了睫毛膏，我的眼睛看上去也不够明亮。天气一热，睫毛膏还容易融化，让你看上去像熊猫似的。我的目标是成为一名职业演员，因此外表对我来说非常重要。而且接受美容的也不是就我一个，班里的一些同学也都做了眼睛或鼻子的整形手术"。

　　这还不算新奇，2004 年《成都晚报》还报道了一位女孩劝说父亲卖肾筹钱为她整容的事件：张芳，18 岁，从老家安岳县来到四川省省会成都找工作，在了解到有一张漂亮的脸蛋会比较容易找到好工作之后，她劝说父亲卖肾为自己筹集高额的整容费。于是她的父亲就去西安卖肾，不过报道说在那里人们的劝说下，他放弃了这个念头，并把女儿送去学校继续读书。[7]

　　学生接受美容手术成了媒体感兴趣的焦点问题，《信息时报》就报道说中国有些父母会拿整形手术来作为孩子在学校努力学习的奖励，广州的三家医院称来这里接受整形手术的病人中有 90% 都是中学生，父母们为了奖励孩子在高考中取得的好成绩，同时也为了他们能拥有更漂亮的外表和更好的未来，就会花钱让他们来这里接受整形手术；医生还说，来做整形手术的女孩基本都是鼻子或眼睛的手术，而男孩则以吸脂为主。[8]上述这些事件之所以成为新闻，是因为它们都是很极端的事件，而绝大多数因美丽的名义而走上手术台的，都是那些平时为手术攒钱的普通人而已。

　　对于某些人来说，接受整形已经成了一种爱好。一位来自云南昆明的

163

---

[7] 《成都晚报》，2004 年 6 月 7 日。
[8] 《信息时报》，2004 年 6 月 22 日。

30 岁的女性，5 年来花费近 20 万元人民币，整容共 48 次，仅鼻子就整了 18 次，只是为了让自己看上去更美丽。[9] 随着近年来整形手术在中国的迅速发展，出现的另一个令人担忧的现象——无照美容诊所不断增多，由此产生的美容手术失败事件不仅使得此类法律案件频发，而且给受害者带来了永恒的伤害，甚至导致一些致命悲剧的发生。根据一份保护消费者权益的报纸《中国质量报》的报道，在过去的 10 年中，控诉美容手术业者的法律案件总数在 20 万以上。[10] 这类事件也成了媒体长期关注的问题，2005 年，全国各地的电视台都对郝璐璐的整容事件进行了全程报道，这位 24 岁的女孩接受了 4 次全面整形手术以使自己更具有魅力。

整形手术的风潮还制造出了很多一夜成名的草根明星（instant celebrities），整容手术改变了她们的生活，一位名叫杨媛的年轻女孩之所以成为全国皆知的名人，是因为她被一场选美比赛取消了参赛资格，理由是她接受了多项整形手术，而在此之前，她已经顺利通过了"环球洲际小姐"北京赛区的初赛和复赛。

中央电视台对杨媛事件的报道引发了一连串的"寻找灰姑娘"比赛——这更多地被一些媒体嘲讽地称之为"选丑比赛"，然而却受到了很多希望接受整形手术而无力支付手术费者的欢迎。这种比赛（多少带有一些羞辱性质的）规定长相最丑的一位女性将赢得比赛，由主办方提供足够的手术费用把她改造成一个美女，之后她再回到这个节目中来展示她的转变，当然，她们或许还会希望能够由此成为某些产品的代言人。一位名叫张迪的年轻女士在赢得比赛和经过一个月密集的美容手术后，对媒体说她觉得自己"是全世界最幸运的女孩"，然而这些比赛实际上绝大多数都只是在为某家新开业的私人美容外科诊所作宣传而已。

164

---

[9]　*South China Morning Post*，2004-2-19.
[10]　《中国质量报》，2005 年 11 月 5 日。

表 27　在中国最受欢迎的整形手术种类

吸脂手术	通过一个负压真空吸引装置从皮肤的小切口进入皮下，将局部堆积的脂肪组织吸出
眼部整形手术	通过切双眼皮或去除眼袋来使眼睛看上去更大更圆，也更西方化
鼻整形术	缩小鼻翼或垫高鼻梁从而更具有西方人的面部特征
睫毛移植术	费用大约为 1 200 美元
下巴整形术	使下颌的线条更流畅
嘴唇整形	使嘴唇更丰满或把嘴唇修薄
隆胸手术	通过各种方法使乳房更丰满和坚挺

资料来源：Xtribes China 与上海各美容外科诊所访谈所得。

　　杨媛只是中国众多"人造美女"明星中的一位，中国公众似乎对她们比较喜爱，因此在很多博客和 BBS 上都可以看到网友对选美比赛主办方的批评，在退出比赛后，杨媛对媒体说："难道社会上的每个人都漂亮不好吗？"而她之所以要忍受多次昂贵的整容，就是因为她想要和那些漂亮的女孩一样，"在社会上还能有立足之地"。

　　前面提到的那位得到全国关注的"人造美女"郝璐璐，花费了 208 251 元人民币，在北京的一家诊所接受了 14 项不同的手术，中国的出版社还为她出版了手术期间撰写的日记，她在书中写道：每个人都希望自己天生就美丽，然而没有人是完美的，谁都会有缺陷，但现在我们有了实现美丽梦想的捷径。把整容问题在媒体上的争论推上了又一个高潮的，是变性人陈莉莉被取消"环球小姐"选美大赛参赛资格的事件，而根据《新闻晨报》的报道，她"抢尽近百佳丽的风头"，这位成功的模特，在她 2003 年接受变性手术之前的名字叫做"陈勇军"。

　　对于这种能够迅速改善外表的迷狂，男性也不能免疫。2004 年，就有 30 名男士参加了一项在主办方称之为"上海第一人造美男"的选美比赛，优胜者将由主办方上海健威整形美容机构提供价值 4.5 万元的免费美容整

165

形手术。这些美容中心还通过各类广告向男士们推出了一系列具有诱惑力的手术种类，包括缩胃减肥术、男性乳房肥大矫正术和胸肌植入术等。

美容产业发展过程中的一大严重问题在于缺乏行业的约束机制，于是就有了前面提到的 10 年内发生 20 多万起因手术失败引起的法律纠纷。据报道，在 2004 年夏天接受美容手术的 4 000 人中，有 10% 在后来又要对因整容而出现的问题进行再矫正。上海长征医院整形外科主任江华曾说到，很多去那些没有资质的诊所接受美容手术的病人，所使用的整形材料大都是非正规的，严重的甚至会导致鼻子和乳房的溃烂。[11]

从郝璐璐、杨媛以及众多其他的人造美女所说的接受美容手术的原因中我们可以看到，中国电视广告中所充斥的大量美女形象为一般女性制造了一个无法达到的标杆，而随着外表被提高到了和学历、工作经验同等重要的水平，对于那些长相比较丑、或者自认为比较丑以及被面试考官们贬低为丑的女孩来说，生活无疑是非常艰难的。

中国的电视节目在这一过程中扮演了非常重要的角色，几乎每天晚上都会有好几个频道在播放着各种选美比赛和模特表演。而仅仅在几年以前，选美比赛对于中国人来说一直都是很新奇的事物，在毛泽东的年代，这些都被看做是资产阶级的垃圾，参加选美是不知羞耻的。然而这已经成为了过去，今天的女性排着长队去参加电视台的选美比赛，比赛的奖金有时候高达 100 万元人民币甚至更多，和其他国家一样，中国的很多年轻女孩们都把选美比赛看做是一夜成名和开启演艺或时尚生涯的跳板。

这种思想观念的转变非常之快，在 2002 年，警察还因缺乏官方许可而叫停了中国小姐选美比赛；然而事隔不到一年，中国政府就宣布将主办世界小姐的总决赛并愿意在此后每年都主办这一赛事。在海南岛专门为这一比赛而修建的场馆中，来自爱尔兰的佳丽罗桑娜·大卫斯（Rosanna

---

[11] 《东方早报》，2004 年 8 月 4 日。

Davison）赢得了 2003 年的世界小姐冠军，不过很多中国观众都认为中国
选手才是最美的，大卫斯小姐有点儿胖。

166 　　绝大部分的选美比赛都会通过电视直播，而其广告赞助商大都是化妆
品公司。根据中国香料香精化妆品工业协会的估计，中国的化妆品市场价
值超过每年 140 亿元人民币，而 2007 年中国人在购买化妆品方面花费了
460 亿元人民币，而且在今后 5 年中还将继续增长 9%—11%。选美比赛也
是众多产品广告竞相展现的舞台，包括选手们所使用的洗发水、香皂、润
肤露、牙膏等。

　　尽管政府对这些选美比赛保持谨慎的态度，但这种潮流似乎仍在不断
扩大。《人民日报》曾评论说："政府的有关部门、经济专家、企业以及各
种中介都可从中（选美比赛）学习，真正让'美女经济'在我国健康、有
序地得到发展。"近几年来，环球国际小姐、国际小姐和环球小姐纷纷登陆
中国，中华小姐也与默多克集团控股的凤凰卫视签订了主办协议，还有知
名度稍低一些的世界模特大赛和中国国际广告模特大赛，也都找到了有钱
的本地赞助商并制定了营销计划。

吸出脂肪

　　尽管媒体的报道大多集中在面部整形手术上，但在中国最多的美容手
术还是吸脂手术。中国的整形医院会提供一系列的吸脂技术，其中包括药
物注射吸脂手术，注射的药物通常包括局部麻醉剂（通常是利多卡因）、肾
上腺素（用来收缩血管减少流血），以及把脂肪和其他组织隔离开的一些特
殊配方液体和生理盐水；肿胀吸脂术，是用更大量的特殊配方液体注射入
皮下脂肪组织；超含水技术则会注入与要吸出脂肪同等体积的液体；还有
一种超声波吸脂术，通过超声震荡将脂肪细胞或脂肪颗粒击碎，然后再将

其吸出。吸出脂肪的装置通常是由一根吸引管和一个负压真空吸引器所组成的。

在欧洲和北美，尽管人们都知道吸脂手术，但它并不是一项被提倡的减肥方式，而主要是作为一种体型塑造的手段。然而在中国，吸脂却被广告宣传成了一种一次性快速减肥的方法，大部分吸脂手术所针对的都是女性的腹部和大腿，以及男性的腹部和腰部。

从近年来由于整形医生疏忽大意引起的法律诉讼不断增加中我们可以看到，吸脂手术也并非那么安全，在手术后出现硬块或者皮肤凹陷的情况越来越多，这种情况通常是由于吸脂过度所引起的，例如，美国整形外科医师协会就把 5 升以上定义为"大量"吸脂。中国消费者协会的报告指出，从瘢痕、炎症到皮肤硬化等各种与吸脂有关的投诉正在不断增多。其他意识到吸脂减肥现象日益增多的国家通常都已经出台了相关的安全措施，例如，新加坡政府就规定那些准备进行吸脂手术的病人必须再多思考 15 天的时间，以确定自己必须接受这一手术。

还有一些报道介绍有医生采取"胃束带"手术帮助病人减肥，将一条低压的柔性硅胶束带环绕于胃体的上部，把胃分隔成两个部分，两部分之间有一个小开口允许食物通过。在进食时，食物快速填满较小的胃上部，会刺激胃的神经向大脑传递信息从而形成饱腹感。尽管听上去有点侵入感，但很多专家都认为这是目前最简单和安全治疗肥胖的手术之一，术后一年内可以使体重下降 30%—40%，三年内下降 50%—60%。

目前，中华医学会把这种"胃束带"手术界定为一种美容手术而不是治疗手段，这也就意味着病人不能使用他们的医疗保险，而只能用自己的钱来支付大约 4 万元的手术费。当然，那些从事"胃束带"手术治疗的医生一直在呼吁对此做出改变，这种可能性是很大的，美国的医疗体系就在 2006 年把"胃束带"治疗加入了医疗保险的覆盖范围之内，而根据美国肥胖病外科学会的统计，2006 年接受各种类型肥胖手术的美国人有大约 17.8 万。

在中国值得注意的是，据美容医生说，有越来越多的甚至十来岁的孩子要求接受"胃束带"手术，尽管绝大多数医生都坚持接受该手术必须年满 16 岁以上，然而来自父母的请求和红包礼物，无疑都对他们形成了压力。

因此，就目前来看，吸脂术和"胃束带"手术的数量仍然都在不断增加之中。

168　滥用药物——减肥药、泻药与厌食药

在中国的电视和其他媒体上，各种各样的减肥药物随处可见，它们的有效成分大都是泻药，或许是由于产品的设计包装，或许是消费者对于这些药物性质的误解，这类减肥药的误用现象非常普遍。尽管近年来已经出现了一些女性因误食减肥药而严重致病甚至死亡的事件，这类产品的销售似乎仍然没有得到任何有效的限制，尤其是当它们自称"草本"（现在改成"有机"）产品的时候。女性总是这类产品的目标客户，她们有的因为吃减肥药而导致严重缺钾，甚至可能出现心脏骤停或心律不齐。

2007 年，加拿大政府卫生部门建议消费者不要使用产自中国的两种草本减肥产品——超级脂肪燃烧弹和丽达代代花减肥胶囊，因为他们发现这两种产品含有西布曲明，是一种在医生指导下才能服用的处方药。西布曲明是中国各种减肥药中的一种常用成分，可以降低食欲，然而使用不当则可能导致非常严重的后果，包括血压升高、心率加快以及眼压升高并诱发青光眼。另外一些减肥药则被发现含有安非拉酮和苯丁胺，这两者都是对交感神经有刺激作用的药物，它们曾经在欧洲和北美市场上被当做抑制食欲的药物出售，但由于其存在尚不确定的副作用，包括可能引起严重的心脏和肺部疾病，并诱发部分使用者出现严重致命性疾病，已经被撤出流通领域了。

这些问题在中国并不新鲜，早在 2001 年，中国媒体就已经报道了在中国的药店柜台里存在众多的厌食药芬氟拉明、苯丁胺和右旋芬氟拉明（这三种药品常常被统称为"芬—芬产品"，均为促进大脑分泌血清素来达到减肥的目的），由于可能引发心脏瓣膜疾病和肺动脉高压，它们在 1997 年就被命令在北美市场下架停售了[12]。除了担心那些不了解这一情况的中国消费者可能会因误食这些药物而致病甚至丧命意外，这还是一个涉及产品责任的问题，在美国的芬—芬产品受害者已经提交了超过 5 万份产品责任诉讼，估计索赔的总金额可高达 140 亿美元。

除了是减肥药的消费大国以外，中国也是厌食药、利尿药和各种其他减肥药的主要生产国。例如，西布曲明就是一种通过抑制血清素再摄取实现减肥的厌食药，尽管在美国有一些相关人士包括由拉尔夫·纳德（Ralph Nader）所创办的非政府维权组织"公众市民"（Public Citizen）和美国食品药品监督管理局的流行病学专家大卫·格雷厄姆（David Graham），都在努力要求取缔这一药物，后者还在参议院金融委员会的一次听证会之前提交了一份报告，指出葛兰素史克公司隐瞒了西布曲明的风险，但截至目前，西布曲明仍然被列为第四级管制药品并允许售卖。[13] 而只要用 Google 引擎搜索一下"西布曲明"就可以找到它在中国的各个生产厂。

减肥药所产生的问题在中国内地只是偶尔才见诸媒体，但在其他地方已经引发了很多丑闻。自 20 世纪 90 年代开始畅销于香港地区、日本、马来西亚、印度和新加坡等国家和地区的中国内地产减肥药"Slim 10"，被发现含有芬氟拉明和甲状腺素这两种受医药法令管制的成分，可引起肝脏和甲状腺方面的问题，在极端的情况下甚至会导致肝、肾衰竭和死亡。中

169

---

[12] "Weight Worries Create a Market", *Xinhua*, 2001-4-4.
[13] 在药店里，它仍然和佳乐定、利眠宁、安定等苯二氮卓类镇静药以及长效苯巴比妥被放在一起。

国政府已经开始逐渐对这些产品实施了禁令，事实上，早在2000年芬氟拉明就已经被中国政府禁止生产和销售了，但这类产品仍然在中国和世界其他国家继续出现，往往是通过网站和各种关于特效减肥药邮件进行销售。"Slim 10"（在中国的产品名称是"御芝堂减肥胶囊"）成了臭名昭著的减肥药，它在新加坡销售时并没有提供明确的成分清单，然而其中却含有芬氟拉明和烟酰胺，直到数十万瓶的Slim 10已经进入市场并卖给了那些毫不知情的消费者之后，新加坡政府才紧急下令禁售这一产品。由于（或疑似由于）服用御芝堂减肥胶囊或Slim 10而导致死亡的事件在广东省、新加坡和日本均有报道，此外还有至少20人的健康受到了严重损害，其中包括新加坡的著名电视演员爱丽（Andrea De Cruz），她需要从男朋友——当地的名演员方展发那里接受肝脏的移植。

减肥药引起的恐慌和悲剧仍在继续，它们有的是中国人购买的，有的则是在中国生产而在国外销售的，其中，网上购买是主要的问题所在。近来，东京一位年轻女大学生因心脏衰竭而死亡的事件再一次引起了大家的注意，她的致病原因很可能与一种名叫"天天素清脂胶囊"的减肥药有关。日本其他服用了这种原产于广州的减肥药的人，在用药之后也出现了腹泻、头疼和食欲不振的症状，她们都是从网上购买了该产品，虽然的确降低了体重，但同时却伴随着严重的脱水问题。这种药品的成分中含有西布曲明，这是未经过日本政府许可使用的药品配方。

在中国，还经常会看到利尿药和泻药被作为减肥产品进行销售。有时候厂商会用传统中医的理论来解释利尿药的使用，中医把肥胖或脂肪归因为痰浊水湿积聚的结果，而脾是主管痰湿运化的脏器，因此常常会使用利尿或通便的药方。但是，过量的使用利尿药来减肥可能会导致严重的脱水和缺钾，从而引发心律不齐并危及肾脏，此外还可能引起抑郁、疲劳、高血压、高血糖，影响生长发育，引起情绪波动和造成神经系统病变，在极端的情况下还可能导致心脏衰竭。

在中国，迅速减肥的社会风气同样也把一些消费者引向了那些容易买到而且经常上广告的泻药和灌肠药。过量使用泻药会导致反复呕吐和肌肉无力，如果服药者再因为希望快速减肥而不正常饮食，合并泻药的使用还会引发更多的危险：除了和利尿药一样可能会导致脱水以及视力模糊、肾脏损伤和昏厥等问题，同时伴随有钾、钠等重要电解质和维生素、矿物质的丢失，并可能会诱发肠易激综合征和各种良性或恶性的肠道肿瘤，从而提高心脏病和肠癌罹患几率。

尽管使用这些有问题的减肥药、泻药和厌食药来减肥带有一定的危险性，但目前这三种类型的药物广告仍然非常常见，人们也很容易就可以买到它们。

饮食紊乱——仍是一个禁忌话题

尽管肥胖和体重增加已经引起了中国电视、广播和报纸、杂志的大量讨论，围绕减肥药和利尿药出现的问题也已经被曝光；但暴食症和厌食症等饮食紊乱问题却与此相反，即使不是从不被提起，也很少见诸报端，对这一问题的现状也没有任何官方的统计数字。不过，通过一些新闻轶事，我们可以了解到罹患各种饮食紊乱症的中国城市居民尤其是年轻女性正在不断增加，其形式多样，既包括严重的暴食症、厌食症，也包括那些由来已久的所谓呕吐减肥法，即在食物被消化之前抠喉咙，把刚刚吃下的东西吐出来。

暴食症表现为不可控制的多食、暴食行为，通常是由于采用不正确的减肥方式如自我诱导式呕吐、滥用泻药或利尿药所引致的。而厌食症则更多与心理因素有关，其典型表现为显著的食欲减退或者完全拒绝进食，媒体已经对这一问题进行了相关报道，其中包括一些由此造成的悲剧结果和

171

数名少女的死亡。[14] 就某种意义而言，在一个瘦身时尚被众多媒体和广告不断反复强调的社会里，这种饮食紊乱情况的出现并没有什么奇怪的。然而在中国，尤其是就暴食症而言，主要的问题在于患病者人数的增加主要是由那些容易买到而又经过华丽包装的泻药所造成的。

有人认为独生子女政策加剧了暴食或厌食等饮食紊乱症的出现，在中国东部的几项调查（有些令人惊讶地）发现，在年轻厌食症患者中，男生人数多于女生，研究者将这一现象归因于"非脂肪性进食恐惧症"（non-fat phobic anorexia），这主要是由于父母的溺爱使得孩子们养成了不健康的饮食习惯，并最终导致了营养不良的发生。[15]

饮食紊乱在中国仍然是一个人们不愿过多谈论的话题，这本身也导致了更多的人身陷厌食症或暴食症之中。这种情形就像是一个讽刺性的笑话——更多的人都拥有更多的财富，他们终于能买得起所有自己想吃的东西了，然而现在他们正在做的却是把吃下去的一切再吐出来。由于我们还没有关于目前中国大陆饮食紊乱状况严重程度的数据，因此只能借用其他相关数字来做一个参考。台北市立联合医院的陈冠宇医师就把厌食症看做是一个"隐蔽型的问题"，并估计台湾地区约有 0.2% 的女性在遭受厌食症和暴食症的困扰，而日本、韩国和新加坡的一些研究则认为饮食紊乱症患者能够达到本国女性总人数的 1%。如果根据这些数据来推断的话，以中国大陆 13 亿的人口基数，就会有 240 万以上的人口正处于某种类型的饮食紊乱之中。当然，这一数字还只是非常粗糙的估计而已，由于饮食紊乱症也和肥胖一样主要发生在城市，而农村的同类问题则很少，因此实际的患病人口数字很可能会远远小于上述估计。关键的问题在于，就中国的饮食

[14]　*Xinhua*，2007-3-26，See: http://news.xinhuanet.com/newscenter/2005-08/24/content_3394533.htm.

[15]　陈达光、程贤芬、王莉玲，《小儿厌食 200 例临床分析》，《中国心理卫生杂志》，1993 年第 1 期，第 5—6 页。

紊乱现象而言，目前我们还没有发现任何有效的应对办法。[16]

　　我们知道，肥胖和极端方式的减肥都会使更多的中国人患上与之相关的疾病，再把他们送进医院。随着中国社会拥有的财富日益增多和中产阶级所持有可支配收入的不断增加，进入中国医疗保健体系的人口也越来越多。因此，在本书的最后一章，我们将就肥胖问题对中国医疗保健开支以及最终对于中国国家和人民所造成的影响进行考察，看一看中国的医疗保健体系在未来的若干年中是否能够应对得了肥胖及其相关疾病所造成的压力。

---

[16]　See The China Beat，"What Skinny is Too Thin"，2010-3-24，（http://www.thechinabeat.
org/?s=eating）；Diana Freundl，"Bingeing, purging, Starving in the dark"，*Taipei
Times*，2005-1-2.

第十章

中国的肥胖诊治——
肥胖问题对中国医疗保健体系的影响

医疗保健系统承受的压力

肥胖问题是与中国的现代化进程和生活方式的改变紧密相关的一系列问题之一，工作和生活压力的不断增加提高了心血管疾病的发病率，污染则使得哮喘和其他呼吸系统疾病的发病率变得更高，巨大的汽车保有量还带来了交通事故数量急剧上升的负面影响。简言之，非传染性疾病已经逐渐成为了中国人最主要的健康杀手。当然，与此同时中国也的确取得了巨大的进步，中国城市人口的平均寿命自1990年以来增加了2.8年，饥荒已经成为历史，水痘、白喉、脊髓灰质炎等疾病也已经基本被彻底消灭，儿童死亡率大大降低，其中5岁以下儿童的死亡率从1990年的12%更下降到了8.5%。

通过今天的超重和肥胖问题，我们可以预见中国喜忧参半的未来：一方面是良好的经济前景，另一方面则是频繁出现的健康状况恶化：艾滋病的蔓延，与污染和吸烟有关疾病的流行，随着老年人数量增加而出现的长期医疗护理缺乏，再加上超重和肥胖问题逐渐成为了一颗可预见的"医疗保健定时炸弹"。这些都使得中国医疗保健体系长期处于满负荷的状态并且压力还在不断加大，一旦出现类似 SARS 事件这样不可预知因素的突然爆发，就有可能会使中国的医疗保健系统面临严重的危机，甚至陷入混乱和崩溃的状态。事实上，近年来的中国医疗保健体系就一直处在无休止的危机应对中——这一点已经为中国政府和人民所了解，并经常出现在媒体上，或是在大街小巷被公开谈论。

　　肥胖率的升高以及其他大量与生活方式有关的非传染性疾病的增加，给中国的医疗保健体系带来了新的挑战。高血压、糖尿病和高血脂症发病率的升高似乎已经不可避免，同样不断增加的还有心脏病、冠心病、中风、呼吸系统疾病、与肥胖相关的癌症（尤其是与激素有关的大肠癌和胆囊疾病等），还有维生素缺乏症（尤其是维生素 A）、视力下降，和肌肉骨骼失调综合征（MSDs）及与其大量的并发症。其他与体重超重相关的一些健康问题也可能会在将来显著增加，包括关节炎、胆结石、肝硬化、骨关节炎（退化性关节炎）以及腰椎间盘突出和髋关节损伤等肌肉骨骼失调综合征，这些疾病往往在超重和肥胖人群中更为常见或较为严重。临床肥胖人士还更加容易患上一系列的其他疾病，从轻微的背痛、血液循环不良、呼吸困难、膝关节不适、皮肤病到高血压乃至不孕症，等等，而且超重人士经过大手术后的疾病治愈率也低于平均水平。在未来，即使是最好的情况，超重和肥胖人士也将需要更多本已紧张的医院床位、更多的费用和更长的时间才能恢复健康，而在最坏的情况下，他们则有更大的可能会死在手术台上。

174

　　妇女医疗保健也将面临新的挑战。肥胖和超重的妇女会遇到一系列的女性健康问题，肥胖是 10 岁以下女孩性早熟的主要原因，也是导致女性月经不规律和多毛症的主要原因，并且，更为严重的是，超重的妇女更易患多囊卵巢综合征（一种卵巢上长有囊肿、干扰正常排卵和月经的疾病）和假性脑瘤（一种类似脑肿瘤的疾病，多见于肥胖女性）。肥胖女性在怀孕期间还会遭受更多的不适，而最坏的情况是可能会出现致命的并发症——关于肥胖的母亲产下死婴的报道要多于一般产妇。

正如前几章已经讨论过的，儿童们也在承受着超重和肥胖的痛苦，这也将给儿科医疗服务带来更多新的挑战，前面提到过的各种相关疾病尤其是青春晚期糖尿病（MODY），将会给医疗服务体系带来更大的压力。

肥胖问题还会带来一种连锁反应，使得那些通常与超重并不直接相关的其他疾病的发病率也可能会因肥胖而提高。超重和肥胖会影响人们的生活质量，导致性欲减退、阳痿、痤疮、皮疹、头晕、睡眠呼吸暂停（睡眠过程中多余的脂肪压迫肺部从而引起不适）、罗圈腿、哮喘、烦躁不安、多汗以及呼吸不畅等。此外，超重和肥胖人士还可能会出现一些心理问题，包括自卑、感到被排斥，以及孩子的被欺侮、被嘲弄、被孤立、缺乏自信等问题，甚至还有饮食紊乱、自残和自杀倾向等极端情况。由于传统的偏见和缺乏资金，这些心理性问题和心理辅导工作（如面向暴食症或厌食症等饮食紊乱性疾病患者的心理问题辅导服务）在中国社会和国家的医疗服务机构中仍未得到彻底解决。

总而言之，生活方式转变所引发的疾病正在向中国的医疗保健体系提出一系列新的要求，这些疾病将随着国家工业化步伐的加快、富裕程度的提高和人民寿命的延长而更加频繁的出现。不过，在经过对这些问题的长期忽视之后，中国政府似乎最终选择了迎难而上推进医疗保健体系的改革，尽管这个体系目前还存在着无数的问题。中国政府的医疗保健体系改革是否能够拥有充足的资金、及时颁布法令、彻底地有效地解决由生活方式转变所引发的疾病大量增加问题，将是影响未来中国社会和执政党——中国共产党建设和谐社会目标的一个主要问题。

儒家关于保障的思想

我们发现即使是处于中国社会较为边缘地位的穷人，也会长时期竭尽全力地保护自己的亲人与家庭，他们的办法包括向记者反映情况、通过互联网进行呼吁、或是去北京或法院系统上访。他们知道应该怎样向地方官员伸手寻求帮助，他们也越来越懂得如何与政府博弈，通过使地方官员蒙羞来迫使他们做出让步以挽回面子和维护稳定。当然，所有这一切也不是一点个人风险都没有的（经验表明，出头的椽子总是先烂），但肥胖问题已经越来越多地牵涉到儿童了——这在任何国家都是一个容易令人情绪激动的问题。这也使得肥胖以及与之相关的疾病及护理问题和前述其他疾病之间有了一些微妙的差异，并且更具有政治敏感性。

　　无论是农村还是城市，由于人们需要四处迁移以寻找工作，以家庭为中心延伸出的传统社会网络已经逐渐解体，过去为老人、儿童和病人提供保障的社会福利体系也就难以为继了，只有一个家长式的政府来为整个国家提供福利保障，其影响力有时甚至需要延伸到人们的私生活领域。无论是国家层面还是地方层面，这种社会保障服务所需要的额外支出，都给中国本已经很紧张的官僚体系带来了更大的压力；对于中国的政府体系而言，要继续应对不断加剧的健康状况恶化问题，就需要中央政府和地方政府在各项政策和管理之间进行取舍和平衡。

　　不断加剧的医疗保健问题不仅造成了巨大的潜在成本，也可能给中国社会的整体架构带来了压力，从而构成了政治领域潜在摩擦的新来源。就这一点而言，就算没有其他原因，中国政府也必须设法解决医疗保健体系可能出现的危机。

176

中国的医疗保健体系

　　中国的执政党共产党清楚地知道国家的医疗保健体系正处于危机之中，这也正是他们计划改进医疗保健体系的原因。政府同样意识到了成功实施医疗保健体系改革所能带来的收益也将是多方面的：构建"和谐社会"的目标将会由此取得积极成效，共产党作为给人民带来福利的执政党地位也会得到巩固，或许还可以借此说服中国的家庭不再需要因担心疾病及相关支出而维持很高的储蓄率并开始消费更多的商品，从而给经济发展带来一连串累积性的利好。

现行的医疗保健体系存在着无数的问题，其中就包括城市和农村地区医疗服务水平之间存在的巨大差距，然而由于本书主要考察中国的城市地区，所以我们关注的问题也就有所不同。在中国的城市中，令人担心的主要不是没有医疗保健服务的提供——而更多是价格问题。1998 年以来开始在中国所有城市实施的基本医疗保险制度（BMI）是一种覆盖范围很小的社会保障网络体系，一般只能解决一些轻度疾病的治疗，这导致了大量关于患者从医院拿到巨额账单的负面新闻报道和电视调查节目的出现——即使在最好的情况下，这些送到患者手中或家中的账单也会消耗掉他们储蓄的一大部分，而在糟糕的情况下，这些高额的医疗费会直接令他们完全破产。

健康状况不佳是中国社会中最令人害怕的事情，因为这一点，包括从维生素到各类滋补品以及传统中药在内的所谓预防性药品的市场和销售已经饱和，在中国，拥有健康就等于保有财富。

尽管这些担心持续存在，中国的医疗保健体系在某些领域还是取得了一定的进步。在 2002—2004 年间，主要是为了应对 SARS 危机的传染病流行，中国政府投入了大量的资金来改进医疗保健体系。2002—2005 年间，中国 37 种主要传染病疫情由县级政府上报至中央政府的平均用时由 29 天缩短到了 1 天。因此，用"崩溃"一词来形容苏联的情况还差不多，用它来评价中国医疗保健体系所发生的情况就过于严重了。中国人的平均预期寿命仍高于巴西、印度和俄罗斯，而中国的传染病如结核病（TB）的检出率也远高于其他发展中国家。

177 　　事实上，中国在对付肺结核方面取得的成功恰恰说明了为什么中国的医疗保健体系没有随着计划经济的改革而崩溃，但现在却需要进行彻底的变革。作为中国最主要的传染病，结核病是一个真正的杀手，但在2002—2005年间，中国的结核病检出率由30%迅速提高至80%，这在一定程度上得益于政府正确的指导方针和抗结核病项目资金的大幅提高。现在结核病的检出率已经超过了80%，治疗率约95%，结核病已经不再是中国的一大祸害了。与结核病的斗争说明中国的医疗保健体系是能够高效运行并解决重大传染病问题的。事实上，自1949年以来的一系列医疗保健专项运动早已证明了这一点，这包括辨别并处理诸如疟疾（灭蚊运动）、血吸虫病和梅毒等传染病，以及应对其他传染性和流行性疾病的暴发等。尽管如此，迄今为止，中国的医疗保健体系尚未表现出具有同样处理非传染性疾病以及由生活方式引发的疾病问题的能力。正如《中国经济季刊》在2007年一项针对中国医疗卫生状况的调查中所提到的："市民们并未意识到，就平均水平而言，他们所得到的医疗保健服务实际比以前下降了。准确地说，（中国）医疗保健体系的发展没能跟得上人们在这方面需求的变化。"[1]

还有一点值得注意的是，很多得以成功处理的疾病都集中于中国的农村地区和城市贫民区。由于结核病和疟疾等疾病在中国变得越来越罕见，因此，人们在医疗保健方面的需求将逐渐转移到城市区域中的非传染性疾病和生活方式引发的疾病——如心脏病、癌症和糖尿病等的治疗上。随着这些疾病的患者进入医疗保健体系，他们对治疗和护理水平的需求将比以前的重症患者要高得多，而他们的疾病将越来越多地属于进展缓慢、患病周期较长的慢性疾病。因此，无论是在药品、医护人员的工作时间还是医疗设施方面，都需要花费更多的成本。

---

[1] "Healthcare: Time for a Check-UP", *China Economic Quarterly,* Q3, 2007.

没有人会告诉你：你发胖了

虽然人们会无视媒体和学术界的宣传，但不会有很多人无视他们的医生。到目前为止，由政府和媒体主导发起的抵制肥胖运动并没有取得明显的成效；实践证明，要改变父母关于体重增加及其对孩子可能造成危害的认识也是很难的。一个重要问题就在于中国目前缺少一个初级的医疗保健体系，中国人不去看全科医生（GP）或家庭医生，而无论得什么病都要去医院；同时，他们一般也只会在生病和受伤时才去医院，而很少去医院做体检。而中国的诊所从出现开始，往往就是高度专业化的，并且如我们所见，它们往往只专注于能赚钱的领域如整容手术或正畸手术。

中国的问题与其说在于缺乏医生、护士和医院，不如说是因为人们只在生病和需要治疗时才去找这些医护人员或使用医疗设备。由于只有很少的全科医生和保健医师，医生们也极少有机会为儿童检查身体、评估他们的体重情况并督促家长采取相应措施。成年人也面临着同样的问题——他们只在生病时才去医院。

简单地说，当前的医疗保健体系缺乏初级保健服务意味着，人们常常只能在中风之后才知道原来他们患有高血压症。成功控制并处理由生活方式引发的慢性非传染性疾病，如高血压、糖尿病、心脏病等的唯一途径是建立起能够发出预警、并提供预防性治疗服务的初级医疗保健系统。即使是像父母陪着孩子去看初级保健医生，谈谈孩子的体重问题以及家长应采取的措施这样的简单行为，对减少以后出现这类疾病就可能会发生重要的作用。而没有初级医疗保健服务，超重儿童和他们的父母往往直到孩子病重、躺到病床上时才会意识到问题的存在。显然，这个过程最终只会增加医疗保健的成本、增添病人的痛苦并导致其过早死亡。

此外，缺乏初级医疗保健服务本身就是无效率的，并且还会导致整个医疗保健体系的效率下降，病人可能会因为任何情况——无论是严重的疾

178

病抑或仅仅是头疼和着凉——就来医院就诊，从而导致医院的超负荷运转和压力增大。另外，很多人不信任诊所，认为诊所里的医生都是无法在大医院里觅得一份工作的二流大夫，而且对赚钱比治病更感兴趣——所有这些假想无论怎么看都是不正确的。

总体上不成功——反思的必要

到世纪之交时，中国的医疗保健体系显然已经成为了一个有些使人迷惑的大拼盘。这个体系的绝大部分都是由卫生部或省级卫生局所有和管辖的，大型国有医院占有着重要的位置，隶属于教育部管辖的大学附属医院或部队医院也不在少数；私立医疗机构所占的比例仍比较小，并且业务范围也很狭窄（大部分是美容诊所之类），另外私人或团体的很多医疗服务也是不合法的；存在少量的外资医疗机构，但它们主要是面向外国人或富有阶层的需求，这类机构将在未来几十年内有所增加，但总体看来仍会是非常昂贵和奢侈的。

2005 年，国务院的智库——国务院发展研究中心发布了一项颇具影响力的报告，称中国的医疗卫生体制"从总体上讲，改革是不成功的"，这促使中央政府决定对医疗卫生体制推行进一步的改革。这一报告主张把引进初级医疗保健体系作为优先发展的工作，认为医疗卫生体制失败的根源在于商业化和市场化的走向，在相当大的程度上，政府曾试图卸下医疗保健服务的担子、将其推向市场，而结果却是医疗成本的提高和民怨的增加。

在中国，上至领导干部、下至黎民百姓的每一个人都清楚这样一个事实：医疗保健已经成为了一台赚钱的机器，不断寻求着规模经济、新的利润增长点和富有的病人。这导致了医疗保健体系中各种各样的失衡现象，从无节制地购买医疗器械，如更加复杂精密的扫描器以吸引愿意支付更高

179

检查费的患者，到在医院里开辟空间设立咖啡座和快餐店。然而，这并不是一个真正意义上的市场，政府仍对医疗收费和药品价格有封顶限制，而多年来这一举措也导致了过量开药、无用和非必要（但价格昂贵并能带来丰厚利润）的检查如核磁共振扫描等，以及直接的贿赂行为（将装满现金的信封直接塞给医生以确保能得到更快更好的治疗和护理）等现象的出现。在这方面，大型制药企业也参与了进来，他们通过送礼到免费度假等一切手段对医生行贿，而医院管理者也在事实上纵容这种现象，他们会根据医生给医院带来收入的多少而给他们发放奖金。

尽管专业人员会建议人们经常去医院接受检查和治疗，但医院的高收费却令病人望而却步。病人们经常是还没去医院就自己打了退堂鼓，而每次的主要原因无外乎是对费用的担心，最终，这种自我避免进入医疗保健体系的行为会给国民健康带来负面的影响。

改革的困境——左右为难

正如《中国经济季刊》在 2007 年中国医疗卫生状况调查中所指出的："当今中国医疗保健体系最大的问题是如何支付其所需要的开支：目前主要还是由病人自己支付现金，而医疗费中由国家支出的部分则从 1980 年的80% 以上降低到了 2001 年的 36%，近来这一比例已缓慢回升至 39%，但这仍是全世界最低的。单从谁出钱这个角度来判断，中国实际上在运行着一个比美国私有化程度还要高的医疗保健体系。"[2]

这一费用高昂的医疗保健体系正在影响着社会的方方面面，从零售商业的增长到高储蓄率，再到城市居民可支配收入的水平等。从其与平均收

180

---

[2] "Healthcare: Time for a Check-UP", *China Economic Quarterly,* Q3, 2007.

入的关系来看，在中国的医院里住院所要支付的费用是全世界最贵的。当前亟待解决同时也是中央政府正忙于处理的，是建立一个既能广泛覆盖、又要为公众所信任的医疗保险体系。

　　中国医疗保健体系规划者的两难处境也就在于此。中国经济的发展与城市中产阶级的成功，包括那些即将脱离贫困、成为中产阶级的人，都是依赖投资和就业机会作为前提的，而为了做到这一点，中国必须保持具有竞争力的市场价格。现有的医疗改革方案大致可以分为两类，而一旦处理不当，这两类方案都可能会导致中国经济出现更大的系统性问题。

　　（1）由个人和公司共同支付保险金的医疗保健体系——即一个与美国现行制度相类似的医保体系。就算先不去考虑那些无力或不愿支付医疗保险金而又需要医疗服务的人应当怎么办，很明显，没有政府的大笔资金注入，这样一个医疗体系的保费金额将会很高，对人民而言是一个极大的负担。其必然结果是人们将要求更高的工资，以应对这些额外的费用。如果不能满足这一要求，将会导致大量的人被排除在医保体系之外；但如果满足了这一要求，就意味着工资和长期维持较低的市场价格必须上涨，从而导致投资下降和就业机会减少。此外，要求人民为医疗保健支付高额的保险费用，最多也只会使得人们将当下存在银行账户里的钱转而用于支付保险费，而对于目前政府公开宣布的释放公民储蓄以提振消费的意图并没有一点帮助。

　　（2）一个社会主义化的或无所不包的医疗保健体系——即一个主要由税收来支付的医疗保健体系，类似于英国的国民健康服务体系和其他欧洲国家以及加拿大现行的医保体系。这也存在类似的问题，要人民支付高额的个人所得税还是会导致人们要求提高工资，并进而对价格水平产生不利影响。此外还有一个关键的问题，就是人们是否认为自己真正获得了一个完全社会主义的按需提供医疗服务的保障体系，如果他们不这样认为，那么他们仍会以目前的储蓄率来存钱，并寻求私人医疗服务，从而也不会将

181

储蓄释放到消费热潮中去。

因此，上述两种融资模式都有可能会给经济带来更大范围的灾难性连锁效应。在当前的基本医疗保险体系中，存在一些未能覆盖到的领域：如短期工、非正式雇员、外地务工人员、不工作的家庭成员，以及那些自称无力承担这些费用而不给员工上保险的公司。而一个完全私有化的医保体系会不可避免地比现行的基本医疗保险体系（这通常要求病人先行垫付医疗费、随后再去报销）成本更高，恐怕会有越来越多的公司会逃避支付这一保险费用，而低工资、社会地位边缘化的外来务工人员则会发现，与目前的情况相比，他们将被进一步排除到医疗保健服务之外。而对于那些在基本医疗保险体系覆盖范围之内、但无力在报销之前垫付医疗费用的人来说，这一体系也几乎起不到任何作用；因此，中国的高储蓄率会再一次成为解决这一体系中漏洞的应对机制。

一个值得注意的现象是现在中国的大多数医院都已经非常繁忙了，而如果建立一个社会主义化的体系，就会鼓励人们在寻求医疗服务时不需要考虑经济压力，这将使得现有的医疗基础设施很快就会不堪重负。而上述两种模式都可能促使人们开始大声疾呼、反对向医生们行贿或台下交易的行为，而这些正是目前医院和医生收入的重要来源。

为肥胖投保

如果要建立一个更加美国式的医疗保健体系，无论其对提高工资、储蓄以及收入状况产生的影响如何，我们都不可避免地会涉及中国的保险行业。事实上，中国不断加剧的肥胖危机很可能会给这个国家新兴的保险行业带来非常复杂的影响。随着健康、重大疾病以及其他形式的保险种类被引入中国并迅速铺开业务，肥胖很可能会成为一个重要影响因素。这种情况在美国等国家早已出现，据美国《健康事务》2007 年的报道，1987 年时肥胖引发的相关疾病保险仅占美国医疗保险公司支出总额的 2%，但到 2002 年时就已经迅速上升到 11.6%，并将继续保持上升趋势。[3] 超重的青少年会有 70% 的可能成长为超重或肥胖的成年人，这一现象使得保险公司开始变得紧张了，美国的一些保险公司已经开始提供健身房会员和减肥项目的折扣或返利，但从统计数据来看似乎还没有多少变化。

182

在中国，新兴的健康和医疗保险业务最大的目标市场自然来自于城市的中产阶级——也正是这个社会阶层正面临着严重的肥胖危机。目前，尽管新兴中产阶级是保险公司的主要目标客户群，但如果他们变得肥胖，情况将会发生变化。根据斯坦福大学的杰伊·巴塔查亚（Jay Bhattacharya）和兰德公司的尼拉杰·素德（Neeraj Sood）的研究，在美国，"肥胖人士糖尿病、心脏病、高胆固醇症、高血压和中风等疾病的终身医疗费用要比非肥胖人士高出 10 000 美元"[4]。当然，在中国这些花费和美国会有所不同的，但保险费和基本保费的原则是一样的——肥胖总会导致比较高的医疗费用。而保险费的多少并不取决于人们的体重，因此根据巴塔查亚和素德的观点，同一保险制度下的非肥胖人士实际上是在替肥胖人士支付食品／体育锻炼的费用（当然，在实行社会主义化医疗保险制度的国家中，这一额外的费用由所有纳税人支付，无论是胖人还是瘦人）。

显然，对于许多国家的保险公司来说，肥胖正在日益成为推动成本增加的一个重要因素。鉴于胖人的寿命比正常人平均短七年的观念已被普遍接受，寿险公司也必须考虑其承保的区别。在某些国家包括美国，超重和肥胖人士的寿险费用一般比正常体重的人要高。然而迄今为止，在团体寿

---

[3]　Charles Homer and Lisa A. Simpson, "Childhood Obesity: What's Health Care Policy Got to Do with It?" *Health Affairs,* 26 no.2（2007）: 441－444.

[4]　Jay Bhattacharya, Neeraj Sood, "Health insurance, obesity, and its economic costs", *Economic Research Service*/USDA(E-FAN-04-00).

险计划中，被当做划分个体差异标准的，通常不是肥胖，而是吸烟、年龄、性别等因素。同样，由于肥胖人士像残疾人一样，容易因为各种慢性健康问题而浪费更多的工作时间，并且从病中恢复健康所需的时间也更长，因此这个问题会影响劳工补偿型（Worker Compensation-type）的保险计划。

到目前为止，就医疗保险来说，肥胖还没有像吸烟、艾滋病和其他疾病等那样受到保险公司不承保的惩罚性对待。这一情况在中国或许会有所不同，因为事实上，中国医疗保险市场的核心要旨就是要让更多的人投保。根据中国政府的数据，2003—2008 年，享有某种形式医疗保险的人口数增加了将近 500%，占总人口的比重从 2003 年的 15% 增长到了 2008 年的 85% 以上。

这种医保覆盖范围的大幅扩大主要是由于针对总人口中各种不同的社会群体设计了一系列差异化的医保计划。其中排在首位的是城镇职工医疗保险计划（UEMI），这一计划的目标对象是在政府机构、商业企业、社会团体以及各种非营利性组织中工作的所有城镇职工。而那些未就业的人士，如老人、医学上无行为能力人士和儿童等，则享受城镇居民基本医疗保险计划（URBMI），其费用由政府补贴。在农村地区，新型农村合作医疗制度（NRCMS）覆盖了所有农村居民家庭，其费用通过政府补贴支付。对于城市和农村特别困难的人或家庭，也有用税收资助医疗的援助方案。

表 28　中国的医保覆盖范围（2003—2008）

	2003	2004	2005	2006	2007	2008
覆盖人数（百万人）	189.42	231.04	317.83	567.32	953.11	1 133.22
占总人口比重（%）	14.66	17.77	24.31	43.16	72.13	85.33

资料来源：2003—2007 年数据来自中国人力资源和社会保障部，2008 年数据来自国家统计局。

　　城镇职工医疗保险计划的资金由雇员和雇主共同支付，雇员缴纳个人工资的2%进入个人账户，而雇主则支付员工工资的6%进入基金账户。个人账户规定当地平均年工资收入的至多10%被用来支付医疗费用，而由雇主缴纳的基金账户则负责支付医疗费用超过年平均收入的10%、不足400%的部分。到2008年，城镇居民基本医疗保险计划的人均年度缴款额由150元人民币增加到了300元人民币，全国平均水平为236元人民币。同年，新型农村合作医疗制度的人均年度缴款额也达到了96元人民币。与城镇职工医疗保险计划不同，城镇居民基本医疗保险计划和新农合计划的目的是负担价格较高的医疗费用，如治疗重大疾病和住院费用。

　　在中国医疗保险覆盖面扩大的过程中，贡献最大的两类计划是城镇居民基本医疗保险计划和新型农村合作医疗计划。据官方统计，到2008年末，新农合计划覆盖的人口已经达到了8.15亿，占农村总人口数的91.5%，较2003年的覆盖人数增加了662%。相比之下，2007年城市医保计划只在88个城市试行；到2008年，在这些实施医保计划的城市中，覆盖人口也仅占50%左右，预计到2009年底将达到80%。尽管新农合计划的费用大部分由政府补贴，全部政府支出占新农合基金的比例基本能达到80%以上，但政府补贴所涵盖的只包括成人保险费的36%和儿童的56%，其余部分仍要由个人或是孩子们的父母自行支付。

表29　中国新农合计划覆盖范围（2004—2008）　　　　184

	2004	2005	2006	2007	2008
覆盖人数（百万人）	107	180	410	730	815
占（农村）人口的比重（%）	11.6	23.7	50.7	86.0	91.5

　　资料来源：2004—2006年数据来自于2006年中国国民经济计划实施报告；2007、2008年数据来自新华社。

特别是自 2009 年初以来，中国政府在提高整体医疗费用支出的同时，也在一直努力降低个人支出部分占全部医疗费用的比例。从官方数据来看，2001 年时个人支付部分所占医疗总费用的比例高达 60%，但政府大量资金的接连注入逐渐降低了这一比例，到 2006 年时个人支付部分所占比例已经降到了 50% 以下。

从表 30 的数据中可以看出，1998—2007 年间中国医疗费用支出总额（名义值）增长了 198.9%，其中政府支出部分增长了 291.2%，社会支出部分增长了 287.1%，而个人支出部分增长了 133.5%，政府和社会医疗保健支出的增长速度甚至还要快于同期 GDP 的 212% 增速。这也意味着，在此期间中国医疗保健支出总额相对于 GDP 而言增长非常缓慢，其占 GDP 的比重不足 5%，仍处在比较低的水平。在本书写作时，最新的政府年度医疗费用支出数据约为 11 290 亿元人民币，仅相当于 2007 年 GDP 的 4.35%，其中有 2 297 亿元直接来自于政府预算。

2009 年 1 月，中国政府公布了新的医药卫生体制改革计划。由于担心居民个人收入为了应对未来的医疗保健支出而大量用于储蓄，从而会抑制中国国内消费经济的发展潜力，政府计划在 2009—2011 年间投入约 8 500 亿元人民币，建立起一个现代化的医疗保健服务体系，其目标是到 2011 年末实现最低 90% 人口的医保覆盖率。在 2009 年 4 月出台的《关于深化医药卫生体制改革的意见》中，中国政府提出了这样一个蓝图：到 2020 年，基本建立起覆盖城乡居民的基本医疗卫生制度，"为群众提供安全、有效、方便、价廉的医疗卫生服务"。

根据这项新的方案，政府资金的 2/3 将以医疗保险费补贴的形式提供给低收入消费者（如前述几个医疗保险计划中提到的那些群体），而另外 1/3 将投资于建设社区一级的医疗服务尤其是农村的医疗设施。这 1/3 对医疗保健基础设施的投资，在 2009 年主要用于 29 000 个乡镇卫生院的建设和约 5 000 个中心卫生院的改扩建；在三年之内，政府还将资助建设

表30 中国医疗费用支出总额（1998—2007）

	支出总额（名义值，10亿元人民币）	政府支出（10亿元人民币）	社会支出（10亿元人民币）	个人支出（10亿元人民币）	政府支出占比（%）	社会支出占比（%）	个人支出占比（%）
1998	377.65	58.72	100.60	218.33	15.55	26.64	57.81
1999	417.86	64.09	106.46	247.31	15.34	25.48	59.18
2000	458.66	70.95	117.19	270.52	15.47	25.55	58.98
2001	502.59	80.06	121.14	301.39	15.93	24.10	59.97
2002	579.00	90.85	153.94	334.21	15.69	26.59	57.72
2003	658.41	111.69	178.85	367.87	16.96	27.16	55.87
2004	759.03	129.36	222.54	407.14	17.04	29.32	53.64
2005	865.99	155.25	258.64	452.10	17.93	29.87	52.21
2006	984.33	177.89	321.09	485.36	18.07	32.62	49.31
2007	1 128.95	229.71	389.37	509.87	20.35	34.49	45.16

资料来源：《中国统计年鉴》（2009），表21—48。

表31 中国医疗费用支出占GDP比重（1998—2007）

	GDP（10亿元人民币）	医疗费用总支出（10亿元人民币）	医疗费占GDP比重（%）
1998	8 302.43	377.65	4.55
1999	8 847.92	417.86	4.72
2000	9 800.05	458.66	4.68
2001	10 806.82	502.59	4.65
2002	11 909.57	579.00	4.86
2003	13 517.40	658.41	4.87
2004	15 958.67	759.03	4.76
2005	18 408.86	865.99	4.70
2006	21 313.17	984.33	4.62
2007	25 925.89	1 128.95	4.35

资料来源：《中国统计年鉴》（2009），表2－1、表21－48。

2 000 个县级医院，并确保每个行政村至少有一个卫生室（所）。而在城市地区，三年内将新建、改造 3 700 所城市社区卫生服务中心和 1.1 万个社区卫生服务站，并由中央支持困难地区建设 2 400 所城市社区卫生服务中心。

用于医疗保险费补贴的 2/3 政府资金，将被用于把居民医疗费的报销上限从人均收入的三至四倍逐步提高到人均收入的六倍。同时，这笔资金还将用于支持城镇职工医疗保险、城镇居民基本医疗保险和新农合这三项医保计划中住院费用报销率的提高，使其分别从 70%、50% 和 38% 增长到 75%、60% 和 50%，这种富裕城市地区和贫困农村地区城乡之间的明确差异也是新方案的一大特点。

然而，这项支出的主要目的还是为了弥补原来基本医疗保险制度的不足，并没有根据那些与肥胖增加有直接关系的疾病的发病率情况来制定支出计划，要了解这些疾病究竟会给中国的医疗保健体系增加多少成本，我们必须知道哪些疾病才是罪魁祸首以及与它们相关的医疗保健费用情况。首先，让我们先来了解一下这些疾病的大概情况。

主要疾病

糖尿病

Ⅰ 型糖尿病尽管一直存在，但它与肥胖的关系不大，在糖尿病中也只占 5%—10% 的比例，通常在童年时期发病，主要是由于人体的免疫系统错误杀死了自身的 β 细胞（负责制造胰岛素的胰腺细胞）而导致的。Ⅱ 型糖尿病发病则是由于人体的肌肉和肝脏组织对胰岛素作用的敏感性日益降低（胰岛素抵抗）而造成的，尽管 β 细胞努力制造更多的胰岛素以代偿胰岛素抵抗，但长时间之后，β 细胞最终还是会被耗尽。Ⅱ型糖尿病在全世界已知病例中所占的比例为 90%—95%，是可能致残、致盲的终身性疾病，也可能会引致肢体坏死或高血压。糖尿病还将大幅提高人们患心脏病、肾功能衰竭和失明等疾病的风险，糖尿病患者患心脏病的几率要高出常人两倍，约有 2/3 的糖尿病患者最终死于心血管疾病。

糖尿病患者尤其需要专业医护人员的帮助，尽管它在中国长期以来一直被视为成人病，但近年来，中国主要城市里的儿科医生们发现，青春期前的儿童糖尿病发病率也越来越高。在美国，20 世纪 90 年代儿童Ⅱ型糖尿病发病率增高的现象给人们敲响了警钟，人们开始意识到肥胖已经开始酿成重大的健康问题——因为Ⅱ型糖尿病原本通常只在 35 岁或 40 岁后的人群中出现。在全世界范围内，大约有 85% 以上的糖尿病患者得的是Ⅱ型糖尿病，其中又有 90% 的人属于肥胖或超重。据世界卫生组织预测，从现在起到 2050 年，中国Ⅱ型糖尿病的发病率将达到一个远高于现在的水平。今天中国约有 3% 的成年人患有糖尿病，而在 1979 年中国经济改革开始之前，这一比例还不足 1%。城市的情况比农村要糟得多，在中国的大城市中，糖尿病的发病率超过 6%，而在较贫困的农村地区，糖尿病和肥胖症的发病率要低得多。城市和农村差异如此明显的原因大概是因为农村中还有大量的农业体力劳动、传统的饮食结构以及更少的私家车。

相比之下，有 1 700 万美国人患有糖尿病，其中青壮年人群的发病率增长最快，如果以目前的趋势继续下去，美国人患糖尿病的比例将从目前的约 6% 上升到 2050 年的 10% 以上。在全世界范围内，糖尿病患者预计将由目前的 1.9 亿人增加到 2030 年的 3.6 亿人，其患者的增加将主要来自中国和印度这两个人口最多的国家。这种经济发展与糖尿病发病率升高之间的联系使得西方的医疗专业人士给Ⅱ型糖尿病贴上了"生活方式病"的标签。

188

肥胖似乎是青春晚期糖尿病（MODY）的一个诱因。2005年，香港大学在香港开展了一项关于青春晚期糖尿病的调查，发现在白种人中，青春晚期糖尿病大多是由DNA结合剂肝细胞核因子1α（HNF1α）（MODY 3）和糖代谢调节基因葡萄糖激酶基因（MODY 2）的突变引起的。然而大多数日本的青春晚期糖尿病患者发病则与已知的MODY基因没有什么关系。香港地区的研究人员还对华人青春晚期糖尿病患者发病的未知原因（即MODYX类型）进行了研究，发现有3%的患者谷氨酸脱羧酶抗体（GADAb）呈阳性，并且有60%的患者体重超重。[5]中国的MODYX患者往往存在以下几种现象：BMI指数较高、胰岛素抵抗现象较多、甘油三酯高（由三种脂肪酸和甘油组成的脂肪存储形式）、高密度脂蛋白低，以及更多的高血压——所有这些都是与肥胖相关的问题。最后的结论是，尽管大多数华人青春晚期糖尿病例是由以胰岛素抵抗为特征的未知基因缺陷所导致的，但这些病例会随着肥胖和超重现象的出现而急剧增加。[6]

中国人饮食向西式饮食结构的转变可能会导致糖尿病发病率的提高。根据位于美国加利福尼亚州橙县的加州大学尔湾分校医学中心加斯林（Joslin）糖尿病中心研究主任乔治·金（George King）博士的研究，日裔美国人和华裔美国人患糖尿病的几率比居住在日本和中国本土的同胞要高两到七倍。金博士认为，这是因为居住在美国的亚裔美国人和美国其他种族人的生活方式一样，缺乏体育运动，摄入热量、脂肪、钠和糖分含量很高的饮食，而这些都是不健康和容易导致糖尿病发病率上

---

[5]　GAD（谷氨酸脱羧酶）是一种γ－氨基丁酸能神经末梢中合成γ－氨基丁酸抑制性神经递质所必需的酶。

[6]　"Genetic and clinical characteristics of maturity-onset diabetes of the young in Chinese patients", *European Journal of Human Genetics,* 13(4), 2005, pp. 422－427.

升的。[7]

糖尿病显然会成为未来中国医疗保健体系中一个主要的资源消耗者。在美国，糖尿病治疗所产生的费用占到了全国医疗费用总额的 20%，而且根据预测，在未来几十年内美国的糖尿病患者人数将超过 3 000 万，那么每年的社会成本可能会接近 2 000 亿美元（相当于 1999 年的两倍）。有预测认为，2011 年全世界糖尿病预防与治疗药物的销售额将翻一番，达到 11 万亿美元。大部分主要制药企业包括默克（Merck）、礼来（Eli Lilly）、葛兰素史克（Glaxo Smith Kline）和诺华（Novartis）都有与糖尿病相关的产品线，一些规模相对较小的专业药品制造企业如阿米林（Amylin）、阿尔科姆斯（Alkermes）和纳克达（Nektar）等也都已经投身其中。糖尿病的主要治疗药物——胰岛素的全球市场已经被礼来公司、赛诺菲（Sanofi）制药集团和诺和诺德（Novo Nordisk）公司所把持，而那些更容易被细胞吸收的口服胰岛素药品的最大卖家则是葛兰素史克和礼来公司，此外还有阿米林公司和礼来公司联合研制的新药百泌达（Byetta），可以模拟人体自然分泌的激素，帮助控制血糖水平，属于治疗糖尿病的新一代药物。

尽管胰岛素对病人很有帮助，但对胰岛素的依赖会使得病人生活并不舒服，虽然目前大部分胰岛素产品都是注射式的，但已经有许多公司在开发吸入式胰岛素产品了，吸入式的药物不仅能够缓解病情，也可以提高病人的生活质量。这些新产品中最重要的可能是 DPP-IV 抑制剂，它能够提高人体自然分泌的控制血糖的激素水平，诺华公司和默克公司都在研发这类新产品。医药行业的分析师认为，如果这些药物最终能够研制成功并获得许可，它们将给这些企业带来数十亿美元的销售额。

189

---

[7]　Lisa Liddane，"Asian Americans face higher diabetes risk"，*Orange County Register*，2005-5-24.

　　无论未来会怎样，当前的糖尿病治疗成本已经非常高了。在 2009 年 10 月，国际糖尿病联合会（IDF）通过其糖尿病地图（IDF atlas）公布了最新数据，IDF 临床工作指导小组组长、澳大利亚悉尼大学代谢医学教授史蒂芬·考拉吉瑞（Stephen Colagiuri）认为，情况已经"比我们预想得还要糟"，全世界约有 2.85 亿人患有糖尿病，这一数字预计在 20 年内还会急剧增加到 4.35 亿人。"而且很不幸的是，糖尿病每年造成的死亡人数为 400 万，在全世界范围的医疗费用高达 3 760 亿美元。"糖尿病正在亚洲迅速蔓延，全世界十大糖尿病高发国家中有四个在亚洲，分别是印度、中国、日本和巴基斯坦，仅印度一国估计就有超过 3 500 万的糖尿病患者，比世界上任何其他国家都要多。

　　和糖尿病的治疗一样，预防教育也是非常重要的，它能够使人们更加了解医疗保健专业人士所说的"易导致糖尿病的生活方式"（diabetigenic lifestyle）；换言之，在血糖水平高到糖尿病诊断标准之前很早就应该开始治疗。发现潜在的糖尿病患者并非那么困难，例如，大肚子就是一个主要的标志，一些研究人员猜测，由于大量脂肪堆积在肝脏和腹部导致的一些生物化学作用，可能会给大肚子的人造成胰岛素抵抗的结果。此外，北美地区的几项研究也发现，如果患者们减掉 5% 的体重、并每周进行 5 次体育锻炼，可以降低 50% 的发病几率。

190　　癌症

　　和糖尿病一样，对于肥胖人士来说，乳腺癌、结肠癌、卵巢癌、前列腺癌、子宫内膜（子宫内壁的一层组织）癌、肾癌和胆囊癌等一些癌症的发病率要更高，而且发病的年龄也更轻。

　　在未来相当长的一段时期里，癌症都将对中国的医疗保健费用产生极为重要的影响。显然，吸烟和严重的污染和肥胖将会提高癌症的发病率。

新华社 2005 年 4 月的一项报道指出，中国每 10 万人中就有 300 人患有癌症，而上海市的癌症发病率已经接近了北美和西欧的水平，上海现有 11 万癌症患者正在接受治疗，而每年还会增加 4 万名新确诊的癌症患者；其中肺癌和乳腺癌是上海市癌症病例最多的，已经成为了继心血管疾病之后的第二大死亡原因。[8]

心脏病

世界卫生组织已经宣布，到 2020 年时，心血管疾病将成为中国人口的最主要死亡原因。据亚太地区研究协作联盟（Asia Pacific Cohort Studies Collaboration）的数据显示，中国的中风发病率四倍于西方国家，而亚洲人心血管疾病的发病时间通常要比西方人早 10 年。

吸烟是一个显而易见的致病因素，中国和韩国是亚洲吸烟人口比率最高的国家，约有 60% 的中国成年男子吸烟。吸烟当然与肥胖问题也是密切相关的，2002 年 1 月 5 日的《英国医学杂志》报道，如果母亲在怀孕时吸烟，那么孩子出生后肥胖的几率将提高 40%，并且在较年轻的时候就患上 II 型糖尿病的几率会提高 300% 以上。[9] 上海社会医疗与卫生管理研究中心的报告称，上海市女性吸烟率已经从 20 世纪 90 年代中期的 2% 上升到了 6%；复旦大学女性问题研究专家沈奕斐指出，女性吸烟最开始只出现在一些社交场所如酒吧或迪厅等，但现在，在那些受过教育的女性包括白领女

---

[8] "Xinhua, Cancer Becomes Second Leading Killer in Port City", *South China Morning Post*, 2005-4-16. 当时上海的官方统计总人口为 1 740 万。

[9] Scott M. Montgomery, Anders Ekbom. "Smoking during pregnancy and diabetes mellitus in a British longitudinal birth cohort", *British Medical Journal*, 324 (2002-1-5): 26–27.

职员和在校大学生中也已经变得很常见了。[10]

此外，还有很多人认为超重和肥胖人士之所以更倾向于吸烟，主要是出于自尊心不足、渴望被人接受或者降低食欲的原因。当然，在一个有60%男性和一些女性都在吸烟的国家里，再加上禁止吸烟的法规又很宽松，被动吸烟也是一个重要因素。

191   高血压

根据世界卫生组织的估计，有超过1亿的中国人正在承受着高血压的痛苦，而高血压患者的人数仍在以每年大约300万的速度递增。

中国卫生部1999年开展的一项调查发现，中国人普遍缺乏对高血压的认识和了解，尤其在35—44岁的人群之中，这种认知缺乏的现象最为严重，这种认知缺乏现象随之也会对疾病的治疗和控制产生影响。2000年10月，随着中国第三个全国高血压日的到来，由卫生部主导的一项旨在帮助医生和患者更多了解高血压症的全国性活动——"医患心连心"活动也由此展开，随后的一系列宣传活动主要集中于高血压和吸烟的关系问题上。此后，在政府、世界卫生组织和辉瑞制药公司的联合资助下，全国高血压日每年都会开展活动，还面向中青年上班族出版了一本名为《中国高血压防治指南》的手册。[11]

---

[10] "Shanghai young women reaching for the fag", *People's Daily*, 2003-11-5.
[11] "China Sees 3 Million More Hypertension Patients A Year", *People's Daily*, 2000-10-8.

肥胖的代价——鲜活的例子

肥胖会给中国新的医疗保健体系带来不小的成本，据世界卫生组织估计，与肥胖相关的医疗费用占发达国家医疗费用总额的比例为 2%—6%，但一些研究人员如克里斯托弗·万杰克（Christopher Wanjek）在联合国国际劳工组织出版的专著《工作餐》中，就估计这一比例可能高达 7%。[12] 由于并非所有与肥胖相关的疾病都已经被计算在内了，所以真实的成本无疑还要大得多。

对于肥胖所造成的费用，有人已经作了一些计算，随着大部分研究工作的完成，我们已经可以比较清楚地了解美国的情况了。1999 年，美国肥胖协会委托卢因集团——医疗保健行业咨询公司中的佼佼者，开展了一项关于肥胖产生的成本的研究[13]，其最重要的结论是，美国 1999 年与肥胖直接相关的各项医疗保健费用总额为 1 022 亿美元，而据总部设在华盛顿特区的世界观察研究所（Worldwatch Institute）称，这一费用大约占到了全美医疗卫生支出预算的 12%。[14] 无论怎样计算，这一费用支出都是相当高昂的。从表 32 中我们可以看到卢因集团是怎样计算出上述数据的，他们利用当时的科研文献，先计算出每种疾病的治疗费用，再计算出每种疾病中由肥胖引发比例，从而得出肥胖在该疾病治疗费用中所占的份额。这种计算没有包括间接的健康问题和社会因素所产生的费用，但也可能存在一定程度的重复计算。

192

[12] Christopher Wanjek, *Food at work: Workplace solutions for malnutrition, Obesity and Chronic Diseases,* Geneva：International Labour Office, 2005.

[13] "The Lewin Group Study—What does it tell us and why does it matter？", *Journal of the American Dietetic Association,* 99：4，pp.426－427.

[14] "Chronic hunger and obesity epidemic eroding global progress", *the Worldwatch Institute,* 2000-3-4.

表 32　美国与肥胖相关疾病的治疗费用

疾病种类	由肥胖引起该疾病的治疗费用（10亿美元）	该项疾病治疗的总费用（10亿美元）	前者占后者的比重
关节炎	7.4	23.1	32%
乳腺癌	2.1	10.2	21%
心脏病	30.6	101.8	30%
结肠癌	2.0	10.0	20%
糖尿病（Ⅱ型）	20.5	47.2	43%
子宫内膜癌	0.6	2.5	24%
晚期肾病	3.0	14.9	20%
胆结石	3.5	7.7	45%
高血压	9.6	24.5	39%
肝病	3.4	9.7	35%
腰痛	3.5	19.2	18%
肾细胞癌	0.5	1.6	31%
阻塞性睡眠呼吸暂停	0.2	0.4	50%
中风	8.1	29.5	27%
尿失禁	7.6	29.2	26%
直接费用总计	102.2	331.4	31%

资料来源： 卢因集团，1999。

这项研究还参考了其他一些调查研究中关于肥胖相关疾病如Ⅱ型糖尿病、高血压、心脏病、中风及关节炎等发病率的提高与 BMI 指数增高之间关系的结果，相关数据详见表 33。

除此之外，还有一些研究也涉及了美国的肥胖成本问题，但它们通常较少关注肥胖相关疾病的治疗费用问题，而更多考察的是那些间接的成本。例如，1994 年开展的一项关于肥胖给美国企业所带来成本的研究发现，该年度美国的企业因为肥胖问题亏损达 127 亿美元之多，其中 26 亿美元归因于轻度肥胖，其余的部分则都归因于中度到重度肥胖，至于这些钱是如何花掉的，其中有 77 亿美元（约占总数的 60.6%）被用于医疗保险支出，此外与肥胖相关的带薪病假、人寿保险和伤残保险费用分别为 24 亿美元、18 亿美元和 8 亿美元。[15]

表 33　BMI 指数较高与罹患肥胖相关疾病风险的增加　　193

疾病种类	BMI 指数小于或等于 25	BMI 指数在 25 到 30 之间	BMI 指数在 30 到 35 之间	BMI 指数大于 35
关节炎	1.00	1.56	1.87	2.39
心脏病	1.00	1.39	1.86	1.67
糖尿病（Ⅱ型）	1.00	2.42	3.35	6.16
胆结石	1.00	1.97	3.30	5.48
高血压	1.00	1.92	2.82	3.77
中风	1.00	1.53	1.59	1.75

资料来源：各地疾病预防与控制中心，美国第三次全国健康及营养状况调查。

将疾病治疗产生的直接费用和上述企业成本数据相加，我们可以得到美国 1990 年代中后期与肥胖相关各项费用总额的一个大致估计——1 149 亿美元。世界卫生组织 2000 年的数据为 1 220 亿美元，其中 641 亿美元是直接成本，588 亿美元属于间接成本，而在这一数据中，仅与Ⅱ型糖尿病相关的总费用就高达 980 亿美元。2000 年美国人口普查的总数为 2.81 亿，经合组织（OECD）的数据显示，其中超重和肥胖人群占到了 64.5%，也就

---

[15] D. Thompson, J.Edelsberg, K.L.Kinsey and G.Oster, "Estimated economic costs of obesity to US business", *American Journal of Health Promotion*, 13：2 (1998.11 - 12), pp. 120 - 127.

是大约 1.81 亿。而另一项研究则指出，肥胖和吸烟所引起的医疗费用各占美国医疗费用总额的约 9.1%，超重和肥胖人士的医疗费用比常人平均高出 37%，这相当于平均每个美国人每年的医药费账单额外增加了 732 美元。[16]

在英国，也有各种各样的国家健康服务机构进行了类似的估算，详见于 2006 年 1 月布莱恩·弗格森（Brian Ferguson）教授提交给英国糖尿病战略规划委员会的报告《糖尿病经济学：战略规划委员会成员讨论稿大纲》。[17] 在这份报告中，弗格森教授回顾了以往关于英国糖尿病治疗支出计算的研究："例如，英皇基金会（King's Fund）1996 年的一项研究报告估计，糖尿病的全部医疗支出占英国医院总预算的比例超过 8%。英国糖尿病协会 2004 年更近一些的研究表明，这一比例已上升到了 10%，糖尿病治疗支出占英国医疗保健总支出的比重至少为 5%。首份万利斯报告（Wanless Report，2002）也估计，在英国国民健康服务体系中，糖尿病的医疗费用总额约为每年 13 亿英镑。"

194　　　弗格森教授接着还列出了糖尿病各种治疗方法每年所产生费用的具体估计，这些估计来源于许多不同的资料，主要是以前的万利斯报告，总结如下：

初级预防：

对高危人群的生活方式干预：约 11 600—22 100 英镑

处方药甲福明：约 15 000—42 400 英镑

二级预防：

---

[16] Eric Finkelstein, Ian Fiebelkorn and Guijing Wang, "National Medical Spending Attributable to Overweight and Obesity: How Much, and Who's Paying？" *Health Affairs*, 10.1377/hlthaff.w3.219, 2003-5.

[17] "The Economics of diabetes: a structure for discussion by Strategic Programme Board members", see: http://www.diabetes.nhs.uk/downloads/economics_%20of_%20diabetes_%20Jan06.doc.

血糖控制：约 1 200 英镑

严密的血压控制：约 400 英镑

血脂控制：约 22 000 英镑

并发症：

视网膜病变筛查：约 1 400 英镑

足部并发症：如属于有针对性的，约 4 000 英镑

弗格森教授认为，将治疗费用定在每年约 20 000 英镑是成本效益比较合适的水平。他还在报告中估计了英国的糖尿病患病人数（包括确诊的和未确诊的），约为 235 万人，或总人口的 4.67%。如果以 16 亿英镑的总费用计算（根据万利斯报告的数据），每个糖尿病患者每年的费用约为 680 英镑。

鉴于上述研究都已是若干年前的，并且生活成本也在不断上升，目前美国糖尿病患者的人均花费估计应在每年 900 美元左右，英国的药费可能还要更高一些，因为英国的生活成本更高。当然，中国的生活成本比美国和英国都要低，因此，根据购买力平价计算，针对肥胖问题的相同治疗手段所产生的费用通常也会更低一些，再加上中国政府还会对许多药品进行限价，使其明显低于市场价格。

再来看中国的情况

回顾一下本书开头时我们提到过的一些统计数据：在中国有 7.1% 的成年人肥胖，22.8%（超过 1/5）的成年人体重超重，而全国 13 亿人口中估计有 2 亿人口超重（超过 15%），这一比例在中国的主要城市中则要上升到将近 20%。在过去的 10 年中，中国被定义为体重超重的人数增加了39%，被诊断为临床肥胖的人数增加了 97%，这些问题对于中国人健康的

195

不利影响已经开始显现：

- 成年人的高血压患病率已经达到 18.8%，自 1991 年以来增加了 31% 或者 7 000 万人；
- 有 1.6 亿人在遭受着高血压的痛苦；
- 超过 2 000 万人患有糖尿病，占城市总人口的 2.6%。

与 1996 年调查搜集到的数据相比，中国各大城市中 20 岁以上的成年人糖尿病发病率由 4.6% 提高到了 6.4%；中国肥胖及相关疾病的增长率超过了其他所有国家，超重人数以每年 8% 的速度递增。

我们知道，生活在中国比生活在美国要更便宜，据世界银行计算，如果 2006 年美国的购买力平价基准指数为 1，那么中国则为 1.79。根据这一比率，我们或许可以对中国医疗保健的相关费用作一个的粗略的估计，如果我们假设美国肥胖医疗的平均成本现在已增长到每人每年约 900 美元，那么在中国这一数字则应为平均每人每年 500 美元。

中国大约有 10.289 5 亿成年人，如果 7.1% 的人肥胖，那么肥胖的人数就有 7 500 万；如果有 22.8% 的人体重超重，那么超重的人数就有 2.35 亿；两者相加约为 3.1 亿人。如果每人每年要花费 500 美元，那么超重和肥胖人口所引发的问题给中国带来的额外费用将高达每年 1 550 亿美元。2005 年中国的医疗费用总支出为 8 660 亿元人民币，而当年美元 / 人民币的汇率约为 1∶8，这也就是说中国医疗费用支出总预算约为 1 080 亿美元。

显然，1 080 亿美元要小于 1 550 亿美元。这意味着或者是中国的治疗费用比美国低得多，或者是许多中国人根本没有得到治疗。这两种情况可能都存在，一方面，政府对药品的限价将显著降低在肥胖相关疾病方面的支出；另一方面，许多肥胖的人也的确没有得到治疗，这或者是因为他们没有主动去寻医问诊，或者是因为他们被遗漏到了中国的社会保障网络之外——这是一张有着很大的"网眼"的网络。

肥胖问题给中国带来的隐性成本有多少？　　196

　　要对肥胖问题给中国的经济带来的潜在成本进行估计，我们有必要先作一些粗略的假设。以下内容并不是非常详细的预测，而只是试图描绘出未来10年中国医疗保健费用支出的可能状况。根据历史数据推导未来的变动趋势很可能会与真实情况相去甚远，但我们所做的工作只是假设在外界条件没有改善的情况下，对中国未来所面临问题的规模和程度给出一个简单的提示。

　　我们必须面对的第一项任务是估计中国肥胖和超重的人数。这些我们已经通过中国多项关于增长速度的调查数据进行了估计，并根据这些趋势数据对肥胖和超重人口增长率向前进行了推算，还结合总人口趋势数据也向前进行了估算。

　　尽管随着中国经济的日益成熟和经济增长速度的逐渐放缓，肥胖和超重人口增长的自然趋势也一定会逐步放慢，但从已有的连续历史数据来看，无论是超重人口还是肥胖人口，其占总人口的比重都是在不断增加的。我们粗略估计，到2020年，中国超重人口占总人口的比重将上升到29.3%，肥胖人口占总人口比重将达到15.9%，但超重及肥胖人口之和的年增长率将会下降，由目前的每年递增超过5%降至2020年的约3.3%；到2020年时，中国的超重及肥胖人口之和占总人口的比重将高达45%。

　　假设我们只能对肥胖人口提供医疗费用，我们在前面已经使用了经过购买力平价方法调整后的、平均每人每年500美元肥胖相关疾病治疗费用这个数据，如果我们把这一数据用于2009年，并假定这一时期价格不变即不存在通货膨胀问题（虽然现实世界中通货膨胀必然导致价格上涨），并用肥胖人数乘以这一人均年治疗费用，我们可以得到下面一组数据。

需要指出的是，这些数据是基于 2009 年末美元与人民币平均汇率的不变值计算得出的。从近期的经济事件来看，人民币的币值可能还会增加，这很可能会使得我们估计的人民币数值偏高，但由于我们无法预测未来的汇率，因此也只能使用不变汇率值了。

为了了解 8 275 亿元人民币这个数字的实际意义，我们还根据近期的历史增长率数据推算了中国政府医疗开支增长的可能情况。

197

表 34　2009—2020 年肥胖和超重人口的规模估计

	总人口（百万）	年增长率（%）	超重人口数（百万）	肥胖人口数（百万）	超重人口比重（%）	肥胖人口比重（%）
2009	1 369.58	1.03	309.63	136.65	22.61	9.98
2010	1 383.56	1.02	322.05	146.27	23.28	10.57
2011	1 397.53	1.01	334.46	155.88	23.93	11.15
2012	1 411.50	1.00	346.87	165.49	24.57	11.72
2013	1 425.47	0.99	359.28	175.10	25.20	12.28
2014	1 439.44	0.98	371.69	184.72	25.82	12.83
2015	1 453.41	0.97	384.10	194.33	26.43	13.37
2016	1 467.38	0.96	396.51	203.94	27.02	13.90
2017	1 481.35	0.95	408.92	213.55	27.60	14.42
2018	1 495.32	0.94	421.33	223.16	28.18	14.92
2019	1 509.29	0.93	433.74	232.78	28.74	15.42
2020	1 523.26	0.93	446.16	242.39	29.29	15.91

资料来源：作者估算。

表 35　2009—2020 年用于肥胖相关疾病治疗的费用估计

	美元（10 亿）	人民币（10 亿）
2009	68.33	466.54
2010	73.13	499.35
2011	77.94	532.17
2012	82.75	564.99
2013	87.55	597.80
2014	92.36	630.62
2015	97.16	663.44
2016	101.97	696.25
2017	106.78	729.07
2018	111.58	761.88
2019	116.39	794.70
2020	121.19	827.52

资料来源：作者估算。

表 36　2009—2020 年政府医疗保健开支与肥胖治疗费用估计

	政府医疗保健支出（10 亿元人民币）	用于肥胖的治疗费用（10 亿元人民币）	后者占前者比重（%）
2009	1 387.53	466.54	33.62
2010	1 519.01	499.35	32.87
2011	1 650.49	532.17	32.24
2012	1 781.97	564.99	31.71
2013	1 913.45	597.80	31.24
2014	2 044.93	630.62	30.84
2015	2 176.41	663.44	30.48
2016	2 307.89	696.25	30.17

续表

	政府医疗保健支出 （10亿元人民币）	用于肥胖的治疗费用 （10亿元人民币）	后者占前者比重（%）
2017	2 439.37	729.07	29.89
2018	2 570.85	761.88	29.64
2019	2 702.33	794.70	29.41
2020	2 833.81	827.52	29.20

资料来源：作者估算。

在表 35 中，我们认为中国政府会像任何一个理性健全的政府那样不断增加医疗保健支出以应对肥胖问题，那么用于肥胖及相关疾病治疗的费用就会继续保持增长，因此，我们估计中国政府在未来十年内（假设物价水平不变的情况），每年平均需要增加 6.7% 的医疗保健支出，才刚刚能够支付得了肥胖人口相关疾病的医疗费用增长，这还不包括体重超重的人口。

虽然这只是一个大致的描述，但的确说明了政府除了要面对已经出现的诸多问题，包括由于人民寿命变长而导致医疗保健支出不断增加、更多与环境污染、生活压力相关的健康问题，以及药品和医疗本身成本的提高等之外，还要为肥胖所引发疾病治疗的巨大潜在成本买单。显然，只是对病症进行治疗而不针对肥胖现象产生的原因采取有效措施，即使是像中国这样资金充裕的政府也是不能解决根本问题的。

这些费用能够削减吗？

世界各地关于肥胖现象的调查大都认为，随着 BMI 指数的提高，病假时间、医疗诊断以及医疗保健费用也将随之增加。一份报告的结论认为，BMI 指数在 27 以上的人平均每年的医疗保健费用支出为 2 274 美元，而

BMI 指数低于这一水平的人平均每年的医疗保健费用支出仅为 1 499 美元。研究人员们认为，"雇主们将会因帮助员工拥有更健康的体重水平而从中获益"[18]。

然而，汤普森、埃德尔斯贝格、金赛和奥斯特针对 BMI 指数与五种肥胖相关疾病患病率和医疗费用之间的关系开发出了一种新的激励模型[19]，并据此将 35—64 岁之间体重分别为轻度、中度、重度肥胖的男性与女性按体重 10% 的差距分组，进而计算出了他们生命周期内的健康水平和经济收益的关系，他们发现体重每降低 10%，将会：

• 使高血压患者的预期患病时间推迟 1.2—2.9 年，高胆固醇血症患者的预期患病时间推迟 0.3—0.8 年，Ⅱ型糖尿病患者的预期患病时间推迟 0.5—1.7 年；

• 使每千人中冠心病的预计发病人数降低 12—38 个；

• 使每千人中风预计发病人数降低 1—13 个；

• 使预期寿命延长 2—7 个月；

• 让这五种疾病患者一生中医药支出预算降低 2 200—5 300 美元。

同时，根据澳洲国立大学龚晓东博士题为《企业所有权，工作环境满意度以及中国城市的旷工情况》的研究成果，在抽样调查的 7 000 名 16—60 岁之间的职员中，1995 年的平均休假天数为 16 天，而其中有 12.5% 的人一天也没有请假，约有 91% 的人休假天数在 1—30 天之间，这意味着约有 78.5% 的人至少休假一天。1995 年时中国共有 1.904 亿城镇职工，年

---

[18]　W.N.Burton et al., "The costs of body mass index levels in an employed population", *Statistical Bulletin of the Metropolitan Insurance Corporation,* 80：3（1999.7－9），pp. 8－14.

[19]　D. Thompson et al., "G. Estimated economic costs of obesity to US business", *American Journal of Health Promotion*，13（1998），pp.120－127.

平均工资为 5 500 元人民币，那么职员的日工资则为 22.80 元。即使全部 78.5% 的职工仅休假一天，那么在 1995 年，由于这样的职工病休而造成的损失至少也有 34 亿元人民币。[20]

在 1995 年之后的十多年里，肥胖率急剧上升，而由于缺乏可用的统计数据，肥胖相关问题给企业收入带来的损失就只能依靠推测了，而且包括通货膨胀在内的一些因素也没有被考虑在内。事实上，这种计算肥胖具体给中国的医疗保健体系带来了几元几分人民币的损失也只是故事的一部分而已，肥胖或超重人口还会因为由此引起的相关疾病而不能按时上班，各种卧床休息、去医院看病或者由于前一晚睡眠不足而起床晚了，这些都会降低生产效率，给企业造成损失。与此类似地，在教育方面，孩子们也会因为同样的理由而无法按时上学，再加上胖孩子可能会受到欺负而导致情绪低落甚至心理创伤，这和缺乏睡眠和精神不集中一样，都会影响孩子们对知识的记忆和考试成绩。

但我们必须对肥胖问题所产生的额外费用进行尽可能地估计。2006 年，中国的 GDP 为 211 808 亿元人民币，医疗保健费用支出总额为 9 843.3 亿元人民币，相当于 GDP 的 4.64%，而其中由政府支出的部分仅占 GDP 的 0.84%。然而，根据我们之前的计算，肥胖问题造成的额外费用可能会高达 GDP 的 17.5%，那么目前不足 GDP 5% 的医疗保健支出就远远不足以应付肥胖相关疾病的治疗费用。或者，如果将中国此类疾病的治疗费用按照购买力平价折算成美元，那么就是大约 650 亿美元，而 2006 年中国 GDP 约为 26 000 亿美元，即使按照比较低的价格水平折算，肥胖问题产生的费用仍占 GDP 的 2.4% 左右。但是，如果从 2005 年 3 月发表在《英国医学杂志》上的一篇文章来看，我们就会发现上述估计数字还是太低了："中国有 1.6 亿人患有高血压，另有 1.6 亿人患有高血脂症。假定每天的降压药需要

---

[20]　http://econrass.anu.edu.au/pdf/china-abstract-pdf/Gong.pdf.

1 元人民币（相当于 0.06 英镑、0.12 美元或 0.09 欧元），每天的降胆固醇药需要 2 元人民币，如果要所有患者都得到药物和治疗，保守估计所有这些药物一年的总花费也有 1 750 亿元人民币（相当于 110 亿英镑、210 亿美元或 160 亿欧元），仅此一项就几乎用去了中国全部医疗保健支出的 1/3。"[21]

201

但自 2007 年和 2009 年的全国代表大会以来，这一费用支出得到了更加迅速地增长，由于存在着疾病传播（如禽流感）和由于基础设施落后而造成疫情检验不足的严重危险，北京方面意识到医疗卫生尤其是在农村地区的相关投资力度必须加速迈上一个新台阶，并且已经开始抓紧促进投资的落实到位。然而，肥胖更多地还是一个以城市为主的问题，新的医保计划旨在提高农村地区的基本医疗保障水平，这意味着中国的城市居民仍将被寄希望于自行负担肥胖问题所带来的大部分医疗费用。

中国的医疗保健支出计划还必须要应对老龄人口日益增加的问题，以承担起随人口年龄增长而出现的退行性疾病的长期治疗护理费用。在中国的传统社会中，老年人通常由家庭网络成员照顾，而在中国新的经济模式下，从家庭延伸的人际网络已经日渐萎缩，出于经济原因的人口迁移意味着许多工作者现在生活在核心家庭中，通常远离他们的出生地和他们年迈的父母。

回到肥胖问题上来，我们知道，诊所和医院本身并不能提高人们对肥胖问题的认识，也不能改善人们的饮食与生活习惯；是这些机构里的医疗保健专家们在向大众传授知识和提供建议，从而改变着那些人们已经逐渐习惯了而又导致肥胖问题出现的饮食和生活习惯。

[21]　Jin Ling Tang and Yong Hua Hu, "Drugs for preventing cardiovascular disease in China (Editorial)", *British Medical Journal*, 330 (2005-3-19), 610–611.

北京与大型制药企业

肥胖相关疾病的治疗费用，尤其是药品的价格也在变得越来越昂贵，制药企业发现与中国政府就药品限价的问题达成一致意见越来越难。

2000 年末，为控制各类药品价格迅速上升并占到医疗保健预算总额将近一半的情况，北京有关方面改变了原来试图控制所有环节、而且已经变得越来越复杂和不易执行的药品价格政策，而改为仅控制零售环节的药品价格。2001 年，许多药品的零售价格被砍去了 15%，当时的想法是使药品价格相对中国城市居民而言变得更便宜，同时也允许制药企业和医疗保健服务提供者去竞争医药产品剩余的利润。但这不可避免地导致了大处方现象，在存在更便宜替代药品的情况下，医生为了提高收入，会开具一些非必需药品和更昂贵药品的处方；制药企业也发现，与医疗保健服务提供者进行"合作"可以确保它们的产品能够在医疗保健市场上拥有一席之地，这很快成为它们的兴趣所在。

到了 2006 年 10 月，国家发展和改革委员会宣布引入更为集中的药品价格管制机制，不仅对药品实行统一定价，而且要进一步限制中国医药行业的利润率。限价药品的种类由 1 500 种扩展到 2 400 种，然而这种价格管制取决于药物的类型，因为政策的关键点在于引入了分级定价体系，对仿制药品、自主研发药品、专利药品的和一线药品进行差异化定价。发改委还规定药品零售网点的加价上限为 15%，并引入了一系列价格激励机制，资助那些业绩衰退、利润不足的国内制药企业。

2009 年 10 月，药品价格又遭到了一记重拳，国家发改委进一步对 1 057 种医药产品规定了新的价格上限，将价格水平进一步降低了 12%，不过另有约 1 300 种药物价格仍保持不变，还有少数几种被认为供不应求的药品被允许涨价以刺激生产。

对于国内的制药企业来说，问题在于药品限价使得它们的利润稀薄，基本没有或只有很少的一点利润能够被投资用于新产品研发；外国制药企业的问题则在于它们在这样一个本应由市场主导定价的国家上只能以低于国际价格的水平销售产品。无论是外国企业还是本土企业，医疗公司在中国的经营都很不容易。这也就是说，当前面提到过的一些急性或慢性的健康问题出现时，对于药品和医疗服务的需求将突然显著增加，市场力量也应随之引导价格上升，但更可能出现的情况却是价格被人为强制压低了。

　　肥胖及其相关疾病就是一个很明显的例子，这些与肥胖相关的慢性疾病，很难在短期内被治愈，因而会冲击药品的价格上限，推动医疗费用的上涨，医药企业也会为了更有利的定价而与政府进行艰难的谈判，但中国政府更希望那些专利药品能打出更大的折扣，而专利药品又总是面临着专利即将到期和作为公司赚钱机器的潜力逐渐消失的威胁。

　　显然，制药企业和中国政府在未来一段时期内将一直处于对峙状态，而肥胖引发疾病的增加将是中国政府与大型制药企业之间紧张局势加剧的催化剂。

203

　　平衡医疗费用是重要的，但在第一时间就预防这一问题的发生显然是更好的选择。对于制药企业而言，健康生活似乎并不是一件令他们愉快的事，因为只有人们的健康状况出现问题，它们才能赚钱。然而，宣传健康生活不仅更加人道，而且还能为大企业们带来良好的公共关系，后者对于和行政官员谈判尤为重要。无论是在中国还是在外国，许多制药企业和提供医疗保健服务的公司都很乐于展示它们对大众健康的"关怀"，与本书主旨直接相关的一个例子就是，总部在丹麦的糖尿病药品领导企业诺和诺德集团中国分公司，至少从 2005 年起就与北京市糖尿病防治办公室合作，在北京的学校里联合开展了糖尿病预防及宣传活动。

　　尽管目前来看还没有什么麻烦，但如果全国各地卫生行政部门和营养师（目前仍很少）不认真执行初级预防方案，肥胖问题（及其相关临床疾病）就不会消失，前面提到的那些疾病相关治疗费用也不会降低，无论政府多么努力地限制药品价格。

　　除非政府能够针对日益加剧的超重／肥胖问题迅速采取直接而有力的措施，否则这一问题仍会继续恶化，并且处理它所花费的支出也将越来越多。这显然是一个非常复杂的问题，尤其是在给这些问题贴上价格的标签以后，试想它对国民经济的广泛影响和给政府预算的带来的压力，其后果并不难以预料。

营养和营养师

　　如果说除了那些就职于私营整容诊所、自称是减肥专家的人以外，中国减肥医疗方面的真正专家数量很少的话，那么营养师的数量也同样非常少。虽然没有官方的统计数据——包括中国营养学会在内的许多估计表明，全国有资质的营养师人数在 2 000—4 000 人。而基于每 300 人拥有一位营养师的要求，中国有资质营养师的人才缺口约为 400 万。而且，由于中国现在正面临着两种不同的营养问题——贫困地区的营养缺乏现象以及城市地区饮食结构的变化问题，需要分别从根本上予以解决，因此中国对营养师的需求甚至比国际惯例规定的数量还要更多。上海拥有数百名有资质的营养师，比全国任何其他城市都多，但仍称其营养师的缺口超过 6 000 人；而且，那些有资质的营养师大多在医疗机构（通常是搞研究）而不是社区、学校或养老院里工作，还有一些则受雇于大公司。

　　直到 2006 年，劳动和社会保障部才把为公众饮食提供指导服务的营养师列为新的专门职业。近年来，一直有传言称国家机关将要出台一项规章，要求所有的大医院、幼儿园、学校、社区和其他公共就餐点都拥有自己的营养师。鉴于这种情况，过去两年中报名参加营养师课程学习的人数，和提供营养师资格认证培训课程的机构数量都有所增加，不过可以预见的是，已经有人指出这些培训课程（通常只有四到五个月）内容严重不足，只能培训出勉强合格的营养师。

尽管各种培训课程越来越多，许多人仍然认为中国并没有在培养营养师方面认真进行过投资。国家发改委公众营养与发展中心主任于小冬就指出，美国政府每年花费 600 亿美元用于改善公众营养状况，而中国政府每年用于这方面的花费简直可以忽略不计。但于小冬也指出，中国的确已经解决了一些重大问题，如 1978 年时国家强制在食盐中加碘，就极大地降低了地方性甲状腺肿的发病率，并收获了一些健康方面的益处，也得到了国际社会的赞扬。同时，全国人民政协委员、北京大学医学院的彭嘉柔博士还将中国与日本进行了比较，指出日本政府已经出台了营养方面的相关法律。[22] 这些来自医学界重要成员的公开批评似乎也在某种程度上推进了公众营养问题在 2005/2006 年被纳入了国民经济社会发展"十一五"规划，这也是其首次出现在中国国家发展的总体指导方针中。

失败的代价

一些中国问题分析家们认为，肥胖和超重带来的长期影响不仅会导致中国的医疗保健体系出现危机，甚至有使其陷于崩溃的可能。他们指出，中国的医疗保健体系中存在着很多长期性的压力，一些平时已经出现的问题只是被简单地掩盖了起来，未被媒体和公共舆论所评论而已，最明显的就是 SARS 危机。然而，肥胖问题则是有所不同的。

过去，由于医疗保健服务供不应求的问题大体上主要影响农村人口以

205

[22] Vivien Cui, "Diet standards urged to avoid wrong sort of China rising", *South China Morning Post*, 2006-8-4.

及社会边缘群体，因此通常都会被掩盖起来。SARS、流行性脑炎、H5N1型禽流感，甚至乙肝的大规模爆发都影响到了农村人口和外来务工人员集中的地区，即那些处在中国的权力阶层与主流社会边缘、无法有效主张自己个人权利或提出抗议的社会群体那里。其他一些重大的疾病流行事件如艾滋病危机（主要是由于血液交叉感染），以及各种各样与污染和有毒物质泄露相关的疾病，在某种程度上主要影响的也还是那些居住在欠发达的农村或半农村地区的人们。

然而，肥胖所引起的一些未经解决的问题，则主要影响的是中国政府更加关注的社会群体。肥胖是一种城市病，在很大程度上是由富裕带来的麻烦——肥胖的儿童总是会拥有一对受过大学教育、事业比较成功的白领阶层的父母，他们通常都拥有着城市人的身份和专业技能，往往还是党的领导干部。

肥胖问题并不是对医疗保健体系短暂的一次性冲击，而是一个不断恶化的发展进程，它将引发一系列的不适和疾病，这些疾病的发展过程比较缓慢，其一旦爆发，就需要接受长期的治疗。在很多情况下，疾病在患者比较年轻的时候就被诊断出来，需要进行终身治疗，但不一定会对患者的寿命产生显著影响。这意味着患者需要长期、密集、昂贵的医疗服务，包括医生、护士、医院设施服务的长时间占用以及其他专业的医疗保健服务等。这也意味着中国必须有能力长期提供昂贵的药物及其他治疗手段，包括长期的住院治疗和术后治疗服务。所有这一切都给医疗保健体系带来了大量额外的费用，而且由于譬如糖尿病患者或患者父母之间的交流联系和互联网搜寻，会引入更具针对性、更昂贵的医药产品和治疗手段，而不仅仅是传统的注射式胰岛素，这一切都会使得这些额外的费用本身继续不断增长，随着物价上涨和消费能力的提高，这些费用也会越来越昂贵。

如果这些医疗服务和药品没能得到满足，那么患者的父母、祖父母、叔叔、阿姨和朋友们就会非常恼火。通常而言，这些人都不是贫苦农民，也不是未受过良好教育、远离权力或经济中心的人，他们是受过大学教育、拥有私人住宅、汽车、企业或其他资产的专业人士，有能力接触各种各样的媒体，甚至包括海外媒体和互联网，他们也懂得如何利用这些资源给自己争取利益。此外，他们所处的社会地位使他们越来越有勇气进行个人权利的诉求，他们了解法律和信访制度、了解党的行政架构，并且知道从哪里能够取得更广泛的影响。

206

结　论

富态中国的未来
——成功背后的牺牲者？

生活方式改变所带来的新威胁

　　肥胖问题是中国政府、社会和医疗保健体系所无法避开的一发子弹，它已经出现，并将不断从沿海扩散到正在迅速发展起来的内地城市中，在未来的若干年内将给中国的医疗保健系统带来巨大的压力。中国政府也已经意识到了这一点，原卫生部副部长王陇德曾说："生活方式、饮食习惯和医疗体系均已经发生了变化，这又导致了中国人所患疾病和死亡率的变化……各种慢性病不仅影响人民的健康，而且会破坏社会的承受能力。"[1]

　　对于大部分中国城市居民来说，他们的生活以及他们的饮食习惯在过去 30 年中都发生了剧烈的变化，肥胖只是这些变化所带来的重要影响之一。作为肥胖问题严重性的一个证据，就是 2005 年发表的中国 40 岁以上成年人主要死亡原因调查报告，其结论为心脑血管疾病和癌症是中国成人最主要的死亡原因。该报告发现控制高血压、戒烟、增加体力活动和改善

---

[1]　Clifford Coonan，"China's new wealth threatens to take heavy toll on health"，*The Independent*，2006-5-10.

营养等,是减少中国成年人过早死亡的重要卫生策略;报告还指出中国在降低婴儿死亡率和传染病(如肺结核)死亡率方面取得了非凡的成就,显著延长了中国人的预期寿命,然而同时,工业化和城市化所带来的不良生活方式的出现尤其是肉类摄入的迅速增加与体育活动水平的降低,正在使得包括心脑血管疾病和癌症等慢性病罹患的几率和风险显著上升。[2] 简单地说,中国人的新式生活方式在一定程度上正在杀死他们。

我们当然不应该忘记,根据中国卫生部的统计,还有大约 2 400 万的中国人仍然处于营养不良的状态之中,一些非政府组织所提供的这一数字还要更高。就像吸烟问题一样,只要措施得力,营养不良和贫困问题最终是可以消除的。在这种意义上,肥胖问题只是中国医疗保健体系所面临诸多问题中的一个极端情况,贫困和营养不良则位于另一个极端,而从有关中国复杂多样的医疗保健问题的更多资料来看,常常会有一些很重要的方面被忽略或掩盖了。

208

在一份题为《发展中国家的未来消费模式:从农村到城市、从营养不良到肥胖、从高粱到麦当劳》的报告中,国际食品政策研究所的研究者简单明确地指出:"肥胖现象在富裕和贫穷的发展中国家里都在不断增加,然而在这些发展中国家里,从肥胖现象的增多到慢性病发病率的提高之间会有一个时滞,因此对于发展中国家来说,一件非常重要的工作就是,必须要赶在肥胖真正引致大量疾病之前,从现在就开始改变饮食习惯。"[3]

中国目前关于肥胖问题的争论在将来究竟会产生怎样的影响,现在来看还不明朗,因为在这一争论中同时存在着太多的证据、假设、成见、根

---

[2] Jiang He et al., "Major Causes of Death among Men and Women in China", *The New England Journal of Medicine,* 353:11 (2005-9-15), pp.1124–1134.

[3] Barbara Rose, "Future Consumption Patterns in Developing Countries:From Rural to Urban, Malnutrition to Obesity, Sorghum to McDonald's", *International Food Policy Research Institute.* See: http://www.ifpri.cgiar.org/2020/backgrnd/consump.htm.

深蒂固的信仰以及生动的信息。没有任何迹象表明，大家能在体重增加和肥胖问题上取得明确的共识，而就目前已有的观点来看，更多的是矛盾和龃龉。那种认为肥胖意味着财富甚至健康的观点仍然存在于相当一部分人的心中，也有一些人认为体重的增加恰好证明中国战胜了之前长达数十年的饥荒，还有人坚持认为发福代表了社会地位的提高和事业的成功，而寻求即时获得满足和炫耀性消费而不顾长期的身体健康的情况也存在于许多人当中，毫无疑问，独生子女们还会继续受到父母、（外）祖父母和叔叔阿姨们的溺爱。总的来说，肥胖问题与大到生活方式的选择、社会的启蒙和教化，小到菜肴的选择、对配料的注意都有着紧密的关系。

另一方面，中国城市年青一代的新兴中产阶层已经融入了老一代人所不能或不愿意接受的新的生活和休闲方式。而随着可支配收入的不断提高，各种医疗保健服务、健康教育和饮食的选择方法也走进了越来越多人的生活之中。在很多方面，中国尤其是中国的中产阶层已经实现了全球化，处于世界潮流前沿的他们，一定早已了解到了世界各国对于体重增加、肥胖和饮食等问题的关注。[2001 年世卫组织创造的"全球肥胖"（globesity）一词就已经迅速成为全世界的流行语] 食品制造商、食品品牌和食品零售商们也在日益国际化，很多甚至已经开始向自己在中国的产品系列中添加更多的"健康选择"了。而中国也正在改变以往单纯作为外国公司的产品销售市场的地位，日益成为外国和中国企业开发新产品和新服务以供应全球市场的生产基地。在产品标志和质量约束上还有待更进一步改进，我们还应当使顾客们拥有更大的选择空间和更多关于饮食方面的知识，于是，无论是中国还是外国的饭店、快餐连锁店以及其他餐饮机构，都会应对来自消费者的压力而作出调整，更换菜单、增加健康食品。接受了更多教育，同时也更加城市化和国际化的中国新一代年轻人可以提出更健康、更优质的食品要求，而食品生产商和零售商要保持自己的市场份额，也必须对此作出反应。

209

　　我们还应当注意到中国政府在这一切迅速而全面的社会变革中所起到的重要推动作用，政府的介入无疑对于体重过重、肥胖和饮食问题都有着重要的意义。健康以及相应的肥胖问题的消除都可以成为由政府主导的活动，正如王陇德和其他一些人所说那样，只有一个健康的、没有肥胖的中国才能成为强大的中国，而体重超重、肥胖的中国只会是一个虚弱的中国。当然，这种说法难免有些爱国沙文主义之嫌，把政府的力量重新引入到私人生活领域中未必是人民所希望的，对肥胖的过度丑化也未必能够解决问题。

　　中国的肥胖问题不仅仅是麦当劳、肯德基或者其他西式快餐在中国迅速扩张所造成的结果（尽管它们的确要为此承担一部分责任），也不完全是新食品和新饮料的出现所导致的，关键的问题在于饮食的量上。在二战以后的北美和经过经济紧缩时期后的欧洲，人们饮食摄入量的增加就已经成为了一个问题，快餐和各种新食品饮料的出现则使得这一问题更为严重，有时候还会在很多人的不良饮食习惯中起到决定性的作用。正如肥胖问题刚刚成为中国媒体关注的焦点时，世界卫生组织驻华代表贝汉卫（Henk Bekedam）所评论的那样，"人们吃得比以前更多了，但是可惜的是他们却没有比以前吃得更好"[4]。因此，我们将以原国际肥胖问题工作组主席菲利普·詹姆斯（Philip James）教授的一段话来作为本书的结尾，"政治意图和不断提高的公众意识将决定肥胖问题是否会继续存在"[5]。

---

[4]　John Liu，"China's Wealth Breeds Obesity，Sparking Boom in Stomach Surgery"，*Bloomberg*，2007-1-10.

[5]　Roger Tatoud，"French fries and fat kids—Asia's next epidemic"，China Dialogue，2006-8-18. See：http://www.chinadialogue.net/article/show/single/en/295-French-fires-and-fat-kids-Asia-s-next-epidemic.

索　引

7-Eleven，84，7—11 连锁店

85 Degree，122，85 度 C

A-Best Supermarket，92，新一佳超市

Access Asia，19—20、41、106，通亚（咨询）公司

ACNielsen，105、107，AC 尼尔森（调研）公司

Air quality，30，空气质量

Alkermes，189，阿尔科姆斯制药公司

American Academy of Pediatrics，137，美国儿科学会

American Journal of Potato Research，56，《美国马铃薯研究杂志》

Amylin Pharmaceuticals，189，阿米林制药公司

Anaemia，8—9，贫血

Anorexia nervosa，170—172，厌食症

Asian Development Bank，26、136，亚洲开发银行

Auchan，94，欧尚

Australian National University，199—200，澳洲国立大学

Bamboo Goalposts，152，《足球无疆》

Basic Medical Insurance，176、181，基本医疗保险

Beef，53—54，牛肉

Beer，67—69，啤酒

Beijing Chenbao，4，《北京晨报》

Beijing College of Clothing technology，xxiii，北京服装学院

Beijing Diabetes Prevention Office，203，北京市糖尿病防治办公室

Beijing Health Bureau，32，北京市卫生局

Beijing Jingkelong，92，北京京客隆

Beijing Municipal Government，86，

北京市政府

Beijing Organizing Committee for the Olympic Games，160，北京奥组委

Beijing's People's Liberation Army General Hospital，64，中国人民解放军总医院

Bekedam，Henk，208，贝汉卫

Bhattacharya，Jay，182，杰伊·巴塔查亚

Big Shot's Funeral，137，《大腕》

Bio Control Systems，80，生物控制组织

Bioelectrical Impedance Analysis，2，生物电阻抗分析

Bird Flu，52，禽流感

Blue Ear disease，51，猪蓝耳病

Body Mass Index，1—4、199，体质指数

Bovine spongiform encephalopathy，75，疯牛病

British Medical Journal，190、200，《英国医学杂志》

Brokaw，Tom，66，汤姆·布罗考

Brosnan，Pierce，137，皮尔斯·布鲁斯南

Budweiser，xx，百威啤酒

Bulimia，170—172，暴食症

Burger King，122，汉堡王

Cancer，7—8、190，癌症

Canderel，70，Canderel 牌的阿斯巴甜

Carbonated soft drinks，69，碳酸饮料

Carrefour，66、92、94、96，家乐福

Center for Disease Control（USA），125，美国疾病预防与控制中心

Center for Health Education and Health Promotion at the Chinese University of Hong Kong，152，香港中文大学健康教育及促进健康中心

Changzheng Hospital，165，长征医院

Chen Kuan-yu，171，陈冠宇

Chen Shengli，140，陈胜利

Chen Xin，48，陈昕

Chengdu Evening News，162，《成都晚报》

Chicken，51—52，鸡肉

Chilled ready Meals，49，速冻食品

China Academy Medical Science，3、9、15，中国医学科学院

China Association of Fragrance Flavor and Cosmetic Industry，166，中国香料香精化妆品工业协会

China Central Television，114，中央电视台

China Daily，64，《中国日报》

China Economic Quarterly，20、41、171、179，《中国经济季刊》

China Food and Drug Administration，75—76，国家食品药品监督管理局

China Green Food Development Center，80，中国绿色食品发展中心

China Mainland Information Group，

145—146，北京美兰德信息公司

China National Institute of Nutrition and Food Hygiene，11，中国疾病预防控制中心营养与食品安全所

China National Seed Group Corporation，80，中国种子集团有限公司

China Organic Foods Research Centre，79，中国有机食品研究中心

China Population Information and Research Centre，140，中国人口信息研究中心

China Preventive Medicine Association，6，中华预防医学会

China Quality Daily，162，《中国质量报》

China World Model Competition，166，世界模特大赛

China Youth Daily，159，《中国青年报》

China Youth Development Foundation，63，中国青少年发展基金会

Chinese Academy on Environmental Planning，30，环境保护部环境规划院

Chinese Academy of Social Sciences，48，中国社会科学院

Chinese Centre for Disease Control and prevention，150，中国疾病预防控制中心

Chinese People's Political Consultative Conference，204，中国人民政治协商会议全国委员会

Chinese Restaurant Syndrome，72，中国餐馆症候群（味精过敏症）

Ching，Regina，149，程卓端

Chen Chaogang，5、11，陈超刚

Chow，Stephen，137，周星驰

Clinton，President，xviii，克林顿总统

CLSA Emerging Market，88，里昂证券新兴市场

Club Football，152，足球俱乐部

Coca-Cola，xx、133、136、146、153，可口可乐

Coffee Bean & Tea Leaf，119、122、131，香啡缤

Colagiuri，Stephen，189，史蒂芬·考拉吉瑞

Cold stone Creamery，122，酷圣石冰淇淋

Communist Party of China，23，中国共产党

Consensus Action on Salt and Health，125，盐与健康共同行动

Consumers' Foundation（Taiwan），64—65，消费者文教基金会（台湾地区）

Consumers' Union（USA），148，美国消费者联盟

Cornell University，8，康奈尔大学

Costa Coffee，119、122、131，咖世家

CR Vanguard，92，华润万家

Crow, Carl, xxiii, 卡尔·克劳

Dairy Consumption, 57—58, 牛奶消费

Dairy Queen, 122, 冰雪皇后（DQ）

Danone, 161, 达能

Délifrance, 119, 德意法兰西餐厅

Deng Xiaoping, xix、xxiv, 邓小平

Department of Community and Family Medicine（Hong Kong）, 152, 香港中文大学社区及家庭医学系

Department of Health（Hong Kong）, 14、146, 香港特区卫生署

Development Research Centre（China）, 179, 国务院发展研究中心

DeWoskin, Rachel, 10—11, 杜瑞秋

Diabetes, xxiv、4、6—7、14—15、187—189、193, 糖尿病

Dikötter, Frank, xxii, 冯克

Divorce rates, 32, 离婚率

Dual Income, No Kids, xx, 双收入、无子女（丁克）

Dunkin' Donuts, 122, 唐恩都乐

E-Mart, 94, 易买得

East Dawning, 120—123, 东方既白

ECOCERT International, 80, 法国国际生态认证中心

Economist, 125—126,《经济学家》

Education and Manpower Bureau（Hong Kong）, 143, 香港特区教育局

Eggs, 52—53, 蛋

Eli Lilly, 188—189, 礼来医药公司

English Premier League, 153, 英格兰冠军联赛

Eriksson, Sven-Göran, 153, 斯文·约兰·埃里克森

Ethical Corporation, 78, 伦理公司研究会

Fair trade, 78, 公平贸易

Fast Food Nation, xvii,《快餐帝国》

Fat Camps, 142, 减肥夏令营

Fat taxes, xviii, 脂肪税

Fat land, xviii, 肥胖国

Ferguson, Brain, 193—194, 布莱恩·弗格森

Fertility rates, 7, 生育率

Finnane, Antonia, 155—156, 安东篱

Fish, 56—57, 鱼

Food at Work, 8、191,《工作餐》

Food Contamination, 26, 食品污染

Food Standards Agency（UK）, 64, 英国食品标准局

Foreign Babes in Beijing, 10,《洋妞在北京》

French Women Don't Get Fat, xviii,《法国女人吃不胖》

Fudan University, 190, 复旦大学

Fudan University Children's Hospital,

13，复旦大学附属儿童医院

Fumao，119，复茂

Gage，Timothy，8，蒂莫西·盖奇

Ge You，137，葛优

Genetically modified foods，75、80—81、84，转基因食品

Gilman，Sander，156，桑德尔·吉尔曼

GlaxoSmithKline，188—189，葛兰素史克

Gong Li，157，巩俐

Gong Xiaodong，199，龚晓东

Graham，David，169，大卫·格雷厄姆

Green，Stephen，8，斯蒂芬·格林

Guangming Dairy，101，光明牛奶

Guiliano，Mireille，xviii，米雷耶·吉利亚诺

Guoqi Green Supermarket，79，国祺绿特超市

Gyms，26—27，健身房

Häagen-Dazs，122，哈根达斯冰淇淋

Hand，foot and mouth disease，15，手足口病

Hao Lulu，163，郝璐璐

Health Affairs，11、13、181，《健康事务》

Heart disease，xxv、12、190—191，心脏病

Heinz-Meiweiyuan Food Co.，76，亨氏（中国）调味食品有限公司

High blood pressure，6，高血压

HIV/AIDS，xxv、173，艾滋病

Ho Man Kwok，72，郭浩文（音译）

Ho Mei-lin，14，何美莲

Hong Kong University，37、188，香港大学

Hualian，xxi，华联

Huang Xiao Ming，118，黄晓明

Hyperlipidemia，6，高血脂

Hypertension，xxv、4、191，高血压

IKEA，35，宜家

Ikels，Charlotte，2—3，夏洛特·伊克尔斯

Information Times，162，《信息时报》

Institute for Marketecology，80，瑞士生态市场研究所

Insurance，181—183，保险

INTERMAP Co-operative Research Group，72，国际宏观与微观营养素与血压合作研究组织

Interesterified fats，74，相酯化脂肪

International Association for the Study of Obesity，136，国际肥胖症研究协会

International Congress on Obesity，136，世界肥胖大会

International Diabetes Federation，189，国际糖尿病联盟

International Food Policy Research

Institute，8、208，国际食品政策研究所

International Life Sciences Institute，157，国际生命科学学会

International Obesity Task Force，209，国际肥胖问题工作组

International Olympic Committee，114，国际奥委会

ISOPUBLIC，35，ISOPUBLIC 调查公司

James，Philip，209，菲利普·詹姆斯

Jiang Hua，165，江华

Jiangsu Provincial Centre for Disease Control and Prevention，149，江苏省疾病预防控制中心

Jiaotong University，7，上海交通大学

Jiulong City Mall，158，九龙城广场

Joslin Diabetes Center，188，加斯林糖尿病中心

Journal of the American Medical Association，125，《美国医学会杂志》

Juice，70，果汁

Ken Too Wing-tak，37，杜永德

Kentucky Fried Chicken，40、52、76、78、109—110、111、113、115—117、120—123、126、146、148，肯德基

King，George，188，乔治·金博士

King's Fund，193，英皇基金会

Kraft，137，卡夫食品

Krispy Kreme，122，KK 美国甜甜圈

Kublai Khan，xviii，忽必烈

Kung Fu（Zheng Gongfu），122，真功夫

Kung Fu Hustle，137，《功夫》

Lactose intolerance，57—58，乳糖不耐症

Lee，Albert，152，李大拔

Lewin Group，191—192，卢因集团

Li Sumei，64，李素梅

Lianhua，xxi、79，联华

Liang Wannian，32，梁万年

Little Sheep，119、123，小肥羊

Liu Xiang，150，刘翔

Long John Silver's，109，海滋客

Lotus Supercentre，92、94，卜蜂莲花

McDonald's，xx、54、73、81、90、109—114、116—117、122、137、146—148、153、208，麦当劳

Malan Noodle，119，马兰拉面

Marlboro，xx，万宝路

Maturity Onset Diabetes of the Young，13、174、187—188，青春晚期糖尿病

Maxwell House，131，麦斯威尔

Mengniu Dairy，76，蒙牛牛奶

Mercedes-Benz，77—78，梅赛德斯—

奔驰

Merck，188，默克化工

Metro Jinjiang，92、94，锦江麦德龙

Mineral water，70，矿泉水

Ministry of Education（China），11，中国教育部

Ministry of Agriculture（China），80，中国农业部

Ministry of Health（China），6—7、64、178、191、207，中国卫生部

Ministry of Labor and Social Security（China），204，中国劳动和社会保障部

Ministry of Science and Technology（China），7，中国科学技术部

Miss China，165，中华小姐

Miss Globe，166，环球国际小姐

Miss Intercontinental Beijing，163，"环球洲际小姐"北京赛区

Miss International，166，国际小姐

Miss Universe，164—165，环球小姐

Miss World，157、165，世界小姐

Mister Donut，122，美仕唐纳滋

Monosodium Glutamate，70—73，味精

Morgan，Stephen L.，xxiv，斯蒂文·摩根

Nader，Ralph，169，拉尔夫·纳德

National Backetball Association（USA），150、153，美国职业篮球联赛

National Bureau of Statistics（China），6、46，中国国家统计局

National Development and Reform Commission（China），202，中国国家发展和改革委员会

National Development and Reform Commission Public Nutrition and Development Centre（China），204，中国国家发展和改革委员会公众营养与发展中心

National Diabetes Strategic Programme Board（UK），193，英国糖尿病战略规划委员会

National Health Service（UK），193，英国国民健康服务（体系）

National People's Congress（NPC），159—160、200，全国人民代表大会

National Reference Laboratory for Iodine Deficiency Disorders（China），64，中国国家碘缺乏病参照实验室

National Strategic Research Project Group on Population Development（China），140，国家人口发展战略研究课题组

Nektar Therapeutics，189，纳克达治疗公司

New England Journal of Medicine，14、72，《新英格兰医学杂志》

New Rural Cooperative Medical Scheme，

183—184、186，新型农村合作医疗制度

Nescafé，131，雀巢咖啡

Nestlé，101、129，雀巢

New Life Movement，xxii，新生活运动

Nong Gong Shang Supermarket，92，农工商超市

Novartis，189，诺华公司

Novo Nordisk，189，诺和诺德制药公司

NutraSweet，70，NutraSweet 牌的阿斯巴甜

Nutritionists，11，营养学家

Obesity Index for Chinese Adults，3，中国成年人肥胖指数

Observer，72，《观察家报》

Ofcom（UK），134f，英国通讯传播主管机构

"Office Lady"，26—27，白领丽人

Oils and fats，65—66，油脂

Oliver，Jamie，149—150，杰米·奥利弗

One-Child Policy，xix、35、139—144、171，独生子女政策

Organic，78—80，有机的

Organic Crop Improvement Association（USA），80，国际有机作物改良协会

Organic Tea Research and Development Centre（China），80，中国农业科学院茶叶研究所有机茶发展中心

Organization for Economic Co-operation and Development，193，经济合作与发展组织

Owen，Michael，153，迈克尔·欧文

Papa John's Pizza，122，棒约翰

Parks，36—37，公园

PARKn's SHOP，94，百佳超市

Peking University Medical School，204，北京大学医学院

Pelletier，David，8，大卫·佩雷蒂埃

Peng Jiarou，204，彭嘉柔

People's Daily，48、166，《人民日报》

Pepsi，146，百事

Pernod Ricard，67，保乐力加

Pfizer Pharmaceuticals，191，辉瑞制药

Phoenix TV，166，凤凰卫视

Pizza Hut，81、109、117—118、122、125，必胜客

Planet Organic，78，星球有机食品商店

Popular Medicine，3，《大众医学》

Pork，51，猪肉

Potatoes，55—56，马铃薯

Poultry，51—52，家禽

PPG，xxiii，PPG 衬衫制造厂

Public Citizen，169，公共市民维权组织

Public Security Bureau of Harbin，159，哈尔滨市公安局

Quetelet, Adolphe, 1, 阿道夫·凯特勒
Quetelet Index, 1, 凯特勒指数

Raffles City, xix、xx, 来福士广场
RAND Corporation, 182, 兰德公司
Ren'ai Hospital, 162, 仁爱医院
Renrenle Chain Commerce, 92, 人人乐
连锁购物广场
Rice, 54—55, 稻米
Rong Hua Chicken, 120, 荣华鸡
Rosen, Gary, 111、113, 罗凯睿
RT-Mart, 92、94, 大润发超市

Salt, 63—65, 盐
Salt Institute, 63, 美国盐业协会
Sanlu Dairy, 76, 三鹿牛奶
Sanofi, 189, 赛诺菲制药
Satcher, David, xviii, 大卫·撒齐尔
Severe acute respiratory syndrome
（SARS）, xxiv, 严重急性呼吸综合
征（SARS）
Shanghai Academy of Social Science,
144, 上海社会科学院
Shanghai Children's Health Care
Institute, 9, 上海儿童保健所
Shanghai Disease Prevention and Control
Centre, 7, 上海市疾病预防控制中心
Shanghai Kinway Plastic & Cosmetic
Surgery Centre, 165, 上海健威整形
美容机构
Shanghai Morning Post, 164—165,
《新闻晨报》
Shanghai Municipal Government, 36,
上海市政府
Shanghai No.9 People's Hospital, 162,
上海市第九人民医院
Shanghai Social Medical and Health
Management Research Centre, 190,
上海社会医疗与卫生管理研究中心
Shanghai Statistics Bureau, 11, 上海
市统计局
Shandong Jiajiayue, 92, 山东家家悦超市
Shen Yifei, 190, 沈奕斐
Sichuan Provincial Disease Control and
Prevention Centre, 7, 四川省疾病
预防控制中心
Simons, Rowan, 152, 罗文·西蒙斯
Singapore Health Ministry, 4, 新加坡
卫生部
Sister Furong, 157, 芙蓉姐姐
Six Pocket Syndrome, xx, 六兜现象
Slimming Pills, 168—170, 减肥药
Smith, Adam, 90, 亚当·斯密
Society for Bariatric Surgery, 167, 肥
胖病外科学会
Soil Association（UK）, 80, 英国土壤
协会

Sood, Neeraj, 182, 尼拉杰·素德

South China Morning Post, 38、161—162,《南华早报》

Spider-Man 2, 137,《蜘蛛侠2》

Spurlock, Morgan, 126, 摩根·斯普尔洛克

SRI Counsulting, 71, SRI 化工咨询公司

Stanford University, 182, 斯坦福大学

State Council（China）, 179, 国务院

State Family Planning Commission（China）, 139—140, 中国国家计划生育委员会

Stroke, xxv, 中风

Suburbanization, 38—41, 城市郊区的发展

SUBWAY, 122, 赛百味

Sudan-1 dye, 76, 苏丹红

Sugar, 59—63, 糖

Suguo Supermarket, 92, 苏果超市

Super size me, xviii, 126,《大号的我》

Standard Chartered, 8, 渣打银行

Starbucks, 24、73、122、131, 星巴克

State Commission for Sport（China）, 151, 中国国家体育总局

State Drug Administration（China）, 75, 中国国家食品药品监督管理局

State Food and Nutrition Consultant Committee, 5, 国家食物与营养咨询委员会

State University of New York, 8, 纽约州立大学

Taco Bell, 109, 塔可钟快餐店

Taipei City Hospital, 171, 台北市立联合医院

Tesco, xxi、40、66、83、92—93, 乐购

Time, 158—159,《时代周刊》

Trans fats, 71、73, 反式脂肪

Trust-Mart, 92、94, 好又多

Tsinghua University, 153, 清华大学

Tuberculosis, 176—177、207, 肺结核

Tufts University, 12, 塔夫斯大学

Tulane University, 9, 杜兰大学

Unilever Real Beauty Survey, 158, 联合利华真美调查

University of California, Irvine Medical Center, 188, 加州大学尔湾分校医学中心

University of Sydney, 189, 悉尼大学

United Nations International and Covenant on Economic, Social and Cultural Rights, 160,《联合国经济、社会和文化权利国际公约》

United Nations International Labor Office, 8、191, 联合国国际劳工组织

United States Census Bureau, 17, 美国人口普查局

United States Department of Agriculture's Economic Research Service, 53, 美国农业部经济研究服务局

Urban Employees' Medical Insurance, 182, 城镇职工医疗保险计划

Urban Residents Basic Medical Insurance, 183—186, 城镇居民基本医疗保险计划

Vegetarians, 27, 素食者

Veuve Clicquot, xviii, 凯歌香槟

Vitamin deficiency, 55, 维生素缺乏症

Walmart, xxi、92、94、96, 沃尔玛

Wang Longde, 5、9、207、209, 王陇德

Wanjek, Christopher, 191, 克里斯托弗·万杰克

Wanless Report, 193—194, 万利斯报告

Weight Watchers, xix、16、161, 慧俪轻体

Wenfeng Dashijie, 92, 文峰大世界

Whole Foods, 78, 全食超市

World Bank, 45、195, 世界银行

World Health Organization, 1、4、10、60—61、147、187、190、191、193、208, 世界卫生组织

World Trade Organization, 46、53, 世界贸易组织

Worldwatch Institute, 191, 世界观察研究所

Wuhan Zhongbai Chain Warehouse, 92, 武汉中百连锁仓储超市

WuMart, xxi、92, 物美

Wuyuan Green Tea, 78, 婺源绿茶

Wuyuan Organic Foods, 78—79, 婺源有机食品

Xiaomaibu, xxi, 小卖部

Xie Zhenming, 140, 谢振明

Xinhua, 5、15、162、190, 新华社

Xintiandi, 38, 上海新天地

Xinxing Group, 92, 新兴集团

Yang Yuan, 164—165, 杨媛

Yao Ming, 150, 姚明

Yashili Dairy, 76, 雅士利乳业

Yili Dairy, 76, 伊利乳业

Yonghui Supermarket, 92, 永辉超市

Yoshinoya, 122, 吉野家

Yu Xiaodong, 204, 于小冬

Yum! Barands, 76、110、122, 百胜餐饮集团

Zhai Fengying, 11, 翟凤英

Zhao Dongming, 160, 赵东鸣

Zhending Chicken, 119, 振鼎鸡

Zhongshan University Second Hospital, 11, 中山大学附属第二医院

Zhou Beifan, 3、5, 周北凡

译 后 记

　　本书中译本的名称《富态：腰围改变中国》得自赵琼编辑的建议，既是为了对应英文原书名的肥胖问题，也希望借此指出，我国的肥胖问题正是伴随着经济日渐富裕而形成的一个社会现象。读者从本书中会了解到，我国经济的迅速发展和城市化的不断推进，改变了传统社会的生活方式，造就了新兴中产阶层以及他们新的生活方式和饮食结构，也推动了新式零售业和餐饮业的繁荣，这些都构成了肥胖的重要诱因，而由经济利益所催生的广告与消费文化则进一步加剧了这些因素的影响。

　　现代社会科学的发展出现了过度专业化和封闭化的趋势，经济学家们会说自己只关心最优化和增长，而把污染和健康问题等经济增长的副产品抛给社会学家去研究，这很像《雪涛小说》里那个为人治箭伤的外科医生，剪断箭杆就收工，还说"此内科事，不应并责我"。然而在真实的世界里，经济生活总是"嵌入"在社会、文化和政治生活之中，彼此相互交织，要真正了解一个社会现象，我们就必须进行多角度的全面观察。本书作者就采取了这种开放式的视角：一方面，书中不断地变换角度来考察肥胖问题的成因，除了上述经济因素以外，诸如城市规划设计、学校教育和独生子女政策等都被纳入了我们的视野；另一方面，本书也多视角地探讨了肥胖问题对于社会的影响，从饮食构成到美容手术，从对个人健康的危害到给政府医疗保健体系造成的压力。这一切，既与我们的日常生活息息相关，又折射出了宏观层面的社会变革。在阅读本书的过程中，读者可以获得两种不同的体验：从社会的各个角度来关注肥胖问题，同时又通过肥胖问题这个棱镜去观察社会的方方面面。

书中指出，与西方发达国家相比，中国的肥胖问题又有其特殊性。在城市和乡村，肥胖现象有着截然不同的发展趋势，这从一个侧面反映了城乡差距的扩大；而就中国目前所处的发展阶段和正在进行的医疗卫生体制改革而言，肥胖现象的蔓延和加剧无疑将会给政府带来巨大的财政压力。然而影响最为深远的，或许还是青少年的肥胖问题，"少年智则国智，少年富则国富，少年强则国强"，书中所揭示出的青少年健康水平的下降足以令我们陷入深切的担忧之中。这些，也正是本书带给我们读者的思考。

需要说明的是，本书的作者和译者都不是严格的医学或社会学专家，因此在一些资料的选取和解释上，可能会存在不够严谨的地方，译者虽然试图通过注释等方式进行一些弥补，但限于自身的水平，一定还存在着缺失之处，请读者批评指正。

译者于南开大学

2011 年 12 月

图书在版编目（CIP）数据

　　富态：腰围改变中国／（英）弗伦奇，（英）格莱博
著；贾蓓妮，关永强译. —— 杭州：浙江大学出版社，2012.4
　　书名原文：Fat China：How Expanding Waistlines
are Changing a Nation
　　ISBN 978-7-308-09737-6

　　I. ①富… II. ①弗… ②格… ③贾… ④关… III.
①肥胖－研究 ②生活－问题－研究－中国 IV.
① R589.2 ② D669.3

　　中国版本图书馆 CIP 数据核字（2012）第 040606 号

富态：腰围改变中国

[英] 保罗·弗伦奇　马修·格莱博　著

贾蓓妮　关永强　译

责任编辑	赵　琼
装帧设计	王小阳
出版发行	浙江大学出版社
	（杭州天目山路 148 号　邮政编码 310007）
	（网址：http://www.zjupress.com）
制　作	北京百川东汇文化传播有限公司
印　刷	北京中科印刷有限公司
开　本	710mm×1000mm　1/16
印　张	18
字　数	238千
版 印 次	2012年6月第1版　2012年6月第1次印刷
书　号	ISBN 978-7-308-09737-6
定　价	39.00元

浙江省版权局著作权合同登记图字：11-2012-57